国家卫生健康委员会"十三五"规划教材

全国高等学校教材

供口腔医学类专业用

口腔医学人文

主　　编　邱蔚六

副 主 编　周学东　俞光岩　赵铱民　樊明文

编　　者　（以姓氏笔画为序）

王一方（北京大学医学部）	周曾同（上海交通大学口腔医学院）
付天星（四川大学华西口腔医学院）	郑家伟（上海交通大学口腔医学院）
许庆安（江汉大学医学院）	赵铱民（空军军医大学口腔医学院）
孙振军（上海交通大学口腔医学院）	俞光岩（北京大学口腔医学院）
杜　勤（上海交通大学口腔医学院）	龚　怡（首都医科大学口腔医学院）
李　刚（空军军医大学口腔医学院）	彭志翔（中山大学光华口腔医学院）
李　伟（四川大学华西口腔医学院）	董晓建（空军军医大学）
李铁军（北京大学口腔医学院）	鲍　臻（空军军医大学）
邱蔚六（上海交通大学口腔医学院）	谭建国（北京大学口腔医学院）
沈曙铭（北京大学口腔医学院）	谭　静（四川大学华西口腔医学院）
张丽莉（上海交通大学口腔医学院）	樊明文（江汉大学医学院）
周学东（四川大学华西口腔医学院）	

主编助理　王琪赟（上海交通大学口腔医学院）

人民卫生出版社

图书在版编目（CIP）数据

口腔医学人文/邱蔚六主编. —北京：人民卫生
出版社，2020
第8轮口腔本科规划教材配网络增值服务
ISBN 978-7-117-29900-8

Ⅰ.①口… Ⅱ.①邱… Ⅲ.①口腔科学－人文科学－
医学院校－教材 Ⅳ.①R78-05

中国版本图书馆 CIP 数据核字（2020）第 045567 号

| 人卫智网 | www.ipmph.com | 医学教育、学术、考试、健康，购书智慧智能综合服务平台 |
| 人卫官网 | www.pmph.com | 人卫官方资讯发布平台 |

口腔医学人文

主　　编：邱蔚六
出版发行：人民卫生出版社（中继线 010-59780011）
地　　址：北京市朝阳区潘家园南里 19 号
邮　　编：100021
E - mail：pmph @ pmph.com
购书热线：010-59787592　010-59787584　010-65264830
印　　刷：北京盛通印刷股份有限公司
经　　销：新华书店
开　　本：889×1194　1/16　印张：15
字　　数：453 千字
版　　次：2020 年 5 月第 1 版　2025 年 8 月第 1 版第 7 次印刷
标准书号：ISBN 978-7-117-29900-8
定　　价：62.00 元

打击盗版举报电话：010-59787491　E-mail：WQ @ pmph.com
质量问题联系电话：010-59787234　E-mail：zhiliang @ pmph.com

国家卫生健康委员会"十三五"规划教材
全国高等学校五年制本科口腔医学专业
第八轮 规划教材修订说明

1977年，卫生部召开了教材建设工作会议并成立了卫生部教材办公室，决定启动第一轮全国高等医学院校本科口腔医学专业卫生部规划教材编写工作，第一轮教材共5种，即《口腔解剖生理学》《口腔组织病理学》《口腔内科学》《口腔颌面外科学》和《口腔矫形学》。自本套教材第一轮出版40多年来，在原卫生部、原国家卫生和计划生育委员会及国家卫生健康委员会的领导下，在教育部支持下，在原卫生部教材办公室的指导下，在全国高等学校口腔医学专业教材评审委员会的规划组织下，全国高等学校五年制本科口腔医学专业教材已经过七轮修订、一轮数字化升级，形成了课程门类齐全、学科系统优化、内容衔接合理、结构体系科学的由规划教材、配套教材、网络增值服务以及数字出版组成的立体化教材格局，已成为我国唯一一套长期用于我国高等口腔医学院校教学的历史最悠久、内容最权威、结构最优化、形式最经典、质量最上乘的口腔医学专业本科精品教材。老一辈医学教育家和专家们亲切地称本套教材是中国口腔医学教育的"干细胞"教材。

2012年出版的第七轮全国高等学校本科口腔医学专业卫生部规划教材共15种，全套教材为卫生部"十二五"规划教材，全部被评为教育部"十二五"普通高等教育本科国家级规划教材。

2017年本套第八轮教材启动修订，当时正是我国进一步深化医教协同之际，更是我国医疗卫生体制改革和医学教育改革全方位深入推进之时。在全国医学教育改革发展工作会议上，李克强总理亲自批示"人才是卫生与健康事业的第一资源，医教协同推进医学教育改革发展，对于加强医学人才队伍建设、更好保障人民群众健康具有重要意义"，并着重强调，要办好人民满意的医学教育，加大改革创新力度，奋力推动建设健康中国。

教材建设是事关未来的战略工程、基础工程，教材体现了党和国家的意志。人民卫生出版社紧紧抓住深化医教协同全面推动医学教育综合改革的历史发展机遇期，以全国高等学校五年制本科口腔医学专业第八轮规划教材全面启动为契机，以规划教材创新建设，全面推进国家级规划教材建设工作，服务于医改和教改。第八轮教材的修订原则，是积极贯彻落实国务院办公厅关于深化医教协同、进一步推进医学教育改革与发展的意见，努力优化人才培养结构，坚持以需求为导向，构建发展以"5+3"模式为主体的口腔医学人才培养体系；强化临床实践教学，切实落实好"早临床、多临床、反复临床"的要求，提高医学生的临床实践能力。

为了全方位启动国家卫生健康委员会"十三五"规划教材建设工作，经过近1年的调研，在国家卫生健康委员会、教育部的领导下，全国高等学校口腔医学专业教材评审委员会和人民卫生出版社于2017年启动了本套教材第八轮修订工作，得到全国高等口腔医学本科院校的积极响应。经过200多位编委的辛勤努力，全国高等学校第八轮口腔医学专业五年制本科国家卫生健康委员会"十三五"规划教材现成功付梓。

本套教材修订和编写特点如下：

1. 教材编写修订工作是在国家卫生健康委员会、教育部的领导和支持下，由全国高等医药教材建设研究学组规划，口腔医学专业教材评审委员会审定，院士专家把关，全国各医学院校知名专家教师编写，人民卫生出版社高质量出版。

2. 教材编写修订工作是根据教育部培养目标、国家卫生健康委员会行业要求、社会用人需求，在全国进行科学调研的基础上，借鉴国内外医学人才培养模式和教材建设经验，充分研究论证本专业人才素质要求、学科体系构成、课程体系设计和教材体系规划后，科学进行的。

3. 教材编写修订工作着力进行课程体系的优化改革和教材体系的建设创新——科学整合课程、淡化学科意识、实现整体优化、注重系统科学、保证点面结合。继续坚持"三基、五性、三特定"的教材编写原则，以确保教材质量。

4. 本套教材共 17 种,新增了《口腔医学人文》《口腔种植学》,涵盖了口腔医学基础与临床医学全部主干学科。读者对象为口腔医学五年制本科学生,也可作为七年制、八年制等长学制学生本科阶段参考使用,是口腔执业医师资格考试推荐参考教材。

5. 为帮助学生更好地掌握知识点,并加强学生实践能力的同步培养,本轮编写了 17 种配套教材。同时,继续将实验(或实训)教程作为教学重要内容分别放在每本教材中编写,使各学科理论与实践在一本教材中有机结合,方便开展实践教学工作,强化实践教学的重要性。

6. 为满足教学资源的多样化,实现教材系列化、立体化建设,本套教材以融合教材形式出版,将更多图片以及大量视频、动画等多媒体资源以二维码形式印在纸质教材中,扫描二维码后,老师及学生可随时在手机或电脑端观看优质的配套网络数字资源,紧追"互联网 +"时代特点。

获取网络数字资源的步骤

① 扫描封底红标二维码,获取图书"使用说明"。

② 揭开红标,扫描绿标激活码,注册 / 登录人卫账号获取数字资源。

③ 扫描书内二维码或封底绿标激活码随时查看数字资源。

④ 登录 zengzhi.ipmph.com 或下载应用体验更多功能和服务。

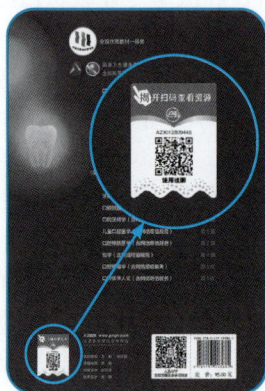
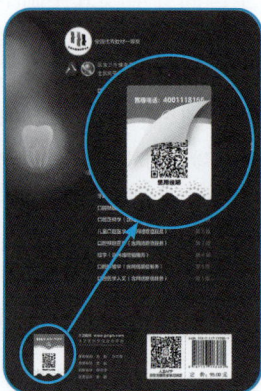
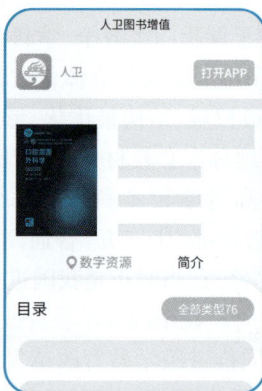
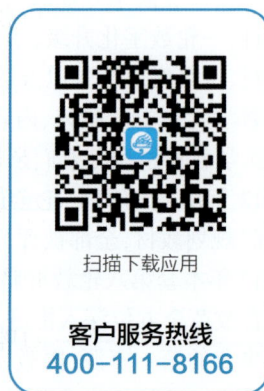

7. 本套教材采用大 16 开开本、双色或彩色印刷,彩图随文编排,铜版纸印刷。形式活泼,重点突出,印刷精美。

为进一步提高教材质量,请各位读者将您对教材的宝贵意见和建议**发至"人卫口腔"微信公众号(具体方法见附件)**,以便我们及时勘误,同时为下一轮教材修订奠定基础。衷心感谢您对我国口腔医学本科教育工作的关心和支持。

人民卫生出版社

2019 年 11 月

附件

1. 打开微信,扫描右侧"人卫口腔"二维码并关注"人卫口腔"微信公众号。
2. 请留言反馈您的宝贵意见和建议。

注意:留言请标注"口腔教材反馈 + 教材名称 + 版次",谢谢您的支持!

第八轮全国高等学校五年制本科口腔医学专业规划教材目录

序号	教材名称	版次
1	口腔解剖生理学（含网络增值服务）	第8版
2	口腔组织病理学（含网络增值服务）	第8版
3	口腔颌面医学影像诊断学（含网络增值服务）	第7版
4	口腔生物学（含网络增值服务）	第5版
5	口腔临床药物学（含网络增值服务）	第5版
6	口腔材料学（含网络增值服务）	第6版
7	牙体牙髓病学（含网络增值服务）	第5版
8	口腔颌面外科学（含网络增值服务）	第8版
9	口腔修复学（含网络增值服务）	第8版
10	牙周病学（含网络增值服务）	第5版
11	口腔黏膜病学（含网络增值服务）	第5版
12	口腔正畸学（含网络增值服务）	第7版
13	儿童口腔医学（含网络增值服务）	第5版
14	口腔预防医学（含网络增值服务）	第7版
15	𬌗学（含网络增值服务）	第4版
16	口腔种植学（含网络增值服务）	第1版
17	口腔医学人文（含网络增值服务）	第1版

中国医学教育题库(口腔医学题库)

序号	题库名称	题量	
		一类试题*	二类试题**
1	口腔解剖生理学	2 000	6 000
2	口腔组织病理学	2 000	6 000
3	口腔颌面医学影像诊断学	900	2 700
4	口腔生物学	800	2 400
5	口腔临床药物学	800	2 400
6	口腔材料学	900	2 700
7	牙体牙髓病学	2 500	7 500
8	口腔颌面外科学	3 000	9 000
9	口腔修复学	3 000	6 000
10	牙周病学	1 000	3 000
11	口腔黏膜病学	800	2 400
12	口腔正畸学	1 500	4 500
13	儿童口腔医学	1 000	3 000
14	口腔预防医学	800	2 400
15	殆学	800	2 400
16	口腔种植学	800	2 400

　*一类试题:包含客观题与主观题,试题经过大规模实考测试,参数稳定,试题质量高,保密性强,主要为各院校教务管理部门提供终结性教学评价服务,适用于组织学科期末考试、毕业综合考试等大型考试。

　**二类试题:包含客观题与主观题,题型丰富,覆盖知识点全面,主要为教师提供日常形成性评价服务,适用于日常教学中布置课前预习作业,开展课堂随堂测试,布置课后复习作业以及学生自学、自测、自评等。

前言（代序）

荷兰人文学家 Rens Bod 出了一本书，名为《人文学的历史——被遗忘的科学》，使我们对人文学加深了认识和警醒：人文学是科学，不应被遗忘。

我国现代医学教育中，医学人文学或口腔医学人文学，尚是期待更须重视、更需实践的一门科学。

医学人文并不是一个完全独立的学科，在我国学位委员会的学科分类名录中，迄今为止，尚查不到"医学人文学"或"人文医学"的名称。这不但影响到一个新的交叉学科的出现，也会影响到"医学人文学"，或"医学人文社会学"的成长与发展，影响到这方面专业人才的培养和成长。其原因不外以下几点：

1. 医学人文所涉及的内容大多均已有分属的独立学科，例如哲学、伦理学、艺术学、社会学、法学等。为此，需要进一步梳理，或在这些人文学科中先增加亚科，例如"医学哲学""医学伦理""医学法规"等，以助发展。同理，也可在医学目录中除临床医学、口腔医学、中医学等学科中成立人文医学学科或医学人文学学科。

2. 没有或仅有个别医学人文专业的研究生培养基地；也很少有独立的医学人文硕士或博士的培养单位，只能挂靠在其他学科中。

3. 医学人文的人才来源，可以分属医学与人文两大学科，这也就出现了究竟应当以"医学"为主，还是以"人文"为主的问题。需进一步予以探讨。

一个新学科的建立需要具备几项条件：①应有自己的专业教师；②有独立的教研室或团队；③要有明确的主干学科；④拥有自己的专业期刊、专业教材和学术专著。

按照上述条件，我国医学人文专业尚处于初步成形之中。

在医学人文专业期刊方面，在 20 世纪 50 年代即已有《中华医史杂志》。20 世纪后期以来有大连医科大学主编的《医学与哲学》期刊、空军军医大学（原第四军医大学）主编的《医学争鸣》期刊和 2015 年创刊的《中国医学人文杂志》等。在医学人文专著方面，尚有周大成主编的《中国口腔医学史考》(1991 年)，以及周学东主编的《口腔医学史》(2013 年)。但在医学人文教材方面，尚缺乏权威的医学人文教材出版，更无医学人文国家级规划教材问世。

一个新兴学科的构建还应有一个与之相应的学术组织，以方便学科之间的交流；另一方面，还可团结一批志同道合的学者共同促进本专业的发展。

以医学界为主吸纳人文学界同道建立专业的全国性的医学人文学会或医学人文社会学会；或以人文学界为主吸纳医学界同道组成的人文医学学会或人文医学社会学会，都是学界同仁们翘首以盼的。

受人民卫生出版社委托，全国高等学校口腔医学专业教材评审委员会决定，在全国高等学校五年制本科口腔医学专业第八轮规划教材体系中增设《口腔医学人文》国家级规划教材，由笔者担任主编，周学东、俞光岩、赵铱民和樊明文为副主编，近 20 位同行学者组成编委会。经过一年多的努力，完成了国内第一本《口腔医学人文》教材的编写。本教材供口腔医学类专业学生，以及研究生、住院医师、专科医师培训使用。

尽管医学人文的内涵十分广泛，但其主干学科业已大致明确。鉴于师资条件以及各医学院校的教学环境、氛围、经验不尽相同，本教材选择了16个专题构成本书第1版的16章内容。即导论，医学发展简史，牙医学与口腔医学史，医学与哲学，医学伦理学，医学模式的发展和转变，医学与美学，医学与艺术，医学心理学与心身医学，口腔健康教育与口腔健康促进，特定人群的医学人文关怀，医学相关法律规范，应用医学写作，医学教育标准和医学生职业生涯发展，口腔医学与社会工作以及医学与口腔医学前沿进展。

现今，医学已进入追求健康，特别是大健康、全健康时代（one health）。在本书编写进入尾声之际，全球爆发了新型冠状病毒肺炎。这是一次对大健康的巨大挑战和考验。疫情不但涉及医务部门（全国42 000多名医务人员火线驰援），还涉及国家的顶层设计和执行。包括对策、经费、物资供应，药物、防护和治疗器械，方舱医院建设，社区、城市、海关管理，以及志愿者等都参与其中，是一项复杂的、涉及健康的大工程；而且每一项工作都饱含着厚重的科学和人文精神。

由于疫情尚未结束，众多的经验有待进一步总结；对疫情的发展也须进一步了解和观察。本书仅在第十六章大健康时代一节中补充了简单的介绍。其他本书各章中有关此次疫情的人文精神和人文举措将于再版时予以补充。

参加本教材编写的编委及执笔人，除王一方、董晓建、鲍臻三位教授外，其他均从事口腔医学专业，并非专业从事人文教育和研究的学者。本教材编写对编委们来说也是一个不断学习和提高的过程，谬误之处实在难免，尚望能在今后的实践中继续不断改进，不断提高。

作为一本与人文有关的教材，更加欢迎读者能够提出不同的意见，以期能真正做到百花齐放，百家争鸣！

2020年4月

目　录

第一章 导　论

人文学的历史——被遗忘的科学（Rens Bod）
千教万教教人求真，千学万学学做真人（陶行知）
知行合一（王阳明）

视频：ER1-1
邱蔚六院士讲
口腔医学人文
导论

第一节　概　述

医学人文（medical humanities）或人文医学（humanistic medicine）一词均常见于各类书籍或论文的命名，但以"医学人文"一词更为常见。目前对这两个命名以何种为好尚无统一意见，这可能与作者本身的职业有关；或是不同学科的论述出发点不尽相同。从医学角度去研究有关人文的内容，似以称"医学人文"为宜；但是从人文学的角度去研究医学中的人文内容则也可称为"人文医学"。在医学学科中渴望建立一个学科分支，在人文科学中同样渴望建立一个学科体系。也许这就是这两个词排序不同的原因。

从历史来看，在 17 世纪以前，科学与人文是没有明确分界线的。但在此之后，由于科学迅速的发展致科学与人文被逐步分离。今日重新构建医学人文课程和"医学人文学"学科，应将其看作是医学科学中"物"——"科学"，"心"——"人文"逐步分离之后的一次再度的回归和融合。

医学人文的回归应从 20 世纪早期开始。"医学人文"概念的提出始于 1919 年美国医学家奥斯勒（W. Osler）。1960 年，在美国达特蒂斯学院，由当时医学院杜博斯（Dubos）等发起召开了一次名为"现代医学中良知的重要问题"的讨论会。

1969 年，由来自芝加哥大学、佛罗里达大学等 10 所大学医学院的教授，成立了"健康与人类价值学会（Society for Health and Human Values，SHHV）"。同时，还成立了一个相同名称的研究所。其目的也在于将人文研究与人文教育纳入到医学教育中。应当说，健康与人类价值学会在美国的医学人文教育中起了重要作用。

20 世纪 80 年代，美国医学院协会发布了《医师普通专业教育和医预科教育专门委员会报告——21 世纪的医师》一文，强调了在医学院和住院医师培训阶段进行医学伦理学教育的重要性。接着在 1985 年，美国内科医师委员会也出版了《内科医师人文素质的认识与评价指南》，以求培养住院医师达到更高的人文修养标准。

我国对医学人文的重视是从 20 世纪 80 年代改革开放之后开始的。

20 世纪 90 年代，我国曾先后在南京和大连分别召开医学人文学术研讨会。

2010 年 6 月，由教育部社科司主办了首届全国医药院校暨发展哲学社会学高层论坛。会议以"医学与人文"为主题进行经验交流。会后由安徽大学出版社将交流的 40 多篇论文汇集而成《医学与人文》一书出版。该书充分反映了我国改革开放以来医学人文方面研究和实践的成果，因而本书的副标题命名为"以改革创新精神推进医药院校哲学社会科学繁荣发展"。

进入 21 世纪后，医学人文逐渐被纳入到医学教育之中。不少大学暨医学院均成立了医学人文的教学组织或在马列思想政治教学中加入医学人文内容，并出版教材。北京大学成立了"医学人文学院"。在上海交通大学课程与教材建设委员会的出版资助下，2007 年由胡涵锦、顾鸣敏主编的高等学校文化素质教材《医学人文教程》正式出版。这本书被看作为我国医学界第一本医学人

学习笔记

文教材,具有首创精神。它以正确认识"人与自然","人与社会"和"人与人"的关系为主线,结合医学科学中的人文现象和实际问题进行了探讨。

自 2010 年以来,有关医学人文的教材日益增多,其中具有代表性的是 2013 年由张大庆主编、科学出版社出版的《医学人文导论》和 2016 年人民卫生出版社出版的《医学人文》两部专著;后者主要是供住院医师规范化培训的公共课程使用。

医学人文课程构建遇到的最大问题是:在众多有关学科中,究竟选择哪一些内容?

贺达仁曾提出过将医学人文可分为医学文化,医学哲学,医学管理和医学经济,医学伦理,医学法学以及医学社会学等 6 大类。北美的医学人文有 21 个教育点,但也是以医学史、医学哲学、医学伦理学、医学法学和医学社会学为主干课程。欧洲的医学人文构建理念也大致如此,大同小异。有人文社会学者认为,目前的科学哲学、科学史和社会学还有相互打通之势。

关于医学人文教育中课程体系的内容和安排,各国、各校也不尽相同。我国目前的医学人文教育大多采用模块式教学,即:①思想政治理论课程,大多安排在学生刚入学时;②医学人文社会理论课程,大多在学习中期完成;③医学与人文交叉和结合,主要为实践课,多在后期进入医院或见习、实习、PBL 教学中完成。

国际医学教育组织(Institute for International Medical Education,IIME)曾提出"全球医学教育的最基本要求,其内容包括:职业价值与态度、临床技能科学基础、技能沟通、公共健康、信息管理,批判性思维等 7 个方面的知识和能力(图 1-1)"

这个所谓的最低要求中已经包含了医学人文的内容,应该可以达到培养出一个具有仁爱、精诚、真善美精神医师的要求。

无论从什么角度出发,从事医学科学研究的,抑或是从事人文科学研究的,"医学人文"或"人文医学"所研究的内容都面对的是以"文化"为重点而不是偏重于"医学",是研究医学与人文的关系;研究医学与人文的自然融合。

口腔医学是医学的重要组成部分,医学人文也是口腔医学人文的基础。参加本书撰写的编者基本上都是从事口腔临床医学的人员,因而本书系在总的"医学人文"的框架下编撰的一本供口腔医学的本科生、研究生以及住院医师规范化培训、专科医师规范化培训所用的规划教材,故定名为"口腔医学人文"。

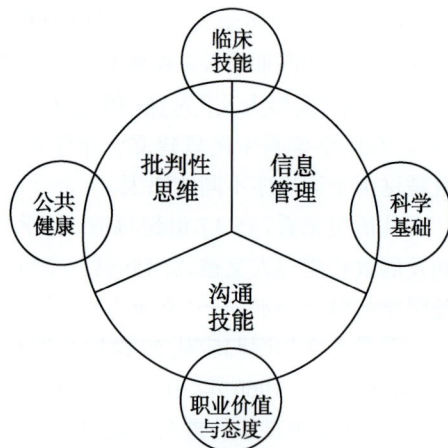

图 1-1 世界医学人才培养的最低标准(国际医学教育组织 IIME)

第二节 医学人文的属性

一、医学的属性

迄今为止,对医学的属性有各种各样的说法,尚未达到完全的共识。因此,本教材暂只称属性而不称"定义"。

医学的属性是科学。最经典的论证莫过于辞典。2009 年版的《辞海》中这样叙述:"医学是研究人类生命过程以及防治疾病保护健康的科学体系"。

《自然科学学科辞典》的定义是"医学,狭义可视为医学科学的同义词"。

在自然科学分类中有"生命科学"一项。根据我国国家自然科学基金的分类,生命科学所包含的专业学科共有 18 个亚类(表 1-1),其中与基础医学和临床医学等有关的共占 11 项,已超越亚类数量的一半。

表 1-1　国家自然科学基金委员会生命科学分类

1. 微生物学	10. 生物物理与生物医学工程学
2. 植物学	11. 农学
3. 生态学	12. 畜牧兽医与水产学
4. 林学	13. 动物学
5. 生物化学与分子生物学	14. 生理学与病理学
6. 遗传学	15. 预防医学与卫生学
7. 细胞生物学与发育生物学	16. 临床医学与基础医学
8. 免疫学	17. 药物学与药理学
9. 神经科学与心理学	18. 中医学与中药学

"医学"被定义为是科学，且是自然科学中的一种，以上几点可以为证。

然而，对医学也还有其他的定义和认识：

"医学是一门倾听患者，诊断或预防疾病及理解病因的艺术。""医学是科学也是一门艺术。"（Mary Dobson）。著名的《希氏内科学》则将医学定义为"医学是一门需要博学的人道职业"。

中医素有"医学"是"仁学"的同义词；"仁"="人"更突出了一个"人"字。

对医学的属性认识虽各式各样，但总结起来不外乎两类论点：一类认为"医学是科学"；另一类则认为"医学是人学"。

经过数百年甚至上千年的发展，医学模式已从单纯的"生物学"模式发展到"生物、心理、社会"模式，最新还有："环境、社会、生物、心理、工程"模式的提法。这是因为环境（包括个人行为生活习惯）和社会的影响在导致疾病的发生中已逐渐成为主要和重要的因素。这种医学模式的发展和转变极大强调了医学的本质和转向。医学追求的目标是人的"健康"，不单纯是诊断治疗疾病，更要加强预防。2016 年 10 月中共中央、国务院印发了《"健康中国 2030"规划纲要》，2018 年将国家行政部门中"国家卫生与计划生育委员会"更名为"国家卫生健康委员会"，2019 年 7 月国务院印发《国务院关于实施健康中国行动的意见》，国家层面成立健康中国行动推进委员会，制定印发《健康中国行动（2019—2030 年）》，这都在一定程度上说明医学发展方向和含义的转变。

二、人文的属性

人文是文化中的内涵。

2009 年版《辞海》中将"人文"定义为："人类社会中的各种文化现象"。

荷兰阿姆斯特丹大学教授任博德（Rens Bod）在 2010 年出版了一本书，名为《人文学的历史》，其副标题则是"被遗忘的科学"。显然，**人文也是科学，它属于社会科学**。

人文源于拉丁文（humanitas），广义指人性和教养。人文科学是指对社会现象和文化艺术的研究，包括哲学、经济学、文学、法学、文学、艺术学、伦理学、语言学及考古学等。

人文也是"以人为本"的"人"学。

综上可认定："人文"系属于社会科学，也就是以社会现象为研究对象的科学。除包含前述人文科学中所述的研究对象外还包含宗教学、军事学等。因此也有将"人文科学"称为"人文社会学"；将"医学人文"称为"医学人文社会学"（humanities and social science in medicine，HSSM）。

从"人"出发去理解，人与人之间需要"仁"。"仁"的字形就是两个人组成；三人为"众"，"众"就是社会。医患矛盾，医保需求，"看病难，看病贵"等无一不是社会问题。以"医学人文社会学"称之也许是更恰当的。

三、社会科学与自然科学的不同点

社会科学不同于自然科学。了解这一点对医学科学的认识可能是有益的。

罗红光曾简明地阐述了自然科学与社会科学的不同点。笔者根据杨耕对人类社会各种文化现象的论述，将社会科学与自然科学的差异列表 1-2，以供参考。

表 1-2 社会科学与自然科学对比

	社会科学	自然科学
研究对象	人类社会,产于人类的活动中	自然界,人之外的客观存在
研究方法	社会关系,看不见,摸不着	物质实体,看得见,摸得着
学科功能	社会活动规律,历史规律	自然运动规律,动力学规律
学科性质	总体具有二重性,知识体系与意识形态	纯粹只是体系,不存在价值观念,价值中立
适用范围	把握的规律更多具特殊性,在不同国家、民族具有不同表现形式	发现的规律具有普遍性也有普适性,不分民族、国家

因此,同样是科学,但社会科学与自然科学毕竟还有差异。

四、对医学属性的再认识

明确了医学和文化的内容后,似有必要对医学的属性有一个再认识。

与其他自然科学不同,医学服务和研究的对象是人;而人是不能脱离社会的。社会是"人们交互活动的产物"。医学更离不开人际交往和人际关系,后者就不仅仅是医患二人可以解决的。

(一)医学的特性

1. 医学的对象是生命体,是人。因此必须具有人道主义、治病救人、救死扶伤的精神。必须尊重生命、尊重人的价值和敬畏生命。

2. 医学源于实践,发展于实践,是一门实践性强的学科。但医学又需要理论,应把实践的成果上升到理论。应尽量做到"知是行的主意,行是知的功夫","知"是"行"之始,"行"是"知"之成。医师应具有"知行合一"的理念。也应奉行实践是检验真理的唯一标准。

3. 医学是一类保障人体健康、长寿的科学。人类更需要的是"健康地长寿"。

4. 医学的发展史与人类历史发展、科技进步密切相关。

5. 医学是一个高风险、强劳动,需要高智慧,知识面广,活到老,学到老的职业。

6. 医学是一个个体加集体的劳动,具有服务性质的,但非一般第三产业的社会行业。

(二)医学的追求

追求真、善、美,是中国自古以来所倡导的文化,也是西方科学家同样追求的文化。爱因斯坦在《我的世界观》一书中就曾说过:"一直以来,对真、善、美的追求照亮了我的道路,不断给我勇气,让我欣然面对人生。"

"真"是科学,科学求真。"真"的拉丁文是"VERITAS",英文是"truth"。"真"可以解释为真理——客观事物及其规律的正确反映。也可以解释为"忠实"、"忠诚",即来不得半点虚假。"求实求是"也是"真"的体现。

"善"可以理解为"仁心"。"仁"是中国儒家哲学的基石,是一种极广的道德范畴。许慎的《说文解字》中写道:"仁,亲也,从人""仁者人也"。"仁"可以包含:恭、宽、信、敏、惠、智、忠、恕等具体思维和行为。"己所不欲,勿施于人""对待患者如亲人""换位思考"等都是现代最容易理解的"善"的表现。

"美"指美好。既指外在有形的美(美景、美味、美貌、礼仪、仪表等),亦指内在无形的美德、美的才华、美的人品等。追求美是人之常情。

毫无例外,医学也应追求真善美。

医术应当求真。医师应当具备良好的医术,才能拯救患者于水火危急之中。

医德应当求善。医师必须具有良好的医德、有"仁心"才能全心全意为患者服务。

孟子曾说:"无伤也,是乃仁术也"。此处所指"无伤"可以理解为,对人,无论在精神上或肉体上均应做到没有"伤害"。拿现代医学来说,近年发展和被重视起来的"人文医学""微创医学"及"精准医学"均符合"无伤"这一精神。医师应力求做到对患者的真诚热爱,和在具体诊治过程中均应力求减少患者的痛苦。

医风必须求美。医师的一切行为必须严谨、有序、慎行、有教养,言行举止必须有老幼尊卑。

医学也是一门艺术,仪表必须整齐,给人以美感。

除真善美外,**医学还必须求"健"**,而不是仅仅是只求能治病,能救人。

医学是实践性较强的科学,偏向技术科学,**而技术则必须求"精"**。

显然,"医学的基本属性应是自然科学,但它绝脱离不开社会科学(图1-2)。"实际上,中国科学院周光召在多年前即已指出:"医学是自然科学+社会科学"。

当今,对医学发展模式已公认为"生物-心理-社会"模式。

现代医学已进入到大健康时代,健康涉及方方面面,"治病"也涉及观念的转变,多学科的交叉融合(multiple disciplinary team,MDT)已是大势所趋。事实上,在20世纪50年代即有"综合治疗(combine therapy)"的概念和实施,目前加上"多学科"三字似更完善。

依笔者之见:所谓MDT不但需要多学科,而且需要安排有序,因而宜总称为"多学科综合序列治疗"(multidisciplinary synthetic systematic treatment,MSST)。

疾病诊治的生命周期和全程管理还离不开"工程"管理科学。今后医学发展的模式还可能出现更新的内容。

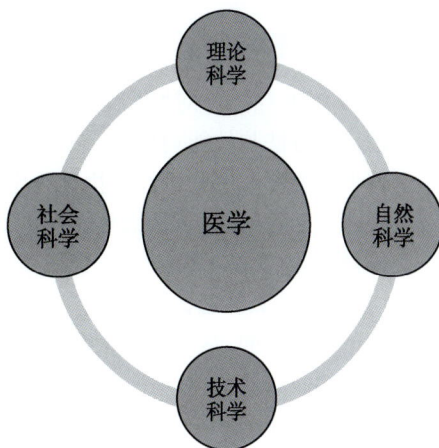

图1-2　医学的属性

五、对医学人文属性的认识

对医学人文或人文医学的定义至今仍未完全统一。也没有一个公认的解释。

张大庆提出过医学人文的三重含义:

1. 指医学人文精神,即对人类的终极关怀与人性的提升,尊重人,敬重人,承认医学的有限性。
2. 指医学人文关怀强调"善行"。
3. 指医学人文学科,即研究与探讨医学本质与价值的人文学科。

显然,医学人文的内涵不仅仅是有关学科的综合,它的根本点和核心在于树立医学人文精神和强调医学中的"善"——"与人为善"。

上述医学人文内涵的三点认识,似可以作为我们对"医学人文"概念的基本理解。

基于对医学属性的认识,对医学人文可以定义为:医学人文是一门自然科学与人文科学相结合的交叉学科;由于涉及多个社会科学体系,目前它还是一个**综合学科群,而不是一个单一的学科体系**。

医学人文已成为医学内涵的一个重要方面。学习医学人文是为了当一名合格的好医师,能在医疗工作中体现出人文关怀和以人为本的素质和能力。

第三节　科学与技术的属性

一、科学的含义

2009年版《辞海》对"科学"的定义是:"使用范畴、定理、定律等思维形式反映现实世界各种现象的本质和规律的知识体系。"

哲学则是自然科学和社会科学的总和,也可以说哲学是科学的指导思想。

科学研究是求真、求实、求证。科学研究的基本方法是"先假设,后求证"。科学研究的终极目标是回答**"是什么?为什么?"**。

科学可以理解为是理论,是原则。

科学具有指导性和时间的前瞻性。有时一个理论,一个假设需要多年的求证,才能得到正确的结论。

二、技术的含义

2009 年版《辞海》对"技术"的定义是:"泛指根据生产实践经验和自然科学原理而发展成的各种工艺操作方法与技能(技艺)。"

何谓技能?适用知识经验执行一定活动的方式叫"技能"。运用自如则称"熟练""技巧"。

技术要回答的问题是**"做什么?怎么做?"**。

显然,技术是实践的产物,但它又脱离不开科学,因为"做什么"需要理论指导,需要先有问题,才能有做什么?怎么做?

理论是思维的,成品则是依赖技术获得的实在的事物或曰产品。

技术的成果必须体现在产品上。这里所指的产品不仅包括科技和生活中的产品,还应包括获得良好结果的事物:例如医师治好病,获得健康的人也应当是产品。因此,**技术求精良,求美,工艺求上乘**。

三、科学与技术的关系

科学与技术在学术概念上是不同的,然而它们像一对孪生姐妹,二者又有共同点,而且不可能分离。二者的共同点是:求真,求实,求完美,为人类的进步、繁荣和生活更加美好。不同点是:追求的目的不同,研究方法不同,结果不同。科学与技术虽然性质不同,但二者不可分离,相辅相成。

人类的进步、繁荣、昌盛和更加美好与科学和技术的进步是密不可分的。因此,目前在大多数情况下都可将科学与技术统称为"科技"。

只有理论没有产品是虚无的理论;只有产品没有理论,则是不完美的产品。

我国已设立中国科学院及中国工程院两大科学机构。他们分别代表了科学研究和技术研究两种类型。然而,在他们各自的机构设置和分类中又都兼顾着科学与技术的结合。例如:中国科学院内单独设有"技术科学学部"。20 世纪 90 年代,由于增加了医学界人士的参与,将原"生命科学部"更名为"生命科学与医学学部",强化了医学的科学属性。

同样,在以技术研究为主的中国工程院内,医药卫生学部的四个亚学科中,设置有医学基础与公共卫生学组。这使一部分从事基础医学科学研究的专家得以进入工程院中。

政府中国家科学技术部的设置更是从管理科学上阐明了科学与技术的关系。

这里还应当探讨一下关于从事科技工作的称谓——学者和工匠问题。在这方面,王哲然的论文《工匠问题的编史学考察》做了较好的阐释。

在西方科学思想启蒙之一亚里士多德的学说中有知识、实践知识和技艺之分。理论性知识被看作为高级智力活动;而实用技艺被看作为是低贱的。前者的称谓是学者(scholar);后者则称为工匠(craftsman)。这是由所属不同学术范围而产生的不同称谓(图 1-3)。

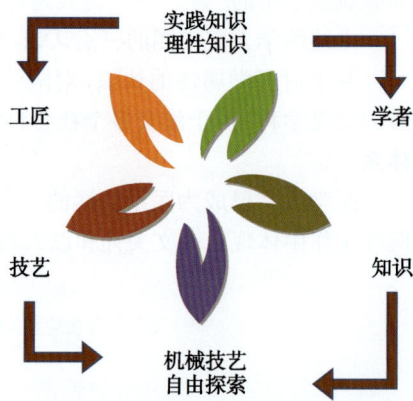

图 1-3 学者与工匠名称的来源示意

对学者与工匠的认识大致经历了三个历史阶段:

第一阶段(1300—1600 年)是齐尔塞尔提出的三种知识阶层论。三阶层指的是大学学者、人文主义者和高级工匠。前二者均轻视手工劳动和以手工进行的实验和解剖学研究;而高级工匠们则重视广泛使用实验和解剖等量化方法和测量方法而获得实践成果。高级工匠不但包括艺术家、工程师,还包括医学中的解剖学家和外科医师等。

第二阶段是 14 世纪文艺复兴时期科学与艺术的结合。由于长期学者与工匠概念的分离,潘诺夫斯基给出了另一个概念——去隔离化(decompartmentalization)。这是正话反说,即主张去掉学者与工匠之间的藩篱。在潘诺夫斯基所处年代出现了所谓的"透视法",即通过绘画透视方面的内容,将三维空间中的资料完整面记录下来,否则不能被称为科学。在医学方面,从动物解剖到人体解剖的出现是重要的标志之一。望远镜、照相术以及显微镜等的相继发现和应用,也都是基于透视法概念。

达·芬奇应是透视法的代表人物。他是一位工程师,然而他留下了上百份解剖手稿(图1-4、图1-5)。他还曾计划与另一解剖学教授马坎通尼奥(Marcantonnio)合作出一本解剖学书籍,可惜因后者英年早逝而使愿望付诸东流。

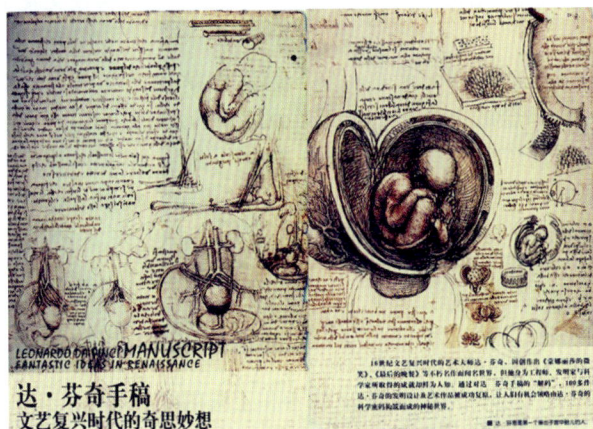

图1-4 达芬奇解剖手稿

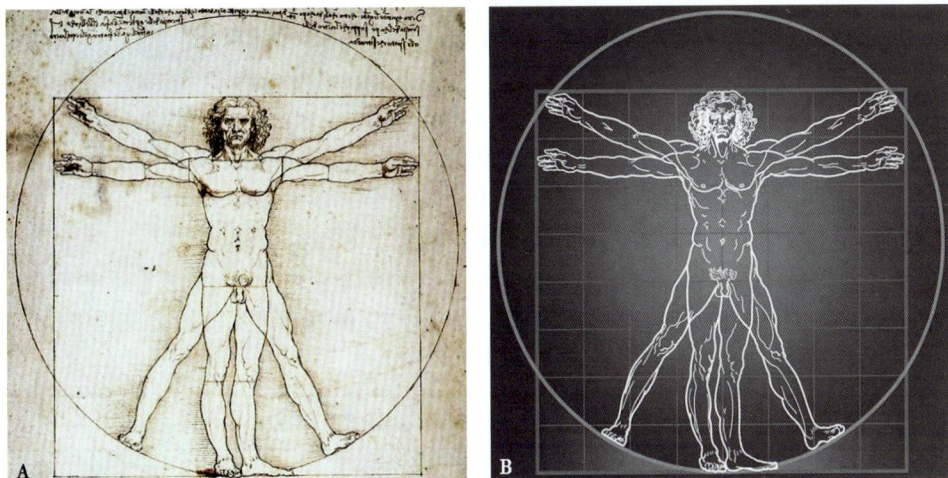

图1-5 达芬奇维特鲁威人

双手平举两中指尖＝身高,以肚脐为圆心画圆;双臂上抬与头顶齐平与圆接触,分开双腿与圆接触呈等边三角形;四指为一掌,四趾为一足;六掌为一腕尺,四肘尺合全身;手指尖到至肘关节为全身1/5;肘腕到肘窝的长度为全身1/8

第三阶段是15～16世纪帕梅拉·隆的论述。她将掌握技能者(skilled)称为工匠;而对有学识的人则称为学者(learned)。同时她提出了一个"交易地带"(trading zones)和交易者(traders)概念:即提倡具有不同知识背景的群体之间进行广泛的交流合作。此可被看作是这段过渡时期的一种特殊文化现象。与此同时,"学者"和"工匠"粗糙的二元论也逐渐被废除。

了解这段历史,我们可以重新认识学者与工匠的称谓,他们并无卑贱之分,他们是"交易地带"的一个共同体,他们之间的分工明确而又不失合作。现代的科学不能缺学者也不能缺工匠。

复习学者和工匠的定义可以规范对两种称谓的正确认识:

学者——泛指做学问的人,学术上有一定造诣的人。中国古代对学者很尊重,还强调为官者必需是学者。故有谓:"学者非必为仕,仕者必如学。"

学者中的精英,有时则赋予"家"的后缀词或"大"、"巨"的前缀词,例如"大科学家""大艺术家"

"大诗人""巨匠"……

工匠——指在某一方面造诣或修养很深的人。杜甫曾在《赠特进汝阳王》诗中称"学业醇儒富，辞华哲匠能"。把"匠"与文学哲学家等相提并论。

由上可理解，有成就的"匠"，可遍布于各行业，不但有诸如鲁班、蔡伦等建筑家、造纸家，还有鲁迅、齐白石、梅兰芳等文学家和艺术家。通常称他们为"巨匠"或"大工匠"。

著名史学家李约翰曾在《中国科学技术史》中作过这样的论述："……无论是土木工程或是航海技术，无论是印刷还是火药，无论是机械、纺织还是冶金，宋代科技文化的巨大成就都离不开工匠精神。"

现代科学离不开科学与技术的交叉。科学与技术的结合也体现在新兴学科的建立上。系统生物学（systemic biology）与合成生物学（synthetic biology）的形成都与科学与技术工程的结合密切相关。例如合成生物学就是在生物化学、分子生物学、细胞生物学、信息科学、材料科学等基础上，依靠逻辑控制，依靠基因工程组学、蛋白质组学等技术平台而发展起来的。合成生物学既是新的生物学学科又是转化医学的技术平台。

四、医学科学与医学技术

在第一节中我们已经讨论过医学的属性。医学科学具有以实践技术为主又离不开自然科学和人文科学相结合的特性。因此，医师也应是学者和工匠的结合体。

医学的发展同样经历了工匠与学者的结合过程。医学历史上最早是内科领域的从业者，被看作是正宗的医务工作者，而外科领域的从业者常常被认为是工艺人、匠人。甚至外科医师在成立自己的学术组织之前，只能加入当时被认为是低贱的手艺人公会——理发业行会。即使在当代也还有人以嘲讽的口吻说外科医师不要成为"只会开刀"的"匠人"。重新认识这些有助于我们正确认识"工匠"，和从另一个侧面认识现代医学的特征。

科学和技术均体现在现代医学中，应当说：对医学的认识和医学的进步是从实践中来的。从实践取得经验，再上升到理论；经过整理的理论再到实践中去检验、试错、再纠正，如此循环地去促使我们认识新的健康和医疗规律，去完善我们的治疗手段和改善治病的效果。

医学曾被称为是经验医学或医学循证。然而，经验是需要验证的，于是循证医学悄然兴起。随着数字医学大数据以及内镜、腔镜、机器人等先进技术的临床应用大大推进了新疗法的问世，4P医疗、微创医疗、精准医疗等新医疗理念也应运而生。科学研究的进步使历史进程中的第6次科技革命进入到以生命革命为中心的再生医学时代（表1-3）。

表1-3　16世纪以来科技革命的历史结构

科技革命	主要标志	主体部分	扩展或带动部分
第一次科学革命	近代物理学	哥白尼、伽利略、牛顿力学	近代科学的全面发展
第二次科学革命	相对论和量子论	相对论、量子论、射线和电子	天文、遗传、地学等
第一次技术革命	蒸汽机和机械	纺织机、蒸汽机、工作母机	冶金、轮船和火车等
第二次技术革命	电力和内燃机	发电机、内燃机、电讯技术	石化、钢铁和运输等
第三次技术革命	电子和计算机	电子技术、计算机、控制技术	核能、航天、自动化
	信息和互联网	微电脑、信息技术、数据库	生物、材料和制造等
第六次科技革命	再生革命	信息转换、仿生创生再生	材料、信息和智能等
第七次科技革命	时空革命	新时空、新能源、新运输	生物、材料和制造等

资料来源：何传启. 中国复兴的科学基础和战略机遇. 北京：科学出版社，2013

再生医学时代的主要内容为：依靠信息、智能、材料以及干细胞，DNA重建等生物技术的综合能力而建立"仿生""创生"和"再生"等工程。

3D打印技术的发展和广泛应用，已使仿生工程前进了一大步，创生工程也在稳步前进。至于再生，特别是生命再生或人体再生却尚面临着巨大的伦理瓶颈。

第四节 科技文化与医学文化

"人文"是泛指人类社会的各种文化现象,因此可以说文化是构成社会科学和人文科学的重要构成部分。

2009 年版《辞海》对"文化"作如下解释:"'广义的文化'系指'人类社会历史实践过程中所创造的物质财富和精神财富的总和'。'狭义的文化'则指社会意识形态及其与之相适应的制度和组织结构。"

本节将对科学、技术文化和医学文化做一粗浅的探讨。

一、坚定中华文化自信

从地理分布来看,文化总体可分为东方文化与西方文化两大类。我国地处东亚,应隶属东方文化。中国历史悠久,有五千多年的积累,其丰富的文化内涵,在东方国家中又应首屈一指。

从 2011 年起,我国即推出"文化强国和文化建设——推动我国文化大发展、大繁荣"的战略举措。

2017 年党的十九大报告中更明确地提出**"四个自信"——道路自信、理论自信、制度自信**和**文化自信**。十九大报告中的第 7 条明确提出"坚定文化自信为推动社会主义文化繁荣昌盛"的具体目标。

显然,文化自信能和制度自信、道路自信结合在一起,足以显示文化在今后新时代、新征程发展中的重要作用。

二、科技文化

科技文化具有 3 个特点:

1. 科技文化具有多元性 多元的文化,应互相学习、收纳和借鉴。文化是传承后再创造的;有精华、有糟粕,应当存优去劣,才能促进文化的发扬和发展。东西方的文化都有悠久历史,更应互相学习,共同发展和提高。

2. 科技文化具有普遍性(或普适性) 科技文化是科技研究的产物和成果,其选择应以科学本身的价值为标准,而勿须因种族、性别、年龄等因素而不同。

3. 科技文化具有公共性 科技文化的成果应为科学共同体成员所共同享有和享受,它不具私利性。

文化的内容众多,以东方文化特别是中国文化为主体,以上述多元性、普遍性和公共性为指导,对涉及科技文化有关者,简明讨论如下:

1. 百家争鸣,百花齐放 我国春秋战国时期是各种文化涌现最发达的时期。毛泽东在文艺方面也曾多次提出要贯彻"百花齐放,百家争鸣"的方针。

科技文化是由思维和实践相结合所形成的产物,因而可以是有形的,也可以是无形的。只有让不同观点以不同的表现形式公之于众,才能达到百家争鸣的效果。所谓"一花独放不是春,百花齐放春满园"正是文化繁荣的真实写照。

2. 和为贵,和而不同 "和"是儒家思想之一。中国文化中"和为贵"的思维表现在各个方面。无论是"家和万事兴"或是"宽以待人,严于律己"的谚语都体现了"和"的精神。国家在新时代提出的 16 字社会主义核心价值观中也有"和谐"一项。

讲"和"并不是说只有"合",只有"统一",就是归并为一种类型或一件事物;"和"还可以"不同",鉴于文化的多元化,它们可以"和",但不一定是"同"。于是就有了"和而不同"的概念。

近代,孙中山提出过"天下大同"。"大同"者,大体相同,但不会是全同,还可以保留差异,所谓"求同存异"。习近平提出的"一带一路"合作倡议和"构建人类命运共同体"都深刻体现了"和为贵"及"和而不同"的文化理念,并受到了世界大多数国家领导的赞同。

同样,在文化公共性的思想指导下,在科技界有着一个庞大的群体,称之为"科学共同体"。这个群体之所以能存在,也是由于贯彻了在不同科技观点中"和为贵"和"和而不同"的指导思想,才大大促进了科技的发展。

3. 科技道德观　道德虽属哲学范畴，然而，不同的道德观也是不同道德文化的反映。

何谓道？道是多义字，这里指的"道"是根据老子的解释："道"是宇宙万物的本源、本体；也就是一个人的人生观或世界观。

何谓道德？道德是社会意识形态之一，是调整人与人之间，个体和社会之间的一种最高的行为规范。善与恶，正义和非正义，公正和偏私，诚实与虚伪都是一对对隶属于道德的哲学概念。

科技求真求实，来不得半点虚假和偏私，科学研究必需遵守伦理道德，不得做危害生命和人民群众利益等不道德的事。

各行各业都有其道，也有其德，称为行业道德。从商者有商道——不能赚昧心钱；也有商德——货真价实。**从医者有医道——济世活人，救死扶伤；也有医德——真善美。**

科技人员应有正确的人生观和世界观，应遵从科技道德。但也只有在相同目标和道德观的情况下提倡合作，否则"道不同，不相为谋"。一个人的人生观、世界观或信仰可以不完全一致，有神论和无神论观点也不尽相同，然而道德观则应求大同。至少，**从善，从正义，从诚信，从公正**等应是一致的。

除上述科技文化外还可以列举很多其他的文化，如节日文化，汉（农）历文化、姓氏文化、饮食文化等等。随着联合国教科文组织发掘世界文化遗产的活动，我国申报的物质文化遗产与非物质文化遗产还有很多，在此不一一赘述。

三、医学文化

所有科技文化与医学文化都有关，诸如医学与文学、医学与哲学、医学与艺术、医学与美学、医学与社会、医学与历史、医学与人类学、医学与经济、医学与法规等等，不一而足。

本节仅介绍医学与哲学、医学与历史和医学与艺术。

（一）医学与哲学

哲学（philosophia）的原意是"爱智慧"，是人们对整个世界（自然界、社会和思维）的根本观点体系。

哲学的核心是思维与存在、精神与物质。哲学的基本认识论是两点论与对立和统一的辩证法。由于在古希腊哲学的发源地门前有两个神像，而曾将哲学比喻为"两面神"。

哲学的应用中必须准确把握对立双方互依互存的条件关系，而且还应主动创造条件以主动促成转化。

生命科学，尤其是医学与哲学的关系最为密切。西方古代曾将哲学家与科学家、医学家视作为一体。反映在称谓上系将哲学家与科学家合称为科学哲学家（scientist-philosopher），或哲学科学家（philosopher-scientist）。这也是至今哲学学位（PhD）被视作为科研工作学位的来源。最具代表性的是泰利斯（Thales），他发现水是生命基本元素（图 1-6）；帕蕯哥拉斯（Pythagoras），他曾建立一所与医学教育有关的学校，但非医学院（图 1-7）；医圣希波克拉底（Hippocrates），也被称为现代医学之父（图 1-8）。这些科学家均具有科学哲学家的头衔。

哲学思想在医学中具有较大的指导作用，临床决策中一些辩证关系需要正确处理，哲学思考更是不可缺少。

1. 局部与整体的关系　这是医学界最常谈到的问题。对口腔医学来说，应牢记"口腔颌面部疾病可影响全身；全身疾病也可首发于口腔颌面部"。牙源性疾病（个别例外）则是口腔颌面部所独有的疾病。

2. 现象与本质的关系　患者的主诉与临床症状有时仅仅是一种表象而非本质。例如，一个牙源性面部瘘管仅仅是一个现象，不识别引起瘘管的原因，单纯刮治瘘管是不会痊愈的；但如找到了病因与牙病一同施治则可以霍然而愈。

3. 得与失的关系　得与失是事物的两个方面。医疗中常有得与失的考虑。例如恶性肿瘤的治疗无论是医师或者家属都会自然考虑到得与失的问题，在拟定治疗计划和接受治疗之前，这些问题都是要予以考虑的。

4. 功能与美观的关系　在口腔颌面部缺损畸形的病例中常遇到治疗目的、要求及治疗所能达

学习笔记

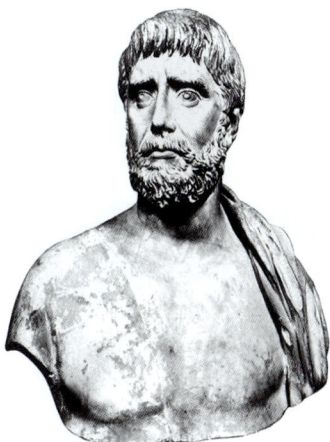

图 1-6 水是生命源泉的发现者科学哲学家 Thales 的雕像

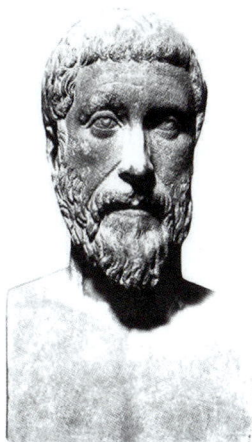

图 1-7 早期医学科学院奠基人之一哲学科学家 Pythagoras 的雕像

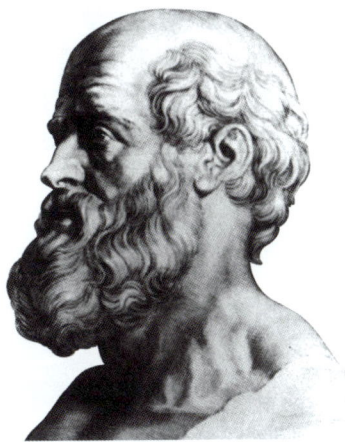

图 1-8 现代医学之父 Hippocrates 亦被称为科学哲学家的雕像

到效果存在矛盾的问题。经验证明，二者之间有相辅相成的关系。只重功能不重外形美观或只顾外形美观不顾功能都是片面的、不可取的。应当努力创造条件达到功能和外形美观同时恢复或改进的效果。

5. **医学循证与循证医学的关系** 医学循证（medicine based evidence，MBE）的基础是实践经验；循证医学（evidence based medicine，EBM）的基础是将经验数字化，但二者仍应相互依存，互通有无。当循证医学与医学循证的结果相同时，则更进一步证明了经验的依据和客观规律。循证医学虽然科学性较强，但医学的内涵不能单纯依赖数据，因为循证医学不能体现"情"，不能完全代替"仁"，是其缺陷。

6. **适应证与禁忌证** 临床上对某一疾病需要进行治疗，特别是手术治疗时，常常要强调适应证和禁忌证。然而适应证与禁忌证不是绝对的，而是相对的。必须治疗的疾病有时可以创造条件使禁忌证变为适应证，使"不可能"变为"可能"，这也反映了哲学思维在医疗过程中的应用。

7. **生存率与生存质量** 医疗的目的之一是使患者能延续生命并期冀其康复。在肿瘤的治疗中常常以 5 年生存率为判断治疗是否成功的指标。随着医学的发展，生存质量被提到了治疗目标的更高高度。"健康生存"的概念更是目前医患都需要追求的新标准。不但要提高生存率还要提高生存质量，而不应只是单纯追求生存率。在解决生存率与生存质量的问题上也应有哲学的考量——创造条件，兼顾二者，做不到时则宜尽量趋利避害。

除上述外，医疗中还需用到哲学思考的问题仍有不少，诸如规范化与个体化，锦上添花与雪中送炭，职业者与事业者等，由于篇幅限制，此处也不予展开。

（二）医学与历史

医学的发展与人类历史的进展几乎是同步的。应当说东方医学史是最古老的和时间最长的，我国的中医药学是东方医学发展最典型的代表。中医的理论，诸如，阴阳学说、脏腑、经络学说、治未病论等均具有极强的哲学理念和哲学思维。西方医学虽比东方医学起步要晚，但发展迅速，而且表现在实证的研究方面获得了更大更多的成绩，为现代医学发展打下了很好的基础。近代基础医学的解剖学、组织学、生理学、生物化学、病理学，直至细胞生物学、分子生物学的发展都为现代医学做出了巨大的贡献。

医学的发展史还与人类发展史密切相关，特别是人类学中的人类进化史。牙、颌骨与颌骨化石常常是协助研究人类进化的最好的标本，也是研究口腔颌面部疾病的历史资料（图 1-9～图 1-11）。加强人类学与医学，特别是口腔医

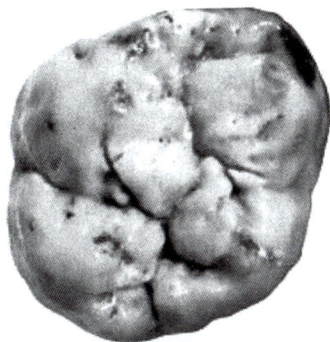

图 1-9 远古牙齿的殆面牙尖为研究早期人类的饮食结构提供了线索（引自《科学》）

学史学的研究,对研究学科发展的历史、认识疾病发生与发展的轨迹和规律均具有重要的作用。

古人云:以史为镜。学习医学史,无论是国内的还是国外的都可以帮助我们知道过去我们的先人们做了什么;对照现在我们正在做什么;同时可以指导我们将来该做什么、可以做什么。只有学习历史、传承历史,才能更好地创造历史。

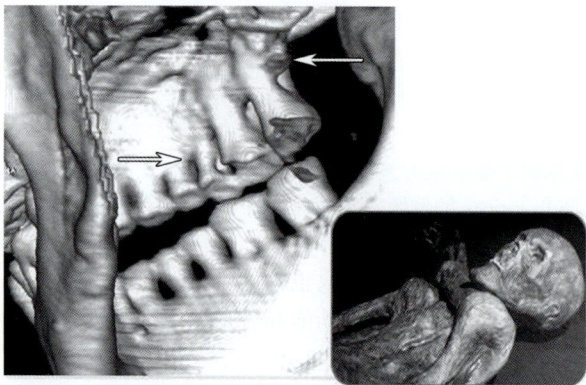

图 1-10 5300 年前死于冰川上的冰人"奥茨"患有严重的牙周病和龋病(箭头示)

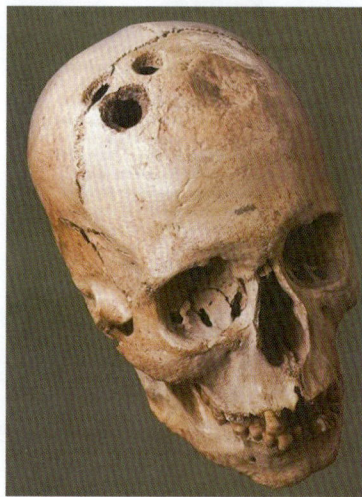

图 1-11 出土的公元前 2000 年的颅骨示凹陷及钻孔,据说是当时为了治疗头痛等疾病所为,也有认为可能是颅骨外伤所致

(三)医学与艺术

2009 年《辞海》对"艺术"的定义:"艺术是通过塑造形象具体反映社会生活,表现作者思想感情的一种社会意识形态。"

艺术四分类法包括:①表演艺术(音乐、舞蹈);②造型艺术(绘画、雕塑);③语言艺术(文学);④综合艺术(戏剧、电影)。艺术也可分为三类:①时间艺术(音乐);②空间艺术(绘画、雕塑);③综合艺术(戏剧、电影)。

广义的艺术应包含:文艺、武艺和技艺。文艺、技艺与医学都有密切关系。其中技艺的要求对口腔医学更为重要。

1. 科学与艺术的结合 兴起于 14 世纪西方文艺复兴时期,而盛放于现代。科学与艺术的结合被称为"艺术与科学的平行性"和"艺术与科学的神交"。艺术以毕加索为代表,科学则以爱因斯坦为代表。

当前,应当培养文化人的科学兴趣;同时也要提升科学家的人文素养。

2. 医学与艺术的共同点 医学与艺术都需要动脑、动手和动口;他们的共同追求则是"美"。

医师对疾病诊治计划的确定必须用脑;艺术家的设计思维也必须用脑。医疗操作,特别是外科手术,需要完美的手术方案,需要灵巧的手;艺术作品,诸如绘画、摄影、乐器表演等也必须用手才能表现。

美国著名麻省理工学院(MIT)的院训:"MIND and HAND(手脑并用)"就是对手脑并用的最高评价。

艺术家需要动口,歌声可以令人陶醉;影视中的对白可以令人叫绝。医师也常常要给患者以安慰,给患者以战胜疾病的勇气,更需要语言"美"。

艺术和医学都求美。手术图谱应是医学与艺术结合的代表作之一;至于整形手术和治疗则更离不开审美观。

3. 医学与艺术美 2009 年版《辞海》中对"艺术美"的定义:"对显示生活加以集中、概括、加工、提炼而表现在艺术作品中的美……是内容的真善美与形式美的统一。它是美的集中表现和美学研究的主要对象。"艺术美也是与临床医学和口腔医学密切相关的,口腔医学是一门维护和重塑功能与美的学科。面部美、牙齿美、牙列美甚至被提高到是反映一个国家文化进步和文明程度的标志之一。容貌美有时会影响社会之间人与人的交往,甚至成为影响事业成功的一种因素。为了追求美常涉及到口腔医学的亚专业学科:牙体修复学、口腔修复学、口腔正畸学、口腔颌面整复外科学、正颌外科学、美容外科学等学科。其中还涉及"是锦上添花还是雪中送炭""是功能性外科还是美容外科"等哲学命题。

科学离不开形象表达。医学更离不开摄影和绘画。前述达·芬奇的解剖学手稿就是一个典型的代表。医学特别是外科学的手术记录更是离不开图谱(图 1-12)。病例摄影更是医学科研创造离不开的实证资料(图 1-13)。显微摄影可使科学元素中的微观图像显示于众(图 1-14),并揭示其在细胞水平或分子水平的奥妙。

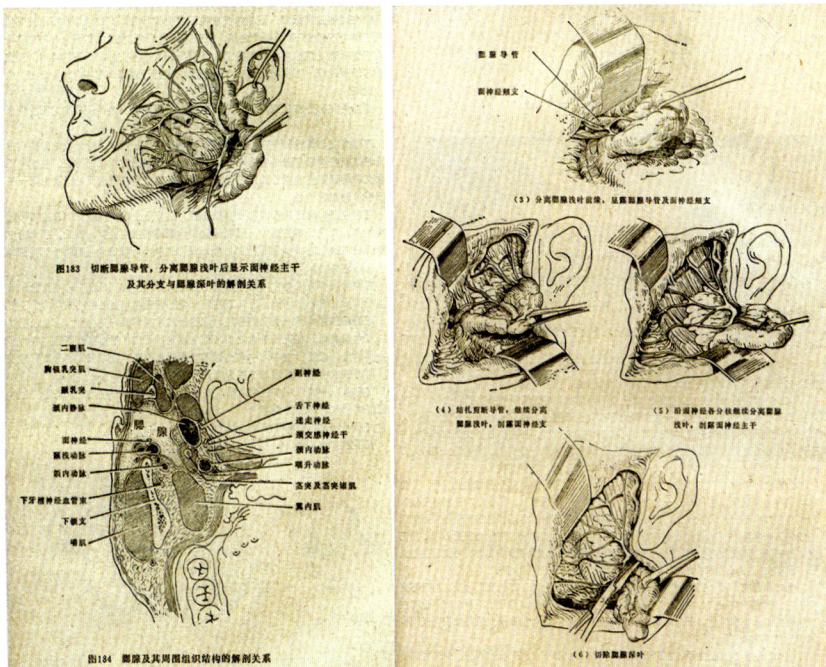

图 1-12 《口腔颌面外科手术图谱》插图(摘自著名口腔颌面外科专家 姚恒瑞教授 1970 年所著的《口腔颌面外科手术图谱》)

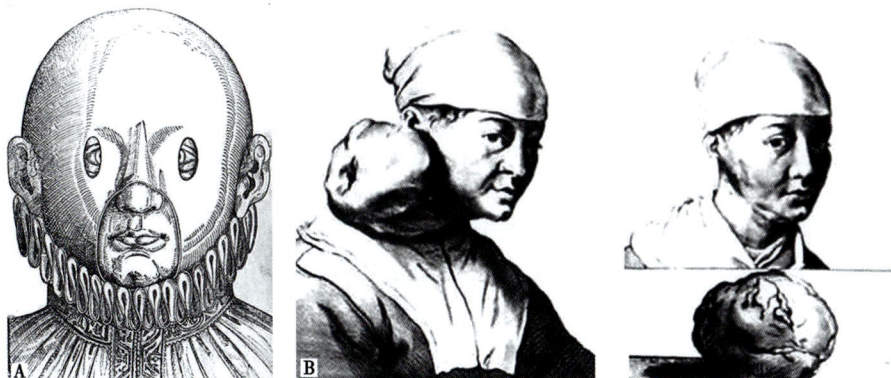

图 1-13 A. 16 世纪木雕示眶面畸形症患者 B. 1741 年出版的手术图谱示腮腺多形性腺瘤手术前后

唇裂是常见的口腔颌面部先天性畸形。张涤生曾将唇裂修复术誉为是"修复'爱神之弓'"(图 1-15)。闻玉梅将显微镜下的微生物图像作为领带设计的灵感来源,并将设计的领带赠予从事微生物研究的学者(图 1-16),充分表达了对微生物科学的尊崇与热爱。这些例子都是医学与艺术相结合的崇高境界。

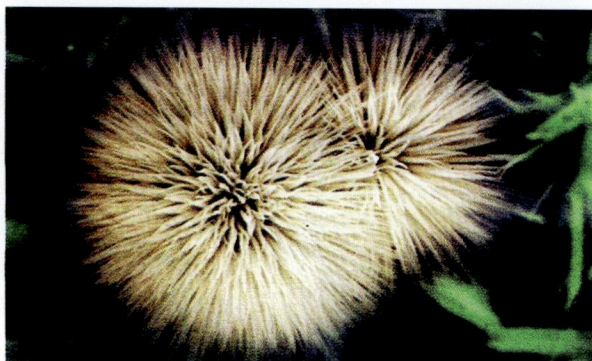

图 1-14　微观下的纳米绒球（选自复旦大学纳米艺术展）

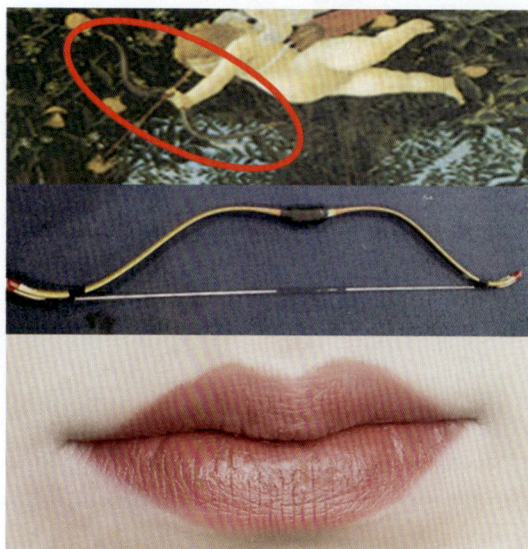

图 1-15　上唇"爱神之弓"的外形

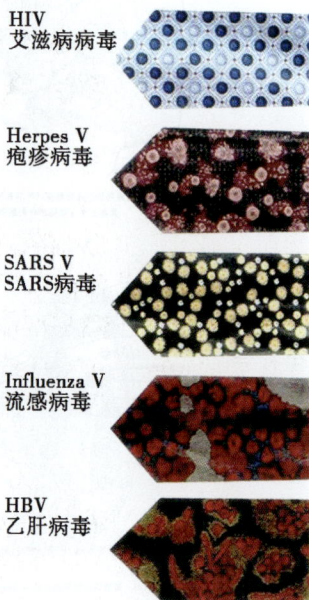

图 1-16　"微生物"领带（闻玉梅设计）

医学是技术，是技艺。医学离不开艺术，艺术可以反映医学。

重要的是医学科学家应**把医学变成艺术，让产品变成作品**。

第五节　医学与社会

社会是人们交互作用的产物，社会学则是以人类社会生活及其发展为研究对象，从而揭示人类历史阶段的各种社会形态结构发展的过程或规律。

医学是为社会、为人类健康服务的。医学不能脱离社会，医学是社会各行业中重要的行业之一。

医学的具体任务是维护人的健康，其中大部分要落实在医疗工作中。

医疗工作离不开国家顶层设计，包括医疗资源、医疗体制、医疗制度及实施、管理等方方面面。原本医患关系应是在同一"战壕"，面对疾病共同斗争的关系，然而，医患双方的素养、要求不同都会影响到人与人的人际关系。

"看病难，看病贵"是国内患者提得最多的医疗问题。伤医、医闹时有发生。医生抱怨医疗环境差、待遇低。要解决这些问题是要政府、社会各有关部门共同努力去解决完善的。我国作为一个 14 亿人口的大国，95% 以上的医疗保障覆盖是一件十分不易的世界大事。

医患矛盾，实质上是社会矛盾，而且是一个复杂的社会问题。

此前，医务工作者只知道医学科学中有"治疗性预后"的概念，而不知道还存在有医学社会学方面的"社会性预后"。解决治疗性预后的问题要依靠科学的进步;而解决社会性预后的方法则需要综合治理。

所谓综合性治理应包括以下几个方面:

1. 加强社会福利 除医保全覆盖外,还要逐步减少个人支出,加强医疗补贴,以缓解"看病贵"。

2. 增加并合理安排医疗资源 一是数量,包括医务人员和医疗物资,二是资源的分级与配送合理,以减少某种程度的"看病难"。

3. 医疗体制改革 医疗重点需下移、前移。各级医院分工明确。大力发展基层医疗,家庭医师制度,缓解三级医院患者过于集中的压力。

4. 加强医务人员的人文道德教育 医学生在校时即应开设和学习医学人文课程及实践,在职医务人员应在继续教育中增加人文内容。

5. 要提高医师的社会地位,让"不为良相,便为良医"的思想深入人心。应将医疗技术量化纳入成本核算,逐步提高医务人员的待遇。

6. 大力加强科普宣传 科普是科学技术发展的重要方面,是科技发展的两翼之一。科普不仅限于科学问题,也应包括道德教育。医务人员需要道德教育,患者及普通百姓也要加强道德教育,共同提高。

7. 医疗活动需要法制 法律是国家维护正常秩序、保障人民群众权益的利器。中国在医疗方面仅有一个医师法是不够的,除业务方面的立法外(如专科医师法),更需要社会治安层面的立法,才能保障正常的医疗秩序,从而避免伤医或医闹等事件的发生。

8. 要加强医疗以外的综合治理 大力改善人类生存环境。环境治理、气候改良、食品管理、药物管理、交通管理以及劳动安全等各方面都会影响到人民的健康。从这方面来说,健康更需要的是全社会的综合治理。

第六节 科 学 精 神

"精神"是一个哲学名词。指人的主观世界——思想意识、思维活动及心理状态,有时也包括作风。

精神与物质是相对的。精神是物质的最高产物,也是客观世界的反映。通常将物质列为基础,而精神则属于上层建筑。

按照哲学观点,精神可以变物质,物质也可以形成精神。

"科学精神"可看作为是科学、技术以及医学精神的总称;"科学精神"是科学界或是医务界人士,甚至全体公民都应该培养的素质。

科学精神的形成与人的科学素质有密切的关系。科学素质是针对每一个人而言,但全民的综合科学素质程度则是一个国家发达、发展高低的重要指数。

2006 年,我国制定了《全民科学素质行动计划纲要》。其内容构成包括 4 个方面:①科学技术知识;②科学方法;③科学思想和科学精神;④能应用科学知识方法和思想处理实际问题等。

科学"素质"是需要培养的,从教育角度出发,则称为科学"素养"。

对医学生和医师也需要有科学素质的培养,特别是科学精神的培养。

本节除介绍一般的科学精神外,将重点讨论与医学科学有关的科学精神。

一、科学精神的主旨

科学精神是一个国家繁荣富强,一个民族进步兴盛必不可少的精神。

2007 年 2 月 27 日,中国科学院发布了一个关于科学理念的宣言,其中提到"科学是物质与精神的统一",并对科学精神做了一个概括:

科学精神是对真理的追求;

科学精神是对创新的尊重;

科学精神体现为严谨缜密的方法;

科学精神是对真理的一种普遍性原则。

国际科学理事会（International Council for Science，ICSU）于 1999 年曾提出"所有科学工作者应坚守较高的道德准则"。

世界科学知识与技术伦理委员会也曾指出"所有科学工作者应以较高标准的道德自律，在职业生涯中独善其身"。

显然，科学精神还必须包含科学道德的准则和规范。诸如，诚实守信、相互尊重、信任与质疑等等。

二、创新、探索和改革精神

2017 年，十九大报告提出："科技是第一生产力，创新是第一动力"，把"创新"提高到十分重要的地位，而探索和改革精神又是创新密不可分的基础，因此，创新、探索和改革精神应当充分发扬。

创新与创业（简称双创）是近年来被提倡的国策。不仅仅是对职业者，对还在校学习的学生也号召要培养他们的创新、创业精神，甚至还要参加到实际的创新、创业中去。

创新是个广义词，创造、创作（creation）、发现（discovery）、发明（invention），以及所谓原创性贡献（original contribution）都可称为创新（innovation）。

创新具有以下特点：

1．创新的是产品、过程或服务。

2．创新会影响社会，时间可能在现在，也可在将来。

3．创新可以是任何事物、制度的改革或改进。

4．创新多数是团队活动的产物。

一位成功的创新者通常具有下述条件：①有一定的创新环境，可以提供经验的积累；②经验加技能才能产出创新的产品。

余非曾提出医学上的创新大致有以下三种类型：

1．**机缘（遇）型**　指非目的性的创新。弗莱明（Fleming）发现青霉素是典型的代表。他是在偶然中发现了青霉素的抗菌效用。他很细心地观察发现了这一事物。如果科研过程中忽略了细致的观察和思考，就可能会丧失这种机会。临床上对一些罕见病例的首次发现也常常是创新的良机。一些以人名命名的病，例如艾迪生病、木村病等常常也是因为发现者抓住了机会而首次在国际文献报道。

近年来用治疗心脏病药物普萘洛尔治疗血管瘤也应属于机缘型；因为是在治疗心脏病过程中发现了该药对血管内皮细胞增长的抑制作用。

2．**攻关型**　设定好研究目标而进行的科研属于此类。人类免疫缺陷病毒、幽门螺杆菌的发现等都是有既定目标后得出的研究成果。

3．**挑战型**　对已有理论或成果发起挑战，或对难治疾病寻求治疗方法者应属此类。DNA 双链、沙眼衣原体的发现应属于挑战型创新。恶性肿瘤及罕见病的诊治研究和探索都具有明显的挑战特征。

沙眼衣原体是微生物学史上的一个重大发现，也是迄今诸多致病微生物中，由中国人研究发现的致病微生物。

三、传承、诚信、尊重的科学精神

传承是重要的科学精神之一。传承是尊重前辈和同行的重要表现。传承与尊重也都是做人的准则。

医学的进步和科技成果大多具有延续性和继承性，即是站在前人的肩上继续攀登。从解剖学到组织学，从细胞生物学到分子生物学，无一不是在前人成果的基础上一步一步升华而来。因此，不尊重前人的成果，或只字不提前人的成就，都应看作是对前驱者的忽视和不尊重。

诚信两字常常联用，诚就是信，信也是诚。

《康熙字典》写道："'诚'信也，敬也，纯也，无伪也，真实也。"

"诚"就是诚实，尊重世间存在的事物，为人应真心实意。"为人谋而不忠乎"也是说对人要"诚"。

"诚"的反面就是伪造、作弊、抄袭,甚至将别人成果占为己有。

"信"同诚实、可信,不可造假。信也是承诺,答应的事,提出的目标,都应实现。

古人除推崇"诚"外也十分注重"信"。"人无信不立""言必信,行必果""与朋友交而不信乎"都反映了诚信不仅仅对科学,而且对人都是一个高尚的道德要求和准则。

我们在一些论文中有时看不到引用前人成果的内容,参考文献有选择地为我所用;或只引国外文献不列中文文献,这些现象也都是不诚信的表现,应当引以为戒。

四、学科交叉和团队精神

科技,特别是科技创新离不开学科交叉和团队精神。科学与技术可以交叉,不同的学科同样可以交叉。文学与理学可以交叉(文理交叉);医学也可以和工学交叉(医工交叉)。近年来出现的新兴学科"Bio-X 学院"和"Med-X 学院"都是为了适应科技进步和发展应运而生的。前者多见于生命科学学科的交叉,而后者则主要为医学科学与理工学的交叉。

学科交叉是当代最具有创造性的思维方式之一,学科交叉多产生于各门学科相互融合的切点上。

有统计,现代各行业的学科近万个,其中较成熟的有 5 500 门左右,其中有 2 600 余门(46.8%)属于交叉学科。

百年诺贝尔奖中 41.02% 也属于交叉学科类,其中自然科学的交叉竟达 47.4%。诺贝尔奖获得者中约 1/3 具有两个以上学位。约 41.63% 的人同时具有自然科学与人文科学背景。

例如,应用眼镜纠正屈光不正(近、远视)的发明者古尔斯特兰德(Gullstrand,1862—1930)就具有双学位(图 1-17),他既是眼科医师又是几何学家。

从文字结构解析:1 人为"人",只有 1 个;2 人为"从",通常指 2 人,1 人为主,1 人为随;3 人从"众",包含了 3 人以上,亦称为"团队"。

近代的学科交叉工作需要团队,特别是大工程的创新项目。

以字释义,"团"是人才集聚之地,人才处于团队之中。团队(team)可以包含各方面的人员,可以涉及两个以上的多个学科。不同的人,不同的团队可以各取其长,各补其短,协同完成研究目标,这就是团队的作用。当然,还需要团队人员具备放弃小我,成全大我的团队精神。

大的学科团队和学科交叉推进了"大科学"时代的产生。周光召院士对"大科学"的定义是:"以科学问题为驱动力;多学科交叉,优势互补,联合攻关;完成有重大意义或有价值的科学计划或工程。"交叉学科的涌现也是"大科学"时代的重要标志之一。

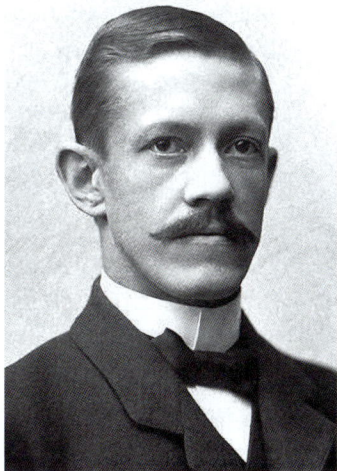

图 1-17 古尔斯特兰德(1862—1930)
诺贝尔奖获得者,既是眼科学家又是几何学家

"大科学"时代的团队也被称为是"**群体科学**"(science of team science,SciTS),甚至被比喻为科学的航母。群体比个体科学家愈来愈有优势,群体越大,研究的问题也就越复杂。

群体科学可广泛涉及科学、技术、人文、社会,甚至工程;它可以超越传统学科的边界。

医学同样是一个群体科学。例如一台复杂的大型的口腔颌面 - 头颈肿瘤手术的实施,术前需要有关科室的评估,要有图像手术的预测,要有个体化的外科或赝复设计,手术中还可应用手术导航以及机器人进行手术。麻醉、手术人员以及护理人员可达十几人以上,这还不包括术前参与手术的各种生物技术人员。

五、质疑和批判思维精神

斯潘根贝格(Spangenburg)与莫泽(Moser)所著《科学的旅程》一书曾指出:**质疑与批判性思维是科学最宝贵的精神所在**。它倡导怀疑古训,挑战权威,也提倡超越自我。因为**科学是一部由"正确"与"错误","成功"与"失败"共同书写的历史**。

与西方学者相比，国人的质疑与批判性思维似明显不足。可能与我国的传统文化有一定关系。我国古时的教育制度更多、更倾向于被动接受知识。私塾的教育主要是背诵经典，熟读诗书，然对其是否正确很少授人以怀疑或批判性接受的精神。

从科学的发展是正确与错误，成功与失败的经验来看，科学家们应加强对质疑与批判性精神的教育和修养。自然科学如此，医学也应如此。

李培根在华中科技大学创新教育与批判性思维研究中心成立大会上的主旨讲话中对批判性思维进行了论述。其中提到了4点比较重要。

第一，批判性思维是马克思主义的精髓，希望在批判旧世界中发现新世界。

第二，批判性思维应建立在理性的基础上、逻辑的基础上，需要有独立思维、自由思考的精神。

第三，批判性思维与存在是一个哲学命题，是人和世界存在的关系。世界的一切都是存在，人与世界共存，但人永远要创造、要创新去实现人的"超世界"的存在。

第四，批判性思维与科技。对已有的科技经常需要一些质疑，甚至否定和批判。

"人云亦云"是影响质疑精神的罪魁祸首。"思而不学则殆"是孔子对没有批判思维的批评。他还同时提出"敏而好学，不耻下问"。不耻下问，也是对质疑批判精神的提倡。

现代物理学家李政道则更明确提出"求学问，需学问，只学答，非学问"，充分体现了在学术上必须要有批判质疑精神。

显然，培养和树立新一代科学家的质疑和批判精神，对我国科技的进步有着十分关键的作用。

六、誓言、宣言的科学精神

在医学史中，曾有一些有关科学精神的誓言、宣言和论述，它们在现今仍具有指导作用，因此也将其纳入医学科学精神予以讨论。

1. 希波克拉底誓言　约2500年前，医学之父希波克拉底发表的誓言被认为是医学的道德倡议书，是从医人员入学的第一课，从医人员朗诵这一誓言，进行职业宣誓。

随着时代的前进，此宣言曾被世界医学会（The World Medical Association，WMA）约每隔10年一次对其内容进行修改。从1948年至今已经过8次修订，最新版在2017年10月美国洛杉矶世界医学学会（World Medical Association，WMA）大会上发布[JAMA，2017，318（20）：1971-1972]。

作为一名医务工作者，我正式宣誓：

把我的一生奉献给人类；我将首先考虑病人的健康和幸福；

我将尊重病人的自主权和尊严；

我要保持对人类生命的最大尊重；

我不会考虑病人的年龄、疾病或残疾、信条、民族起源、性别、国籍、

政治信仰、种族、性取向、社会地位，或任何其他因素；

我将保守病人的秘密，即使病人已经死亡；

我将用良知和尊严，按照良好的医疗规范来践行我的职业；

我将继承医学职业的荣誉和崇高的传统；

我将给予我的老师、同事和学生应有的尊重和感激之情；

我将分享我的医学知识，造福患者和推动医疗进步；

我将重视自己的健康，生活和能力，以提供最高水准的医疗；

我不会用我的医学知识去违反人权和公民自由，即使受到威胁；

我庄严地、自主地、光荣地做出这些承诺。

第8版希波克拉底誓言的最大改动是增加了对"……同事和学生应有的尊重和感激之情……"。也增加了"……我将重视自己的健康生活和能力，以提倡最高水准的医疗……"。后一点对工作量超长、超标，常处于亚健康状态的中国医师来说是更为宝贵的。

2. 大医精诚　大医精诚一词出自我国唐代药学大家孙思邈（图1-18）所著《备急千金要方》一书。被认为是"中国的希波克拉底誓言"。其叙述为古文，不少地方均与希波克拉底誓言相似，兹摘录于后：

"……凡大医治病,必当安神定志,无欲无求,先发大慈恻隐之心,誓愿普救含灵之苦。若有疾厄来求救者,不得问其贵贱贫富,长幼妍媸,怨亲善友,华夷愚智,普同一等,皆如至亲之想。亦不得瞻前顾后,自虑吉凶,护惜身命,见彼苦恼,若己有之,深心凄怆,勿避险巇,昼夜寒暑,饥渴疲劳,一心赴救,无作功夫形迹之心。如此可为苍生大医。反此则是含灵巨贼……"

孙思邈大医精诚的论述主要有两方面,第一是"精",第二是"诚"。具体内容包括医术精通、诚心救人、大医之体和为医之法四段,均为现代对医师医德医风的具体要求,可惜未能像希波克拉底誓言那样对其定期修订。

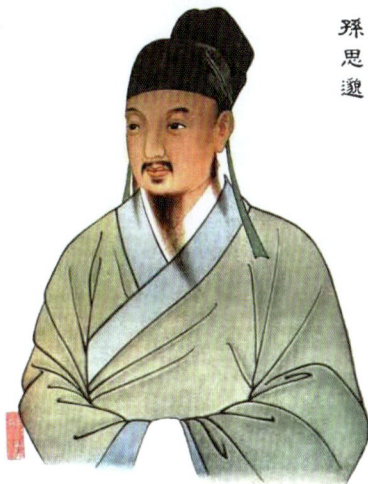

图 1-18　唐代医药学家孙思邈,誉称为"药王"

3. **医学生誓言**　医学生誓言可看作为在孙思邈誓言基础上形成的一个中国的现代版医学生誓言,兹录于下:

健康所系,性命相托。

当我步入神圣医学学府的时刻,谨庄严宣誓:

我志愿献身医学,热爱祖国,忠于人民,恪守医德,

尊师守纪,刻苦钻研,孜孜不倦,精益求精,全面发展。

我决心竭尽全力除人类之病痛,助健康之完美,维护医术的圣洁和荣誉,

救死扶伤,不辞艰辛,执着追求,为祖国医药卫生事业的发展和人类身心健康奋斗终身。

对比希波克拉底誓言,医学生誓言具体要求不多,原则性强。

4. **赫尔辛基宣言**　1964 年在芬兰赫尔辛基由世界医学会(WMA)制定了关于医学研究方面道德准则的文件,称为"赫尔辛基宣言",并在 1975 年开始至 2013 年进行了共 9 次修订。2013 年10 月在巴西公布的是最新版。

赫尔辛基宣言共 12 小节,37 条。

赫尔辛基宣言最突出和吸引人之处是对医学科研道德的叙述:

……病人的利益总是在科学和社会利益之上

病人的健康总是我们首先考虑的事……

应当说,赫尔辛基宣言提出的不但是科学研究的精神,也是医学科学家最高的道德行为规范。

赫尔辛基宣言具有法律属性,也就是它规定只有被所在国法律通过后方能在该国生效和应用。我国已经法律批准,故该宣言在我国亦业已生效。

5. **牙科医学的伦理原则**　口腔医学一词的内涵尚未得到国际上的统一认识,因而至目前为止尚未见到有关口腔医学生的誓言或宣言。当 1972 年在墨西哥举行的第 15 届牙科医学会议上通过,并获世界牙科医师联盟(Fédération Dentaire Internationale, FDI)同意发布的"牙科医学的伦理准则"。

1997 年,在韩国 FDI 大会上再次通过和发表了新的《牙科医学的伦理原则》,参见第五章医学伦理学。

在此之前,印度于 1948 年即已有《牙科医师行为规范》(*The Dentist Act*)并先后于 2016 年、2017 年进行补充。英国 1984 年也有了牙科医师宣言,2004 年也进行了补充。加拿大、爱尔兰等也有自己的牙科宣言。

我们希望在不久的将来,我国也会有自己的口腔医师宣言。

6. **新世纪医师的专业精神**　新世纪医师的专业精神简称"医师宣言"。系由美国 ACP 基金和欧洲内科联盟共同推动发起的倡议。于 2002 年首次在《美国内科医学年刊》和《柳叶刀》杂志发表。本宣言提出 3 项基本原则:①将患者利益放在首位;②患者自主;③社会公平。也提出了 10 条职业责任:①提高业务能力的责任;②对患者诚实的责任;③为患者保密的责任;④和患者保持

适当关系的责任；⑤提高医疗质量的责任；⑥促进享有医疗的责任；⑦对有限资源进行公平分配的责任；⑧对科学知识负有责任；⑨通过解决利益冲突而维护信任的责任；⑩对职责负有责任。

这个新世纪的专业精神十分全面，已由中国医师协会建议在中国推广应用。

七、校（院）训的科学精神

校（院）训是一个学校或学院办学的目标与理念的体现。各所大学或学院的校（院）训更是针对自身的特点而制定。校（院）训也可以看作是师生的"座右铭"，也是一所校（院）和师生终身为之奋斗的科学精神。

国外各校的校（院）训大多简明而含义深远。例如美国哈佛大学的校训"VARITS（TRUTH）"，只"真理"一词就涵盖了做人做事的准则。耶鲁大学的校训也只有两个字"LIGHT & TRUTH"，光明和真理，除真理外还增加了人们对未来的希望，前途光明。麻省理工学院的校训也只有两个字，"MIND & HAND"，既动脑也动手，或称为手脑并用，充分反映了一所理工科院校的人才培养目标。对于医学，特别是口腔医学来说"手脑并用"更是非常适用的。

国内各校的校（院）训有的也十分发人深省和具有十分明显的时代和学术特征，但字数较多。清华大学的校训"**自强不息，厚德载物**"源自于《周易》，"天行健，君子以自强不息；地势坤，君子以厚德载物"。不但强调了"德"的主导地位，还催人奋进以"自力更生""自强不息"为奋斗的目标。复旦大学的校训是"**博学而笃志，切问而近思**"。这也是引用自古训《论语》，它充分体现出一所以文理为主学校做学问时"学"与"问"的关系，同时也要求树立起"志"与"思"的人生目标和学习方法。

从医学院校的角度，提出的校（院）训也是值得探讨其科学精神的内容。国内医学院校的校（院）训内涵大多与"大医精诚"有关。据不完全统计，我国现有20多所校（院）训与大医精诚有关。上海交通大学医学院（原上海第二医科大学）的校（院）训就直接引用孙思邈原著中的"**博极医源，精勤不倦**"作为院训，北京大学口腔医学院的院训是"**厚德尚学，精医济世**"，空军医科大学（原中国人民解放军第四军医大学）口腔医学院的院训是"**厚德精业，止于至善**"，上海交通大学口腔医学院的院训则是"**博学，勤思，大爱，精诚**"。这些都体现出校训或院训教育理念的科学精神。

（邱蔚六）

参考文献

1. 胡涵锦，顾鸣敏. 医学人文教程. 上海：上海交通大学出版社，2007.
2. 张大庆. 医学人文学导论. 北京：科学出版社，2013.
3. 张大庆. 医学人文. 北京：人民卫生出版社，2016.
4. 李培根. 批判性思维与我们. 高等工程教育研究，2018，(1)：11-16.
5. 吴光. 王阳明的人生与学问. 光明日报，2017-4-30.
6. 何传启. 第六次科技革命的战略与机遇. 2版. 北京：科学出版社，2012.
7. 孙新红. 热爱精神，医者情怀. 医学争鸣，2017，8(5)8-11.
8. 王健，刘新跃. 医学与人文. 合肥：安徽大学出版社，2011.
9. 斯潘根贝格. 科学的旅程（珍藏版）. 莫泽，郭奕玲，陈若霞等译. 北京：北京大学出版社，2014.
10. 王哲然. 近代早期学者——工匠问题的编史学考查. 科学与文化评论，2016(13)：5-23.
11. 杨胜利. 科学与工程的融合：促进合成生物学发展. 科学与社会，2015，5(1)9-12.
12. 陈艳君. 江南技术经济史研究开拓工作——读传统工匠现代转型研究. 科学与社会，2013，3(4)：115-120.
13. 罗红光. 科学现象的文化视觉辨析. 科学与社会，2013，3(3)：73-93.
14. 杨耕. 人类社会的各种文化现象. 光明日报，2017-4-24.
15. 刘德民. 从文化角度看科学素养. 科学与社会，2016，6(1)：11-21.
16. 徐进雷. 医学社会学的社会性预后. 科技时报，2011-9-27.
17. 邱蔚六. 循证医学VS医学循证及其随想. 医学争鸣，2013，4(3)：1-4.
18. 邱蔚六. 从我国口腔颌面外科学发展看多学科交叉的重要性. 科技导报，2012，30(3)：3.
19. 邱蔚六. 临床决策需要辩证思维. 医学与哲学，2006，27(7)：1-2.

第一节 人类与医学的起源

我们是谁？我们来自哪里？这些问题从人类历史的早期直到今天，被反反复复地提起，也被古人类学家、生物学家、考古学家、哲学家、宗教学家……众说纷纭地回答。从神创论，无论是中国神话中女娲造人、圣经中上帝造人、还是希腊神话中普罗米修斯造人，到自然发生论，例如中国古人认为"天地精气聚而为人"、新西兰毛利人的传说"光明出现后，人类从黑暗中走出"、印第安人传说中神带领人类从地下走上地面生活……直到 19 世纪英国伟大的科学家达尔文在《人类的由来及性选择》中用大量翔实的证据和有力的论证，阐述了人类是由已经灭绝的古猿演化而来，随后不久，恩格斯提出了劳动创造人类的科学理论。至此，人类起源的轮廓终于被勾画出来。随着更多化石的发现、测定方法的革新，人类起源和发展的脉络与线索逐渐清晰。

一、从猿到人的五个阶段

人类起源的年代，一般认为应当追溯到人科从哺乳动物灵长目的其他科属中分化出来的时间。今天我们能够看到最早的文字记录的历史，是距今 5 000 年左右的楔形文字。而由此向前几百万年的时间里，人类祖先留下的，更多是骨骼和工具的遗存，提示了人类祖先在解剖学上的发展以及技术和社会生活方面进步，我们依此来推断人类起源和进化的踪迹。

（一）古猿下树，直立行走（公元前 720 万年—公元前 600 万年）

"只有人才变为真正地用两足来行走，而我认为我们可以从此部分了解到，人类为什么终于取得了构成他最为显著特征之一的直立的姿势，人之所以能在世界上达他今天主宰一切的地位，主要是由于他能够运用它的双手，没有这双手是不行的。"（查尔斯·达尔文《人类的由来》）。

自然选择往往发生在生存压力增大的时候。大约六七百万年前，地球气候出现了大幅度的变冷，生活在雨林中的古猿，面临栖息地萎缩，食物短缺的严酷环境，有一部分古猿能够站立和直立行走，从而更高效地采摘和迁徙，最终它们走下大树，生活在森林边缘，而站立和直立行走被自然选择保留下来，这意味着最早的人类祖先从猿类中分化出来。目前发现的最早的古人类化石是撒海尔人乍得种（2001 年在乍得发现而命名），距今约 700 万至 600 万年，撒海尔人乍得种的颅骨形状（图 2-1）及他们的 S 形脊柱，显示其具有两足行走特征。另外，在肯尼亚发现的原初人图根种的下颌骨及肢骨残片化石，显示其生活在距今 600 万年前，原初人图根种的股骨具有粗大的髋关节，股骨颈很长，股骨干的上半部分很宽（图 2-2），这些形态说明其可能已经有适应双足行走的形态特征。后来陆续发现了距今 580 万～520 万年的卡达巴地猿化石，以及距今 450 万～430 万年的始祖地猿化石（图 2-3），脚骨的足弓结构是黑猩猩和其他猿类所没有的，进一步提供了早期古人类两足行走的证据。直立行走是人类起源过程中具有决定意义的一步。手脚分工，为直立行走创造了条件，而直立行走，又促进了手脚分工的进一步发展。恩格斯说，手的专门化意味着工具的出现。手脚分化程度、脑的发达程度以及整个身体结构发生变化的程度，是古猿能否完成从猿到人转变的内部因素，气候与环境的变化，是古猿向人类方向演变的外部因素。

（二）露西的牙，食谱扩大（公元前 500 万年—公元前 200 万年）

大约在 500 万年前，地球气候变得更冷和更干燥，古猿可以吃到的水果更少了，他们开始被迫

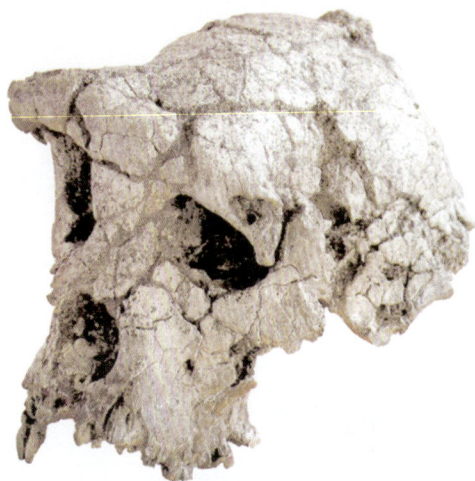

图 2-1 撒海尔人乍得种的颅颌面骨

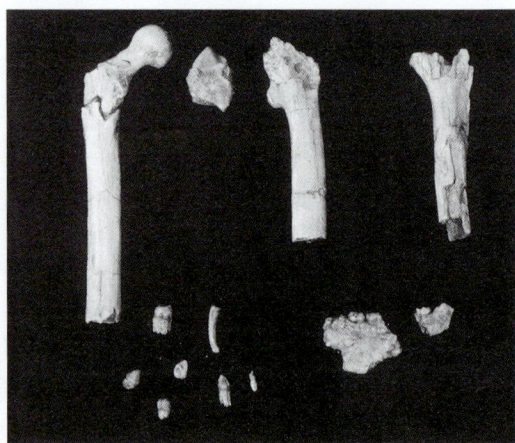

图 2-2 原初人图根种化石的股骨形态

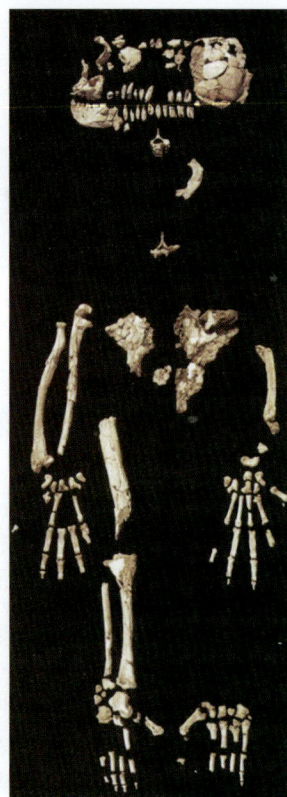

图 2-3 始祖地猿骨架化石

选择并适应果实以外的食物如块茎、茎干、种子等，这是一个重大的转变。这个阶段的古猿通称为南方古猿。最为著名的南方古猿化石（图 2-4）是 1974 年在埃塞俄比亚发现的一具叫"露西"（Lucy）的女性古人类化石（图 2-5），距今约 320 万年。随着更多的化石出现，我们知道南方古猿身高约 120～130cm，平均体重约 25kg，脑容量平均不到 450mL，脑的顶叶已经扩

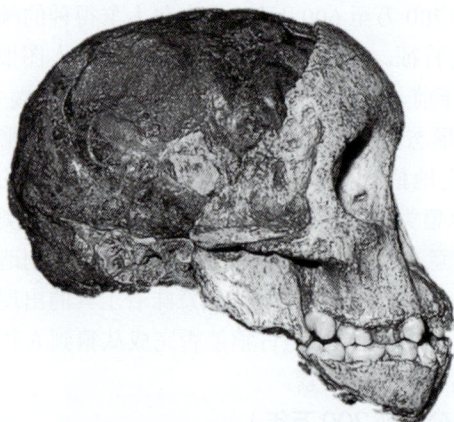

图 2-4 南方古猿颅颌面骨化石

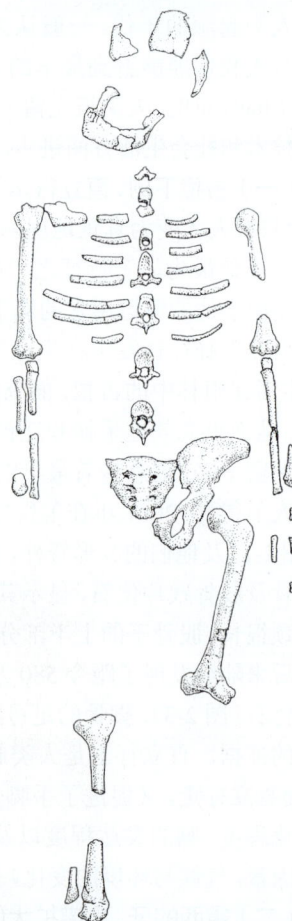

图 2-5 "露西"的部分骨架示意图

大,可能具有原始的语言功能,外貌特征上突出的变化是:牙齿更大,下颌更宽,颧骨前突明显,有粗大的咀嚼肌。这些适应大量咀嚼的面部解剖学改变,为南方古猿扩大的食谱提供了有力的证据。南方古猿有着大而平的磨牙,牙釉质厚实,这是咀嚼坚硬食物的适应性改变。除了在牙齿上发生了重大的变化,露西们的行走效率更加提高了,他们具有长而弯曲的腰椎、宽大且向外侧弯曲的髋骨、粗大而平坦的足跟骨,这些结构有助于行走的稳定和高效,从而扩大觅食的范围。南方古猿是古人类进化史上重要的一环,古人类的食物开始多样化,人体的许多重要特征逐渐形成。

(三)狩猎采集,制造工具(公元前250万年—公元前100万年)

大约二三百万年前,地球进入冰河时期,气候的变化逐渐影响到了古猿们的栖息地和食物来源,当果子稀少,栖息地变得干旱,多数古猿们利用大脸坚齿的优势啃食块根、块茎、球茎和种子。然而,自然选择的结果却是另外少数的族群。这些少数的族群创造出了采集和狩猎这两种更加高效获取食物的方法,他们的身体在这种新的生活方式形成中也逐渐接近于现代人,他们被称为猿人,其中最重要的是能人和直立人。

约250万到150万年前,南方古猿的一支进化为能人,能人即能制造工具的人。直立人生活在约200万年至20万年前,他们的脑容量更大,达到了1000mL左右,是现代人平均脑容量的75%。著名的直立人化石有爪哇人、北京人、蓝田人和元谋人。最早的人类开始制造和使用石头工具,群体内部开始分工进行狩猎和采集,并分享这些食物,这些行为生活方式第一次出现在地球的生命当中,继而在漫长的时间中塑造出我们的祖先。

(四)变得更胖,巨大的脑(公元前80万年—公元前20万年)

大约60万年前,直立人经过漫长的进化,在外貌体征上归类为新的物种,其中最著名的是欧洲直立人化石的代表海德堡人,他们的脑容量达到了1100~1400mL,体重达到了65~80kg。人类的大脑能耗较大,需要人体拥有大量的脂肪来提供持续可靠的能量,在冰河时期大量体脂更是保暖的重要手段,虽然化石遗迹无法提供确切的证据,来告诉我们古人类是从何时起皮下脂肪明显增多的,但可以判断的是,伴随着大脑的容量逐渐增加,身体脂肪的含量也随着一起,在数十万年的时间里渐渐增加。

这个时期的原始人最重要的发明是学会了使用火,目前已知最早的关于人类使用火的证据是79万年前的遗址,而习惯性地烧煮食物的证据则要到40万年前才出现。熟食降低了致病的风险,同时大大提高了能量摄取的效率,是人类发展史上的革命性进步。大约在40万~30万年前,海德堡人分化为几个支系,在欧洲和西亚进化成了欧洲早期智人尼安德特人,在非洲进化成为智人。

(五)创造文化,智人胜出(公元前20万年—公元前3万年)

现代人类统称为"智人",目前已知的最早的智人化石来自非洲,大约是20万年前。智人的头骨外形接近球形,脸部更小,眉弓较小。尼安德特人的颅骨又长又低,脸型硕大,眉弓粗大,智人和尼安德特人在解剖学上的区别主要体现在颅颌面部,除此之外差别十分细微(图2-6、图2-7)。

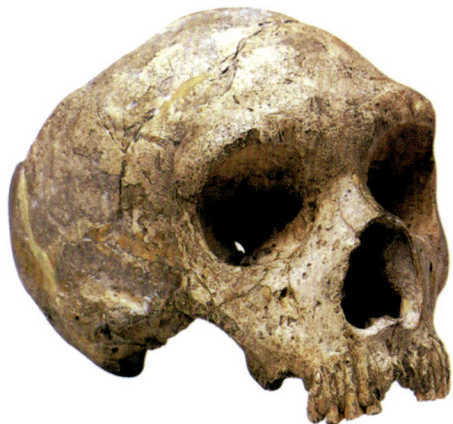

图2-6　尼安德特人颅颌面骨

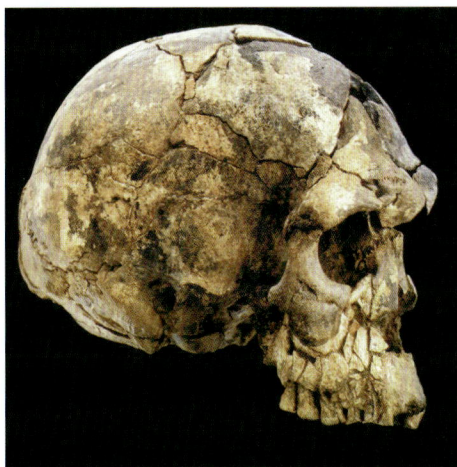

图2-7　智人颅颌面骨

大约5万年前人类进入了旧石器时代晚期，在制造工具方面取得了极大的进展，例如更薄、用途更广泛的石器和骨制工具，进而发明出锥子、针、鱼钩、鱼叉、灯、房屋等具有重要的物品。更具革命性的变革体现在文化方面：旧石器时代晚期遗址中出现了大量的工艺品和艺术品，这些物品已经体现了一定的象征意义，这是以往所有其他的古人类造物所不具备的。这些体现了智人的创新和创造特性。

冰河时代晚期的生存环境愈发困难，大约在3万年前尼安德特人被淘汰灭绝。智人从此一枝独秀，繁荣发展，遍布到地球所有的陆地表面，从原始时代走过农业时代、工业时代，直到今天高度发达的信息化时代。

二、人类疾病的产生

（一）古老的疾病

疾病与人类同样古老，很多人类的疾病在先祖身上都已经发现。从古人类的骨骼和考古遗迹中，我们从多学科的角度，如形态学、比较解剖学、分类学、遗传学、分子生物学等，去推测与探究史前人类的疾病问题。1891年发现的第一具直立人化石显示，这位生活在大约50万年前的原始人的股骨上长有骨瘤。

人类的先祖绝大部分是小规模群体（约50～100人）分散生活，在二、三百万年的岁月中靠狩猎和采集为生，这种低密度、高流动性的生活方式减少和避免了病毒和细菌的传播机会，同时古人类也很少患有肥胖、高血压、冠心病、糖尿病等疾病。考古发现，古人类骨骼显示出的疾病大致有创伤、感染、关节炎以及牙齿疾病等。骨骼创伤分为两类，一是意外，二是故意性创伤，主要是暴力性伤害，也包括了少数的治疗性创伤。最著名的治疗性创伤是环钻术（又称穿颅术），最早发现于旧石器时代，流行于新石器时代。骨骼样本上发现的感染性疾病是骨膜炎、骨髓炎等，当然，很多感染性疾病在影响骨骼之前要么痊愈要么致死，所以系统性感染的证据很少见到。骨关节炎，特别是脊柱骨关节炎在考古发掘中经常出现，因为年龄、性别、生活方式和环境因素对脊柱骨关节炎的发病有重要影响作用，所以这些骨骼病理样本，提供了较为丰富的古人类生活信息。考古显示，古人类最常见的牙齿疾病有龋病、牙周病、牙齿磨损等，通过牙齿证物，我们可以了解到古人类的饮食、哺乳以及发育状况。

（二）社会发展与疾病变化

人口的繁衍和大规模群居生活，从根本上改变了人类的疾病谱。大约1万年前，人类发明了农业和畜牧业，这是人类历史上的一次巨大革命，被称为第一次农业革命或者新石器革命。进入农业时代，人口数量膨胀起来，由于需要播种、管理、收获，人们开始了定居生活。人口的聚集，与驯化动物的密切接触，必然增加了各种病菌、病毒、寄生虫在人群之间传播的机会，某些病原微生物导致的疾病造成大量人口死亡，而幸存下来的人们则拥有了抵御疾病的免疫力，人类在漫长的时间中逐渐进化出复杂的免疫系统。

疾病的扩散和人类的迁徙是相伴随的。对于已经获得了某些传染性疾病免疫力的人群，当他们从一个地方迁移到另一个地方，新地区如果没有这些病原体，也就意味着这里的原住民没有相应的免疫力，这种遭遇往往是原住民的灭顶之灾。历史上，贸易活动和战争，把毁灭性的病原体一次次传播到遥远的地方。公元2世纪，中国东汉王朝和罗马帝国都发生了传染病大流行，造成了大规模的人口死亡。今天的流行病学者们大多认为，疫病是通过从长安和罗马之间的商业贸易网络传播的。

（三）环境的影响与作用

早期的灌溉农业也带来了疾病的传播，如水稻田里最重要的寄生虫是血吸虫，是导致被感染者死亡的血吸虫病（又称裂体丝虫病）的元凶。刀耕火种的生产方式，也为少量寄生虫创造了适宜大量滋生繁殖的环境，例如非洲冈比亚按蚊的增殖就和刀耕火种活动正相关。

随着土地的不断开垦，人类与越来越多的病原微生物密切接触，如细菌、病毒、原虫和立克次氏体。家畜和家禽的驯养，使这些动物携带的病原体进入人体。人类和驯养动物的排泄物在相对局限的生活环境中污染了饮用水与食物等，又增加了致病的机会。

人类的定居吸引了诸如鼠类这样的动物，它们在人群居住的地方生存，也成为传播疾病的媒介；定居生活还吸引了蚊蝇和其他的昆虫，致使肠道传染病，例如腹泻、细菌性痢疾得以传播。

三、医学的起源与早期医学

（一）巫与医

早期的人类对于生老病死等现象的解释往往归因于超自然的力量。鬼神致病的观念认为，人生病是因为神灵或者鬼怪进入了人体，因此，把附着在人体上的鬼神驱赶出去就成为治疗疾病的主要手段和目的。以颅骨上的环钻术为例，最早的治疗可能是出于处理颅骨的外伤，但更多的实践是为了驱除患者头脑里的"魔鬼"。尽管这样的出发点今天看来不可思议，但是也表明，施术者具有了一定的专门知识和较为熟练的操作技能。

无论是东方还是西方，早期的医学都和巫术联系在一起，大约在原始社会晚期，社会分工的出现，产生了巫这一特殊职业，他们掌握天文、历法、医药知识，相当于最早的知识分子。巫的地位很高，参与氏族和王国的重要决策，他们占有医药知识和技能，"操不死之药"，行使巫术，通过祈祷、咒语、禁忌等祛病消灾。这个时候的医师往往以巫的面目出现，物质手段和精神手段并用，尤其是玄奇的巫术更给当时的医学披上了神秘的外衣。中文繁体字的"医"为"毉"，英文中"medicine man"意为巫医，均显示了医巫同源的说法。当认识与手段都处在原始和局限的条件下，巫医一面操纵着咒语和神秘的仪式，一面掌握着一定的草药知识和外科技能，既相反相成又相辅相成。

与其说医学起源于蒙昧，不如说它脱胎于实践。巫能缓解或者治愈病痛，是因为他们掌握了一些从久远历史中沉淀下来的物质治疗手段和药物性能，也因为他们通晓缓解紧张情绪、暗示放松心态的技巧。但是更多的时候，他们是束手无策的，这可以从早期先民短夭的寿命得到旁证。随着社会实践的发展，社会分工的细化，人们对于医学认识不断地深入，医终于从巫的束缚下解放出来，成为专门的知识和技术。

最早期的人类文明出现在中东的两河流域、非洲的尼罗河流域、印度的印度河流域、中国的黄河与长江流域，即著名的古代四大文明。它们是源生文明，对后来的许多文明产生了巨大的影响，其他文明属于派生文明，如爱琴文明，古罗马文明等。各个文明在驱除病痛、寻求健康方面经历了不同的探索和尝试，点燃了人类医学文明之光。

（二）美索不达米亚医学

美索不达米亚是"河间之地"的意思，即幼发拉底河与底格里斯河的中下游地区，又称两河流域。目前的考古发现，两河流域是人类最早的文明中心之一。两河流域最早出现的是公元前4000年的苏美尔文明，最著名的是公元前2000年到公元前7世纪的古巴比伦文明。

古巴比伦人的医学基本是神灵主义的医学，他们认为多数疾病可以归因为神灵附体。古巴比伦人很重视观察天体星辰的变化和检验动物肝脏来判断疾病及其预后，他们认为人体最重要的器官是肝脏，这里居住着"灵魂"，于是用动物特别是羊的肝脏来占卜疾病由来和预后。从古巴比伦文献来看，医师们即使在用绷带、手术刀和药水的时候，也使用咒语和进行宗教仪式。在长期的实践中留下了诸如癫痫、肿瘤、心脏病、风湿病、皮肤病的记载。

古巴比伦国王汉谟拉比制订了现存最早的成文法典，用楔形文字雕刻在石柱上。其中有关医药的有40余条，大约占全法典的1/7，从其中的条文描述来看，医生在古巴比伦时期已经是很成熟的职业。但医师行医也有一定的风险，医疗事故的处罚根据患者的身份、事故的后果各有不同。值得注意的是，法典规定麻风患者要远离城市，说明当时已经认识到了麻风病的传染性和隔离的必要性。

（三）古埃及医学

尼罗河流域在公元前4000年左右诞生了古埃及文明，公元前3100年古埃及出现了统一的王国。现存的古埃及医学文献是公元前2000～公元前1500年的草纸文（又叫埃伯斯莎草纸），它们记录了古埃及人的医疗技术情况。古埃及人认为呼吸是人体极为重要的生命功能，血液是人体赖以生存的源泉，来自空气中的"灵气"赋予人以活力，灵气与血液平衡则人体健康，灵气与血液失衡则发生疾病。这种原始的体液学说对后世的古希腊医学影响很大。

古埃及医师广泛地使用动植物和矿物作为药物，纸草文中记载了几千种药物处方，他们发明了许多的剂型如丸剂、栓剂、软膏、糊剂等。古埃及的外科医师可以进行切开脓肿、摘除体表肿瘤、治疗烧伤、复位和固定骨折等手术。古埃及人发明了木乃伊，这项尸体防腐技术为古埃及的人体解剖学打下了坚实的基础。埃及地处亚非欧三大洲的交汇处，古埃及创造了世界瞩目的文明，它的医药文化对东西方都产生了深远的影响。

（四）古印度医学

古印度位于南亚次大陆，包括了现在的印度、巴基斯坦和孟加拉国等。现存最早的古印度医学文献是大约公元前1500年前后的《梨俱吠陀》。"吠陀"的意义是求知或者知识的意思。《梨俱吠陀》是印度现存的最古老的诗集，也是印度医学的起源，它用古印度诗歌的形式记录了诸如结核病、麻风病、外伤等疾病，同时提到了上千种的药用植物。古印度人认为，生命过程是三种原质——空气、胆汁和黏液活动的体现，三者维持均衡则人体保持健康，三种原质发生紊乱就会产生疾病，这种朴素的唯物观点为解释生命和疾病现象提供了一个理论模型。

5世纪的妙闻是古印度最著名的医师，他著有《妙闻集》，记录了医生观察、诊断、治疗疾病的详细过程，《妙闻集》记载的常见治疗方法有放血和运用植物药，药物按照作用分为吐剂、泻剂、冲洗剂、油灌肠、喷嚏剂等，古印度人治疗中，油脂很重要，用药物前须先内服或外用油脂。古印度的外科学很发达，达到了很高的水平。《妙闻集》记载了痔瘘手术、扁桃体切除术、难产时取胎术、鼻成形术、骨折复位术、膀胱截石术等。介绍了刀、剪、钩、锯、套管针、缝合针、灌洗器、镊子等手术器械，描述了三种针（圆针、三角针和弯针）和四种缝线（麻线、亚麻线、树皮纤维和毛发）。印度外科医师在术前用酒来减轻患者疼痛，用熏蒸的方法减少感染的发生，这些尝试在古代是难能可贵的。18世纪末英国人发现，印度医师的鼻成形术已经有几千年历史，而西方人以后才逐步实践。古印度人发明了瑜伽，瑜伽在梵语中有"一致"与"和谐"的意思，主张通过修炼个体的生理、心理和精神来达到身心合一、增进健康的目的。

（五）古犹太医学

古犹太人生活在阿拉伯半岛南部，从公元前1800年起，由于饥荒和战争，他们失去了家园，流散在世界各地。犹太医学带有浓厚的宗教色彩，他们相信上帝同时是健康和疾病的主宰，因此犹太医学在诊断、治疗和康复方面都和宗教信仰密切相关。在《旧约全书》和《犹太法规集》中，记录了许多的病种和治疗的手段。犹太人的卫生清洁观念非常突出，这来自犹太教要求在上帝面前保持清洁的身体。从纯粹的宗教观念出发，犹太人注重个人卫生，就结果和应用来说，其重要性在医学上不可忽视。犹太人是最早施行包皮环切术的民族，他们有对小男孩进行割礼的传统，流行病学调查发现，犹太民族女性的宫颈癌发病率很低，可能与此习俗有关。

（六）古希腊医学与古罗马医学

古希腊是一个地区的称谓，它位于欧洲的东南部，地中海的东北部。古希腊文明开始于公元前2000年左右的爱琴文明，兴盛于公元前800年到公元前480年的希腊城邦文明，衰落消亡于公元前146年。古希腊人吸收融合了来自古巴比伦和古埃及的医学、哲学、天文学、数学，他们又能以疑问、争论、批判的态度对待这些宝贵的遗产。古希腊的医学伴随着哲学、数学一起发展，脱离了巫术神秘和宗教的教条，在自由批判思想的锤炼下，终于成为历史上最早的，既是科学又是艺术的医学，其集大成者就是希波克拉底学派。

希波克拉底生活在公元前5世纪的古希腊，他认为疾病是一个自然的过程，症状是身体对疾病的反应，医师的主要作用是帮助身体的自然力量。希波克拉底的学生和学术传人遍布希腊诸岛，形成了著名的希波克拉底学派，《希波克拉底文集》来自不同时期不同的医师，对古希腊、古罗马乃至后来中世纪的西方医学产生了重大的影响，其中最著名的体液病理学说在西方流行上千年之久。希波克拉底在西方世界被尊称为"医学之父"或者"医圣"。

古希腊文明衰落后，古罗马逐渐成为西方世界的中心，直到建立起跨越亚非欧三个大洲的庞大帝国。罗马人非常重视公共卫生，在供水、净化水、居民环境卫生等方面取得了领先世界的成就，今天仍然可以见到巨大的引水排水管道遗迹。古希腊的医学思想，特别是希波克拉底学派在罗马产生了深远的影响，罗马的医师在外科方面进一步发展了战伤救治、截肢、白内障、疝气等技术。

古罗马医学的巅峰是产生了被后世称为"医学教皇"的盖伦,盖伦在医学上继承了希波克拉底的思想,将体液学说和哲学家亚里士多德的观点综合起来,形成了体质论,即将人的体质划分为黏液型、多血型、易怒型和抑郁型四种体质,后来发展成为西方古代医学占统治地位的正统学说。盖伦在解剖学研究方面超越了前人,他进行了大量的动物解剖实验,并由此推断人体的相应结构和功能,他发现了静脉与心脏相连,声音由喉部神经控制,分辨出了感觉神经和运动神经等。他也犯了不少错误,将猪、大象的解剖结构类比到人身上,认为"生命灵气"像潮汐一样推动血液的循环等。在治疗上盖伦继承发展了希波克拉底的思想,强调营养、休息和运动的重要性。盖伦生前重视实验研究和临床实践,但是他的医学观点和思想在中世纪被教条化、简单化和神圣化,束缚了医学的进步发展。

(七)古代中国医学

中华民族的先民在生存发展的漫长过程中积累了丰富的医药知识。伏羲"画八卦""制九针",神农"尝百草而一日遇七十毒",黄帝"使岐伯主医药",这些传说甚至神话,都传递着这样的信息:我们的祖先在寻求食物、改善居住环境、开始进行劳动活动的过程中,从自救、他救的本能中产生了医药卫生的萌芽。传说中的伏羲、神农、黄帝,与其说是一个个神奇的个体,不如说在漫长的岁月中逐渐开启了医药之门的氏族部落,祖先崇拜的文化使得这些部落的后人把一代甚至许多代先人的伟大创造符号化,图腾化、神圣化。

从神农尝百草的传说中可以看出,神农氏的功劳首先在于发明了原始的农业,他或者他们在寻找食物的过程中或者充饥或者中毒,甚至死亡,却也偶然食用下无名的植物缓解了身体的不适和痛苦。中国人信奉"民以食为天",必然是在解决饥饿问题的过程中,先民们由不自觉慢慢地转为自觉地发现大自然中的植物具有的毒性和治疗作用,由此我们可以看出中医的"医食同源"观点。

中国具有丰富多彩的饮食文化,中药的主要剂型是汤剂,二者之间存在着确定的历史渊源。传说商代的第一个宰相伊尹就是出身奴隶的厨子,他帮助商汤灭夏建商,他不仅精于烹饪,还发明了汤剂。中国人至今称服用中药为"喝中药",可谓源远流长。从今天的观点看,伊尹发明汤剂毕竟属于传说,但是我们可以肯定,陶器的使用、烹调的成熟、药物知识的丰富,都给汤剂的发明提供了条件;酒在医学上的应用是一项重要的发明,《汉书》称酒为"百药之长","医"的繁体字由"毉"变成"醫",都体现了酒在古代医疗中的重要作用。

针灸在远古时期已经开始应用,从出土的砭石、青铜针看,针刺早期的作用主要是切开和刺破脓肿,后来发展到针刺经络和穴位。灸又叫艾灸,是将艾草制成可燃物后,敷在皮肤表面点燃进行治疗的方法,比针刺更加古老。

从战国时代到东汉时期,中医学基本确立了自身的理论和方法体系,形成了整体观和辨证论治为突出特色的诊疗体系。整体观,简而言之,一是人体自身结构和功能上的统一性和完整性,二是人与环境的统一性。辨证论治,是中医诊治疾病的疾病原则,"证"是机体在疾病发展过程中某一阶段的病理概括,"辨证"就是运用四诊(望、闻、问、切)收集到的临床资料,辨清疾病的原因、性质、部位以及邪正关系,判断为某种"证","论治"是根据辨证的结果,确定相应的治疗方法。

成书于战国到西汉年间的《黄帝内经》,代表着中医学基本理论的形成。《黄帝内经》由《素问》和《灵枢》两大部分组成,在阴阳五行学说和整体观念的指导下,涉及了解剖、生理、病理、诊断、治疗、预防等方面,《黄帝内经》对中医学后世两千余年的发展产生了极其深远的影响,成为历代行医的理论渊薮。东汉末年张仲景著成《伤寒杂病论》,传至后世分为《伤寒论》与《金匮要略》两书。《伤寒论》是东汉以前诊治急性传染病的集大成者,《金匮要略》总结了东汉以前内伤杂病的诊治经验。张仲景创造性地确立了中医学辨证论治的方法体系,将诊断和治疗紧密地联系起来,他总结了近300首方剂,确立了"理、法、方、药"的基本格局。《伤寒杂病论》是历代中医的必读之书,它的影响远及日本、朝鲜和东南亚地区。张仲景因为他的巨大贡献和影响,被后人尊称为"医圣"。

在《黄帝内经》《伤寒杂病论》《神农本草经》等经典著作确立的理论和方法基础上,中医学的理论体系继续扩展,融合外来文化和药物资源,实践经验不断积累丰富,两千多年来稳步发展,成为当今世界唯一仍在焕发生机的传统医学体系。

第二节　医学史上的重大发明与发现

驱除痛苦、战胜疾病、维护健康，对于原始人、古代人和现代人来说同样重要，所有的文明都致力于维护人类的健康，历代的医师和学者们努力探索医学的奥秘。在漫长的年代中，与医学和健康相关领域重大的发现、发明，书写了医学的历史，同样也是人类历史发展的里程碑。

一、理论学说

1. 人体的结构(observationes anatomicae)　古罗马时代的盖伦在公元 2 世纪所著的《论解剖标本》，是古代西方世界最为权威的解剖教材，他对脑的大体构造的了解，已经接近于今天的认识，他第一个提出了器官损伤与功能改变的相互关系。但是盖伦的研究多数是在动物解剖的基础上，同时由于他的权威地位在古代世界被认为是神圣不可动摇，盖伦著作中的错误和局限一直没有得到批评和纠正。1543 年，意大利医学家维萨里出版了伟大的著作《人体结构》，这是历史上第一次公开发行的系统、完整、精确的人体解剖学著作，它以准确和完美的图谱展示了人体及其内脏结构，更重要的是，维萨里挑战了一千多年以来占据权威地位的盖伦，他指出了盖伦解剖学中 200 多处错误，将全新的知识和理论展示给世人。这本书的意义非同寻常，它为解剖学奠定了基础，它标志着近代自然科学的开端，与哥白尼的《天体运行论》一道拉开了科学革命的序幕。

2. 心血运动论(on the motion of the heart and blood in animals)　1628 年，英国生理学家哈维出版了《动物心脏和血液运动的解剖学研究》(今译《心血运动论》)，他经过长期对心脏和血液运动的观察、实验、研究，明确了心脏是血液运动的中心，心脏搏动是血液循环的推动力。哈维详细阐述了体循环和肺循环，从根本上推翻了盖伦错误的血液运行理论。哈维还是第一个把科学实验方法运用到医学研究中的人，他的研究直接推动了生理学这门学科的诞生。科学界高度评价哈维的工作，称之为"人们有史以来第一次用现代科学意识，用实验方法研究重大的生理问题"。

3. 论病灶(the position and cause of disease)　1761 年，意大利解剖学家莫干尼出版了《疾病的位置与病因》(《论病灶》)，他在长期的解剖研究实践中，致力于探索患者临床症状和与之体内病变之间的关系，通过数百例尸体解剖，他在书中总结了一个非常重要的观点：每种疾病有一个"病灶"，医师诊治疾病的首要任务是发现并确定病灶。《论病灶》成为病理解剖学的奠基之作，寻找病灶的思想直到今天仍然产生着重要的影响。

4. 细胞病理学(cellular pathology)　1858 年，德国病理学家微尔啸出版了《细胞病理学》，提出了"一切细胞来源于细胞""细胞内的物理和化学过程，是细胞发挥生命作用的根本原因""所有疾病是由于生命细胞发生病变引起的"等细胞病理学基本的观点，这标志着人类对机体结构和疾病形态的认识水平深入到了细胞层次。

5. 细菌(bacterium)致病论　19 世纪法国科学家巴斯德率先意识到，微生物可以传播疾病，他进一步证明了细菌可以致病。1859 年，巴斯德设计了一个实验，分别用曲颈瓶和直颈瓶盛放肉汤并加热，将瓶子和肉汤杀菌，由于曲颈瓶隔离了空气，肉汤不和细菌接触，几周后仍然没有发生变化，而直颈瓶的肉汤则很快腐败了。这个实验证明了细菌不是自然发生的，推翻了长久以来的自然发生学说。从此，人们知道伤口的腐烂和疾病的传染来自细菌的作用，消毒和灭菌的方法逐渐登上了历史的舞台。

6. 病毒(virus)的发现　1892 年，俄国人伊万诺夫斯基在研究烟草病时发现，生病植株的汁液在经过细菌过滤器后，仍然具有传染性，他认为烟草病是细菌的毒素，也可能是更小的微生物孢子所致。1898 年，荷兰人贝杰林克重复了伊万诺夫斯基的实验，但他引入了加热条件，并将汁液置于琼脂凝胶表面，发现不同于细菌的致病特性，这种微生物比细菌小，酒精和一般的消毒剂难以消灭，贝杰林克用"virus(病毒)"命名了这种前所未知的病原体，由此开始了病毒学的发展历程。

7. DNA 双螺旋(DNA double helix)的发现　1856 年，德国生化学家米歇尔发现了存在于细胞核内的核酸，核酸分为核糖核酸（RNA）和脱氧核糖核酸（DNA），20 世纪 40 年代末，英国科学家威尔金斯和弗兰克琳拍摄到了 DNA 的 X 光衍射图,在此基础上,1953 年,美国科学家沃森和英国科学家克里克创造性地提出了 DNA 的双螺旋结构模型,即 DNA 是由两条核苷酸链组成的双螺旋结构,基因复制和遗传信息复制的奥秘从此被揭开,生命科学和生物技术革命的时代从此开始,科学界认为发现 DNA 双螺旋是 20 世纪生命科学和医学领域最为重大的发现。

二、医学组织机构

1. **医院(hospital)**　罗马帝国时期,有设施给奴隶和士兵缓解病痛,并为流浪者提供居所,这是医院的原始雏形。真正的医院组织要到公元 325 年,基督教第一次大公会议规定,凡建教堂之处都要有医护馆舍。公元 390 年,一名叫法比欧拉的贵妇人在罗马成立了第一家医院,法比欧拉身体力行了护理和治疗的观念,更多的医院创立起来。从古罗马时期的避难所,到中世纪的护理和治疗场所,从只有遮蔽风雨的房屋和简陋的床铺,到医师护士管理后勤人员齐全,配备各种高科技设备仪器,医院逐渐发展到今天的医学科学中心,人们出生和去世越来越多在医院,医院担负的社会功能和责任越来越重要和复杂,成为现代文明社会不可或缺的重要场所机构。

2. **护理(nursing)**　近现代意义上的护理始于南丁格尔,她在克里米亚战争中救护伤员的无私付出和卓著成绩令当时的世界瞩目,她开创了护理实践和护理教育,她使护理成为一门专业和一个学科。南丁格尔以献身护理事业的奋斗精神,成为全世界护士的楷模,她的生日 5 月 12 日被定为国际护士节。

3. **红十字会(the Red Cross)**　红十字会于 1864 年在瑞士银行家亨利杜南带头下创立。1859 年,杜南目睹了战争的残酷和战场上伤员的悲惨境遇,他一面带头组织抢救伤员,一面呼吁以人道主义对待伤员和战俘,提议伤员中立化,倡议建立中立的战地救护组织。在许多国家、地区和组织的响应下,1863 年成立了日内瓦伤兵救护委员会,1864 年召开了第一次国际红十字会议,12 个国家代表签署了《日内瓦国际红十字会公约》,会议决定翻转瑞士国旗的图案,用白底红十字作为红十字会的标志,红十字会成为志愿的、国际性的救助、救济团体。红十字会成立以来,在战场救护、灾难援助、人道主义支援等方面为全世界做出了卓越的贡献。今天,红十字已经成为医院、医疗设施和设备的标志。

4. **世界卫生组织(world health organization,WHO)**　1946 年,联合国决定成立世界卫生组织,通过了《世界卫生组织组织法》。1948 年 4 月 7 日,世界最大的公共卫生组织——世界卫生组织(WHO)宣告成立,总部设在瑞士的日内瓦,每年的 4 月 7 日就成为"世界卫生日"。WHO 的宗旨是使全世界人民尽可能地获得高水平的健康,职能包括:促进流行病和地方病的防治;提供和改进公共卫生;疾病医疗和有关事项的教学与训练;推动生物制品的国际标准。

5. **医疗保险(system of medical care insurance)**　工业时代到来之后,产业工人的队伍迅速扩大,随之而来的工伤、流行疾病、职业病等严重威胁着工人的健康和生存,为缓解日益突出的劳资矛盾,德国率先在 1883 年颁布了《劳工疾病保险法》,规定了国家成立医疗保险基金会,强制雇主和工人缴纳基金,这标志着医疗保险成为国家强制性的社会保险制度确立起来。世界各国效仿德国的做法,按照保险原则,即强制性、互济性和社会性的原则,筹集、分配和使用资金,来解决居民的防病治病问题。今天,医疗保险制度已经成为各国比较普遍的卫生费用管理制度。

6. **人类基因组计划(human genome project,HGP)**　1985 年,美国科学家提出了测定人类基因组全序列的动议,1990 年,美国正式启动了该项工程,英国、法国、德国、日本等国家先后加入,中国作为唯一的发展中国家也参加进来。原计划到 2005 年完成的这项工程,由于 1998 年美国私人企业塞雷拉基因公司的挑战和竞争,加速了工作的进度,2000 年 6 月 26 日,国际人类基因组计划科学家宣布,人类基因组草图绘制完成。这项工程测出了人类基因的 30 亿个碱基对,发现人类所有基因,有助于更加深入认识人类自身,掌握生老病死规律,了解生命起源,更好地诊治和预防疾病。由于其工程浩大,涉及了多个国家庞大的研究力量,实施进程中产生的技术、策略和思想,人类基因组计划和曼哈顿原子弹计划、阿波罗登月计划并称为 20 世纪人类三大科学计划。

三、技术与发明

1. 疫苗（vaccine）　疫苗的诞生可以追溯到唐宋时期,中国人发明了用天花患者脓液接种给正常人,从而预防天花的方法。种痘术后来传入亚洲和欧洲等地区,1796 年,英国人琴纳试制牛痘取得成功,1798 年,琴纳发表论文总结了接种牛痘预防天花的经验,自此,免疫学作为一门学科诞生了。随着巴斯德在微生物学和免疫学领域开拓性的工作,人们创制出越来越多的疫苗。目前,控制传染性疾病最有效的方法是预防,接种疫苗是最为有力的措施,同时,疫苗的作用已经扩大到预防癌症和动脉粥样硬化等疾病的研究。

2. 显微镜（microscope）　1590 年,荷兰眼镜商人詹森发明出了第一台显微镜,但是却没有发现它的应用价值。1665 年,荷兰人列文虎克研制成功显微镜,并首次观察到了微生物。显微镜的发明和列文虎克的研究,促进了微生物学的诞生发展,因为显微镜的应用,人类的认知进入了微观世界,对于疾病特别是传染病的诊断以及治疗判断都有了长足的进步。

3. 听诊器（stethoscope）　1816 年,法国医师雷奈克发明了听诊器。雷奈克在为一名体形肥胖、患有心脏病的年轻女性患者查体时,想起少年时代隔着木杆传音的游戏,突发灵感,当即将纸张卷成圆筒,放在患者胸口,清楚地听到了心跳的声音,他后来将纸筒改成木制空心圆筒,医学史上第一件诊断工具——听诊器就这样诞生了。1818 年,雷奈克出版了《间接听诊及论肺部和心脏疾病的诊断》,成为现代听诊法的奠基作品。

4. 麻醉（anaethetics）　麻醉一词是美国人 Holmes 在 1846 年创造的,意思为乙醚的作用——使人可以忍受外科手术。早在氏族时代人们就知道阿片、酒精和大麻等具有缓解疼痛的作用,但是直到 19 世纪早期,绝大多数外科手术是疼痛和残酷的。1800 年,英国人戴维发现了氧化亚氮,即笑气具有麻醉作用。1842 年,美国医师 Lang 首次应用乙醚作颈部肿瘤摘除术成功,但是 Lang 的事迹并未被外界所知。1846 年 10 月 16 日,牙医师威廉·莫顿作为麻醉师实施了第一例公开的麻醉手术,这是医学史上的里程碑。从此各种新的外科手术得以开展实施。

5. 消毒（sterilization）　19 世纪以前,严重的术后感染死亡率严重困扰着外科的发展。1848 年,匈牙利人塞麦尔威斯在奥地利维也纳总院建立了用漂白粉溶液洗手和浸泡器械的制度,大大降低了该医院产褥感染的死亡率,受塞麦尔威斯和巴斯德的启发,英国外科医师李斯特首创了石炭酸液消毒方法,于 1865 年实施了首例消毒骨科手术,并有效推广。1896 年,美国医师霍尔斯特德发明了手术室专用的橡皮手套,进一步减少了感染的风险。到 1900 年,外科医师开展的手术数量和种类发生了巨大的变化。无菌消毒术使外科学真正向前迈进了一大步。

6. 输血（blood transfusion）　输血是将血液通过静脉输送给患者,在这项技术成熟前,手术造成的失血过多而死亡常常发生。1901 年,奥地利医师兰德斯坦纳发现了 A、B、O 血型和凝集规律,使得安全科学的输血成为可能,1908 年,法国医师卡雷尔成功实施血管吻合术进行了异体输血。从此解决了外科手术失血过多导致死亡的问题。

7. X 线（X-rays）　1895 年 11 月 8 日,德国物理学家伦琴在实验室发现了 X 射线,世界上第一张 X 线照片就是伦琴夫人带着戒指的掌指骨照片。X 线很快就在工业和医学上发挥了重要和广泛的作用。医师们用 X 线来诊断和治疗疾病,放射医学的时代就此来临。

8. 细胞培养（cell culture）　细胞学说问世之后,科学家认为,如果给予细胞和生物体内同样的条件,每个细胞都可以独立存活。1887 年,罗伯特·科赫的助手,德国细菌学家佩特里发明了培养皿,又称"佩特里皿"。1902 年,德国植物学家哈伯兰特提出了植物细胞的全能性学说,为在试管内培养植物组织提供了理论基础。1907 年,哈里森培养蛙神经组织存活了数个星期,由此发明了盖片覆盖凹窝玻璃悬滴培养法,1912 年,卡雷尔在培养基、细胞传代、无菌操作等方面完善了哈里森的悬液培养法,开启了动物细胞培养的先河。

9. 抗生素（antibiotics）　1929 年英国细菌学家弗莱明发现,从空气中偶然落在培养皿上的青霉菌长出了菌落,菌落周围其他细菌不能生长,他推断青霉菌分泌了某种抑制其他细菌生长的物质,这就是人类发现的第一种抗生素——青霉素。第二次世界大战中,青霉素实现了工业化生产,挽救了大量前线伤员的生命。其他抗生素陆续被发现和应用,一时成为对抗感染性疾病的利器,然而,随着耐药现象的出现,人们认识到必须警惕对抗生素的滥用。时至今日,科学家将抗生素的范围扩大,统称为生物药物素。

10. **化学合成药物(chemical synthetic drug)**　19世纪早期,科学家们开始用化学的方法从植物或者动物组织中提纯分离药物,法国人马根迪和培尔蒂埃首次提取出了士的宁,接着吗啡、奎宁、咖啡因、吐根碱等药物被分离出来。19世纪中期,随着化学工业特别是染料化工和煤化工的发展,科学家们可以利用化工原料来合成药物,具有麻醉镇痛作用的笑气和乙醚,具有镇静安眠作用的水合氯醛,都是这个时期的产物。1909年,德国药物学家艾利希合成了著名的"606"——一种安全的砷化物,它对梅毒有积极的抵抗作用,当时梅毒是不治之症,医生们无药可用,"606"的问世是人类第一次用化学合成药物对抗病原微生物取得重大的胜利。尽管"606"在实际应用中被后来的青霉素所取代,但是在当时它享有"魔弹"的称号,寻找特定药物来治疗特定疾病就此成为医学界的主流思路。

11. **器官移植(organ transplantation)**　器官移植的想法和愿望自古有之,直到1906年齐姆实施了首例异体角膜移植,卡雷尔发明的血管吻合术为器官移植奠定了技术基础,随后的几十年里,科学家们相继发展了低温生物技术,研制出了免疫抑制剂,使异体器官移植可以应用到临床上。1954年,美国医师默里完成了第一例肾移植手术,标志着第一种人类内脏器官异体移植的成功。1963年,肝移植、肺移植相继成功,1965年,胰腺移植成功,1967年,南非医师伯纳德完成了第一例心脏移植,1974年,个体之间的骨髓移植获得成功。1968年,美国医学会正式从医学角度提出"脑死亡"的诊断标准,西方国家相继出台了以"脑死亡"为前提的器官移植法案,为器官移植的发展提供了法律保障。进入20世纪90年代,器官移植逐渐由单器官移植向多器官联合移植方向发展。

12. **试管婴儿(tube baby)**　试管婴儿的正式名称是"体外受精和胚胎移植"。20世纪初期,为了避孕研究的目的,科学家逐渐了解了人卵细胞的发育周期特点,却为人工辅助生育技术打开了大门。1963年,英国生理学家爱德华兹创立世界第一所体外受精研究中心,1978年7月25日,这个中心诞生了世界上第一个试管婴儿。这项技术很快在全世界范围内传播应用起来,到今天,数以百万的试管婴儿得以诞生。

13. **重组DNA技术(recombinant DNA)**　1973年,美国斯坦福大学的科恩等人首次完成了重组质粒DNA对大肠杆菌的转化,并转化出相应的mRNA。这项工作意味着人类可以用不同的生物基因进行组合,得到形状发生改变的新生物。由于整个过程体现了工程学的性质和特点,这种重组DNA技术又被世人称为"基因工程"。基因工程跨越了生物的种属界限,加快了生物进化的速度,以工业大规模生产出生产生活所需的生化物质,是人类历史上一次重大的技术革命。同时,从它诞生之日起,基因工程技术在安全性和伦理方面一直受到全世界的关注。

14. **克隆技术(cloning technique)**　克隆即无性繁殖,由一个祖先细胞分裂繁殖而成的纯细胞系,该细胞系中的所有细胞基因相同。1938年,德国人斯佩曼提出了克隆的设想概念,50年代,美国人发明了细胞核移植技术。1960年,英国人首先克隆出了蟾蜍。1997年,英国人维尔穆特第一次用体细胞作为供体,克隆出了世界上第一只克隆绵羊"多莉",标志着克隆技术取得了长足进步,意味着人类可以利用哺乳动物体细胞生产出大量相同的生命体,是生物技术的重大里程碑事件。同时,这项技术也在科学上和伦理上引起巨大的争议,世界各国政府立法禁止制造"克隆人"。

15. **单克隆抗体(monoclonal antibodies)**　1975年,英国科学家克勒和米尔斯坦发明了单克隆抗体技术,这项技术是将B淋巴细胞和骨髓瘤细胞通过杂交瘤技术融合起来,得到的杂交瘤细胞兼备了抗体分泌和无限传代功能,从根本上解决了抗体制备过程中特异性和可重复性的问题。单克隆抗体技术已经广泛应用到疾病的诊断、治疗、预防中,显示了广阔的应用前景。

16. **基因治疗(gene therapy)**　基因治疗是将人的正常基因或者有治疗作用的基因,通过一定方式导入靶细胞,从而达到纠正基因缺陷或者发挥治疗作用的技术。1963年,美国分子生物学家莱德伯格提出了基因优化和基因交换的理念,1972年,美国生物学家弗里德曼提出了基因治疗应用于人类疾病的设想,1990年,美国的安德森医师团队为一名患有重症联合免疫缺陷病的4岁女孩实施了首例基因治疗。此后基因治疗走上了曲折坎坷的发展道路，多次临床实验的失败让美国 FDA 时而中止时而允许基因治疗实验，2014 年，美国 FDA 首次批准用于治疗心衰的基因治疗药物。

17. 干细胞研究（stem-cell research）　干细胞是一种既具有自我更新能力，又具有多分化潜能的细胞。20 世纪 60 年代，蒂尔和麦卡洛克首先提出了多功能干细胞的概念，1981 年，科学家成功分离和培养出了小鼠的胚胎干细胞，1988 年，美国科学家汤普森第一个分离出了人类胚胎干细胞，1998 年，美国两个研究小组证实了人类胚胎干细胞在体外培养成功。2007 年，日本人山中伸弥发现，成熟的体细胞可以通过重新编程，被诱导成为多功能干细胞。干细胞研究已经成为生物医学领域的热点和前沿方向之一，是再生医学时代重要的基础。

今天的医学，既是博大精深的科学技术体系，更是庞大复杂的社会服务体系；医疗保健是减少病痛、增进健康的技艺，更是关系到个体乃至整个人类幸福的事业。时代呼唤科学与人文的协调发展，医学应当也必将是科学和人文的最好融合。

第三节　口腔医学的历史贡献

日往月来，物换星移，几千年来，口腔医学一样经历着漫长、曲折的发展过程，走过了一条不寻常的道路。今天，当我们站在 21 世纪回首过去时，我们最关注的是人类口腔医学的进步历程，以及这些进展对医学的发展产生过什么影响。

一、麻醉术

麻醉是施行手术或进行诊断性检查操作时为消除疼痛、保障患者安全、创造良好的手术条件而采取的方法。麻醉剂能强烈抑制神经系统的活动，使机体全部或局部暂时失去知觉，特别是痛感消失，以便进行外科手术。

在发现麻醉药以前，外科手术治疗最大的障碍是难忍的疼痛。虽然许多国家（如中国、古印度、古巴比伦、希腊等）在古代即积累了麻醉法的经验，主要是应用植物性麻醉药（曼陀罗花、鸦片、印度大麻叶等），或让他们喝大量的烈性酒而导致昏迷，亦有神经干机械性压迫、放血等使患者丧失神志，甚至棒击患者头部造成昏迷不醒的"麻醉"方法，也有手术时在手术部位搽酒精，靠酒精的吸热作用减缓疼痛感，但这些方法都不能令人满意。

牙科医师威廉·莫顿是把麻醉引用到外科的主要人物（图 2-8）。莫顿于 1819 年出生，青年时就读于巴尔的摩牙外科学院（Baltimore College of Dental Surgery）。1842 年莫顿开始当牙科医师，1844 年又来到哈佛医学院（Harvard Medical School）学习。莫顿自己以牙科医疗为职业，专事镶牙，要做好这项工作，必须得首先拔出旧牙根。在没有麻醉法之前，拔牙根会使患者疼痛不堪，寻求某种适当的麻醉手段则为当务之急。他无疑是幸运的，在医科学校就读时与化学教授查尔斯·杰克逊相交甚好，莫顿向杰克逊描述了自己的想法，查尔斯·T·杰克逊是一位学识渊博的医师和科学家，他建议试用乙醚麻醉（ether anesthesia）。

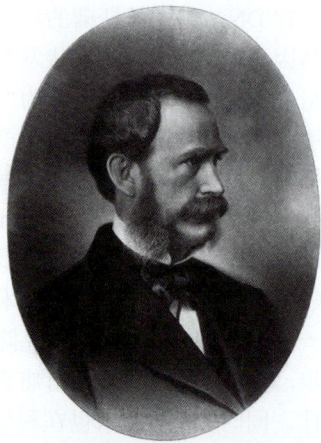

图 2-8　牙科医师威廉·汤姆斯·格林·莫顿
（W.T.G.Morton，1819～1868）

在莫顿看来，乙醚可能是一种大有可为的麻醉剂。他先用来给动物（包括他的爱狗）试验，然后给自己试验。1846 年 9 月 3 日，一个名叫埃本·弗罗斯特的音乐家奔进莫顿的牙科诊所，他牙疼严重，非拔不可，情愿接受能缓解拔牙之疼的任何疗法。莫顿给他吸入乙醚，随后拔除了他的牙。当弗罗斯特恢复知觉时，诉说他没有感到疼痛。1846 年 10 月 6 日，莫顿与波士顿马萨诸塞州总院

68 岁外科医师约翰·C·瓦伦博士（Dr. Collins Warren）合作，当众医师之面做莫顿麻醉法的实用表演，莫顿给一个外科患者吉尔伯特·阿博特吸入乙醚，然后瓦伦博士给患者开颈取瘤。在手术进入高潮时，莫顿突然大叫起来："先生们，你们仔细看，这里没有任何的骗术。"手术结束时，患者开心地说道："尽管我知道在做手术，但一点都不疼。"这无疑宣示了乙醚麻醉获得成功。瓦伦医师曾为哈佛大学医学院院长，也是麻省总医院的创立者，此举使莫顿名声大振，世界各大报纸争登此事。为纪念此举，哈佛大学至今仍保留此场地，并命名为乙醚屋（Ether Dome），现仍是医界圣地。

二、社区饮水氟化

社区饮水氟化（community water fluoridation）是初级预防中以人口为基础，在不同的社区，利用自来水系统传送低剂量氟化物的方法，通过饮用这些含氟自来水，使用户预防龋齿，且不受年龄或者社会经济地位的影响。超过 70 年跨度的广泛研究，证明社区饮水氟化是有效、安全的公众项目。从 20 世纪 50~80 年代，社区饮水氟化致使龋病显著下降。社区饮水氟化已经被认为是一项有效的干预和有效的公共政策。美国牙科协会（ADA）正式将饮水氟化定义为：调整氟化物缺乏的供应水中固有氟化物的浓度到建议的水平，以达到最佳的牙齿健康。在美国由于依照温度的地理位置的不同，最佳的饮水氟化水平因不同的公共饮水系统而异，氟含量数值的变化范围是 0.7~1.2mg/L。

美国医学会和世界卫生组织（WHO）把氟化物定义为一种对健康很重要的营养物质，氟化被认为是一种营养补充的形式，氟化物被添加到饮水中。营养的补充经常地被用来预防疾病，例如：向果汁中添加维生素 C 预防"坏血病"，向牛奶和各种面包中添加维生素 D 预防佝偻病，食盐中加碘预防甲状腺肿，向谷物、谷类和面食中加入叶酸预防先天缺陷，包括脊柱裂，以及向早餐食物中加入其他的维生素和矿物质来促进正常的生长及发育。对公众使用的饮水进行处理是初级公共卫生活动，它从 19 世纪 40 年代开始就被公共卫生机构用来预防疾病。饮水控制被用来预防阿米巴痢疾、霍乱、肠病性腹泻（大肠杆菌）、贾第虫病、甲型肝炎、细螺旋体病、副伤寒、血吸虫病、伤寒以及包括龋齿在内的许多其他的疾病。

社区饮水氟化是理想的公共卫生干预的案例，因为它①使各个年龄的人受益；②在社会上是公平的而且不排斥任何群体；③给予持续的保护，不服从消费者的需求而改变；④在规定的地区没有个体的要求而起到保健或者收集的作用，正如其他的疾病预防策略和程序一样，例如预防接种；⑤不需要健康专业人士的昂贵的服务；⑥不需要每日的剂量表；⑦不涉及疼痛的接种或口服药；⑧明显的符合成本效益。

从 1950 年以来美国每一任卫生部部长都提倡对社区进行饮水氟化。1961~1965 年美国卫生部部长 LutherTerry 博士，把饮水氟化描述为四项公共卫生最伟大的改进之一，其他三项是氯化消毒、巴氏消毒法和免疫作用。由于社区饮水氟化在美国减少龋病流行的效果，饮水氟化被美国疾病控制和预防中心（CDC）作为 20 世纪十大公共卫生成就之一。

社区饮水氟化向全世界范围延伸，新加坡在 1958 年实现了饮水氟化，服务了全体居民。1960 年爱尔兰共和国成为第一个实际上立法强制全国范围内饮水氟化的国家。以色列在 1981 年开始它的强制性的全体饮水氟化项目。提供氟化饮水的国家包括英国、智利、韩国、新加坡、西班牙、爱尔兰、美国、加拿大、巴西、马来西亚、越南、澳大利亚和新西兰。WHO 于 2005 年发布了以下陈述："在可能的地区，饮水供应加氟作用是预防牙齿龋病最有效的公共卫生措施。"WHO 提出饮水加氟使世界范围内 60 个国家的超过 40 500 万人口受益。

三、牙科法医学

牙科法医学（forensic dentistry）是一门应用牙科的信息来鉴别死者身份的科学。从死者口腔中找到尽可能多的信息，包括死者年龄、性别及多年来接受过的各类牙齿疾病处理，以及罕见的解剖学特征等。牙齿记录常为确定尸体身份最有效的方法之一。和指纹一样，每个人的牙齿也是独一无二的，牙齿的形状、大小、排列方式、瑕疵、裂缝和修补情况等，都会在牙科医师检查牙齿时一一记录在案。

牙科法医会索取这些记录，并与犯罪现场发现的齿痕或者无名尸体的牙齿进行对比。在将尸体的牙齿与失踪人员的牙齿记录进行对比之前，牙科法医会先给尸体的牙齿拍 X 线片。第一个牙科法医为美国的保罗·瑞威尔（Paul Revere，1734～1818 年），其为美国独立战争中死去的士兵确定身份。1775 年，美国独立战争期间，银匠保罗·瑞威尔多次成功向殖民地官兵通报英军来袭的消息，被誉为"午夜骑士"（图 2-9）。他的伙伴约瑟夫·沃伦在一次行动中牺牲，最初被集体下葬。瑞威尔通过牙齿鉴定的手法成功找出沃伦的尸体，因为他曾帮沃伦在口腔里装过一副时尚的假牙。因此，瑞威尔也被誉为美国历史上第一位牙科法医。

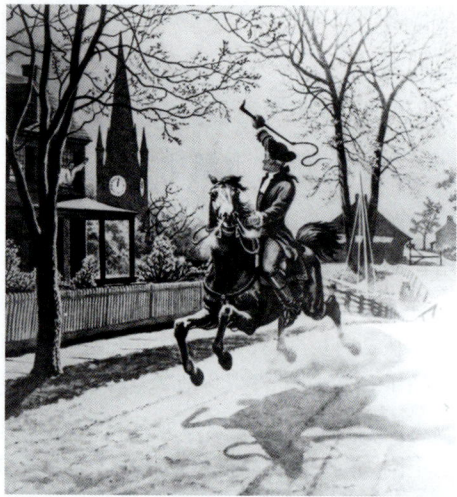

图 2-9　美国历史上第一位牙科法医"午夜骑士"（1775 年）

　　1849 年，维也纳的歌剧院发生火灾，之后，人们第一次利用牙齿来确定尸体的身份。就像世界上没有两种完全相同的指纹一样，也没有两颗一模一样的牙齿。每个人因年龄、性别、民族、生活区域及饮食习惯的不同，其牙齿的色泽、形态、大小、排列、牙齿磨损程度和牙弓的形状也都各有特点。故专家们通过观察遗留牙齿的生长情况、磨损程度、患龋情况、缺失牙数、所镶义齿和生前牙科治疗的痕迹等迹象，再与其生前的牙科病历记载作详尽的对照，便可确定死者是否为某一个人。

　　近代法医牙科学主要涉及个人尸体身份识别、重大灾害事故人员身份识别、年龄评估以及咬痕评价四大范畴，是日常法医学鉴定的一项重要内容。主要是应用牙科学方法，根据牙齿、颌骨、口唇和腭部等特征而进行个人识别，判断人种、性别、年龄及饮食习惯等。然而，现代法医牙科学范围大为拓宽，涉及人身鉴定、颜面部创伤、咬痕鉴定、虐待儿童、家庭暴力、性侵害、医疗纠纷、群体性灾害遇难者识别、人权保护以及职业道德等方面。

四、颅颌面骨及牙化石考古与人类学

　　颅颌面骨及牙化石是人类发展的重要物证。在人类进化历史上，环境的改变，促使人类咀嚼器官发生相应的变异，由于人类对火的认识和利用，饮食由生食变为熟食，食物由粗硬变为细软，咀嚼器官的功能刺激也日渐减弱，其发育潜力必然受到削弱，因而形成咀嚼器官日趋退化的遗传倾向。对古人类化石的研究可以发现，颅骨、颌面部及牙齿随着人类的进化而不断发展变化。（更具体的内容请参见第三章）。

五、口腔材料和技术对医学的影响

　　为了寻找制作义齿的合适材料，口腔医师花费了不少气力，如木块、兽牙、兽骨、银、珠母贝、玛瑙等。直到 1788 年，法国人发明了瓷质假牙才比较好地解决了这个问题。早期假牙是从坚固的象牙雕刻出来的，是一种需高度技巧，费时并且昂贵的工作，直到 1881 年橡胶的专利到期后得到广泛的应用，义齿才为广大人民群众使用。随着近代科技的不断发展，金、银等金属材料、橡胶、树脂、陶瓷，先后在近代进入了义齿材料行列。20 世纪，多种口腔医学材料（如丙烯酸树脂、复合树脂、合金、瓷、黏结材料等）和口腔医学技术（如瓷修复技术、牙齿漂白技术、酸蚀技术、贴面技术和牙种植技术等）的发展，随着社会的发展，各种生物材料不断出现，加之生产工艺的更新，技术设备的革命。口腔医学材料和技术也推动医学的进步。

　　1. 纯钛材料　50 年代中期，瑞典科学家 Brånemark 在研究骨微循环的实验中采用纯钛的显微镜观察窗，意外地发现钛与骨组织结合牢固，遂进行了大量系统的基础实验研究，证实纯钛具有良好的生物相容性，提出了种植体的骨结合理论，并将其具体定义为"负载的种植体表面与周围发育良好的骨组织之间在结构和功能上的直接结合"。同时，规范了严格的种植手术步骤和种植体实现骨结合的必要条件，并于 1965 年正式推出 Brånemark 种植系统——螺旋型骨结合式纯钛种植

体系统。Brånemark 报道了长达 24 年的临床随访结果，种植体 10 年成功率下颌可达 90% 以上，上颌可达 80% 以上。由于该系统可靠的实验基础、较高的临床成功率和长期的临床随访资料，使骨结合理论于 1982 年在多伦多种植会议上得到公认，种植步骤也由早期的一次法发展为成熟的两次法。在骨结合理论的指导下，口腔种植学得到了突飞猛进的发展，牙种植体系统层出不穷，其中有代表性的除 Brånemark 种植系统外，还有 Core-vent、ITI、IMZ、Astra-Tech、Friadent、Lifecore、Paragon、Steri-Oss、3i、Camlog 等系统，形成了独立的种植外科体系及理论，并随着学科的发展被不断完善。对于外伤、肿瘤术后造成的面部组织缺损，仿真赝复体修复不仅能恢复外形，也能部分恢复功能，提高了患者的生存质量。医用钛和钛合金不仅具有良好的力学性能，而且在生理环境下具有良好的生物相容性。由于其比重小，弹性模量较其他金属更接近天然骨，故广泛应用于制造各种指、膝、肘、肩等人造关节。此外，钛合金还用于心血管系统。但由于钛合金耐磨性能不理想，限制了其使用范围。

2. **生物材料** 生物材料（biomaterials）是一类用于与生命系统接触和发生相互作用的，并能对其细胞、组织和器官进行诊断治疗、替换修复或诱导再生的天然或人工合成的特殊功能材料，又称生物医用材料。寻找最理想、最具生物相容性的生物材料以及最符合口腔生理要求的种植体类型，已经成为口腔种植学领域内的临床和基础科学专家们努力的方向。自 90 年代后期以来，世界生物材料科学和技术迅速发展，在应用种植体过程中采用了引导骨再生术，加入植骨材料，如 HA 或生物陶瓷、自体骨、脱钙冻干骨以及骨生长因子的应用。生物活性玻璃陶瓷植入活体后，能够与体液发生化学反应，并在组织表面生成羟基磷灰石层，故可用于人工种植牙根、牙冠、骨充填料和涂层材料。

3. **3D 打印技术** 3D 打印即快速成型技术的一种，它是一种以数字模型文件为基础，运用粉末状金属或树脂等可粘合材料，通过逐层打印的方式来构造物体的技术，故亦称增材成形。3D 打印通常是采用数字技术材料打印机来实现的。常在模具制造、工业设计等领域被用于制造模型，后逐渐用于一些产品的直接制造，已经有使用这种技术打印而成的零部件。该技术在珠宝、鞋类、工业设计、建筑、工程和施工（AEC）、汽车，航空航天、牙科和医疗产业、教育、地理信息系统、土木工程、枪支以及其他领域都有所应用。英国一位 83 岁老妇于 2012 年成功植入了首个 3D 打印的下颌骨。据了解，该 3D 打印钛金属下颌骨是由比利时的 LayerWise 公司连同哈瑟尔特大学的科学家共同研制而成。据悉，这位老妇患有骨髓炎，几乎全部下颌骨都遭到感染。该植入手术是于 2012 年 6 月份在荷兰进行的，可以称得上是医学研究上的一项重大突破。据介绍，科学家通过使用高精密度的激光打造出了这种下颌骨，它里边的每层都熔合了钛粉层，不含任何胶合物和粘合剂液体。该手术是世界上的首次"公演"，也是首次将患者的下颌骨全部由人造颌骨替换的手术。2014 年上海完成全国首例 3D 打印下颌骨植入手术。该方法不仅仅可以被用来作为人体骨骼结构和软组织的移植治疗方法，还可以被引入到其他治疗领域。

（鲍 臻 董晓建 赵铱民 李 刚）

参考文献

1. 地质部《地质辞典》办公室. 地质辞典（古生物分册）. 北京：地质出版社，1979.
2. 达尔文. 人类的由来. 潘光旦，胡寿文，译. 北京：商务印书馆，1985.
3. 达尔文. 人与动物的情感. 余人，等译. 成都：四川人民出版社，1999.
4. 丹尼尔·利伯曼. 人体的故事：进化、健康与疾病. 蔡晓峰译. 杭州：浙江人民出版社，2017.
5. 罗伊·波特. 剑桥插图医学史. 修订版. 张大庆，主译. 济南：山东画报出版社，2007.
6. 卡斯蒂廖尼. 程之范，译. 医学史. 桂林：广西师范大学出版社，2008.
7. 洛伊斯·N. 玛格纳. 医学史. 刘学礼，译. 上海：上海人民出版社，2009.
8. 陈邦贤. 中国医学史. 北京：团结出版社，2006.
9. 李经纬. 中医史. 海口：海南出版社，2007.
10. 张大庆. 医学史十五讲. 北京：北京大学出版社，2007.
11. 肯尼思·F. 基普尔. 剑桥世界人类疾病史. 张大庆，译. 上海：上海科技教育出版社，2007.

第三章

牙医学与口腔医学史

　　史学是运用历史唯物主义的科学方式和技术,通过对历史客体的分析研究,了解其特殊规律和特点的一种精神生产实践及其创造出来的历史文化知识。史学属于人文社会科学,史学研究的目的是认识历史、传承历史,更好地创造历史。

　　口腔医学从牙医学发展而来,是医学的重要组成部分,人类在维护口腔健康、预防和治疗口腔疾病的历史长河中逐渐形成的,是由四处游走的靠经验行医的民间职业逐渐发展成学术性专业,牙医逐渐成为受过良好教育规范的专业性医生。与其他学科知识体系一样,口腔医学总是随着社会、政治、经济而发展,与现代科学技术同步。因此,学习和认识口腔医学史,了解口腔医学的来源和发展是口腔医学本科教育重要的基础课程。

　　口腔医学史的学习内容包括世界口腔医学史和中国口腔医学史。通过研究口腔医学学科的发展规律,研究口腔医学在社会不同历史阶段的发展情况,以探索其发展规律,尊重历史,传承历史,促进口腔医学的全面发展。研究内容包括旧石器时代古人牙齿、颌面骨口腔疾患考古,考古发掘中发现的人类牙齿、颌骨、头骨化石来从口腔方面进行观察。从世界各地古文明文字记载中去发掘每个时期口腔医学的发展变化和历史痕迹。

　　随着现代口腔医学的迅速发展,对口腔医学史研究的意义不仅仅在于是对口腔医学发展历史的总结,而是通过揭示口腔医学发展的规律和特点,研究口腔医学发展亟待解决的问题,预测未来口腔医学的发展趋势。

第一节　牙与颅颌面骨考古发现

　　人类历史的研究方法分为文字记载的历史和考古研究的历史。人类的牙齿、颌骨、头骨是人体最硬的组织器官,不易腐烂风化,被保留下来,成为人类学、考古学和生物学研究的主要对象。通过考古学研究,我们可以了解文字产生以前,史前人类的历史以及史前人类存在的口腔疾病。

一、人类起源的考古

　　人类学将人类起源进化分为南方古猿、能人、直立人(猿人)、早期智人、晚期智人、现代人类。

　　(一)南方古猿

　　南方古猿考古学分期上属于旧石器时代早期,地质学分期上涵盖第三纪上新世、第四纪早、中更新世。考古学家根据目前发现的化石解剖特征研究显示,南方古猿的生存年代在距今440~150万年前。南方古猿脑量在530mL左右,头骨较厚,眉嵴粗壮而突出;口腔前伸,没有下颌,钳状咬合,多颏孔;牙冠和牙根粗壮。

　　(二)能人

　　能人考古学分期上属于旧石器时代早期,地质学分期上涵盖更新世早、中期,时间上距今250万年前。体质上,能人的脑量在500~800mL,比南方古猿明显扩大,上下颌骨缩小,开始使用石器。

　　(三)直立人

　　直立人又称猿人,考古学分期上属于旧石器时代早期,地质学分期上涵盖更新世早、中期,时间上距今200万~20万年以前。直立人的脑量明显增加在800~1 200mL,头骨低平较厚,上面部增宽,牙齿弱化,北京猿人、云南元谋人、蓝田猿人也是其中的代表。

(四)早期智人

早期智人考古学分期上属于旧石器时代中期,地质学分期上涵盖中更新世晚期、晚更新世,时间上距今 25 万~4 万年以前。早期智人的脑量增加到 1 300ml 以上,但仍保留原始性状特征,如眉嵴发达,前额倾斜,吻部向前突出等,辽宁金牛山人、陕西大荔人、山西许家窑人、湖北长阳人、山西丁村人也是其中的代表。

(五)晚期智人

晚期智人考古学分期上属于旧石器时代晚期,地质学分期上涵盖中晚更新世后期,时间上距今 4 万~1 万年以前。晚期智人的脑量在 1 600~1 730ml 之间,前牙及面部明显缩小,眉嵴变弱,颅高增加,与现代人类体质一样,称为解剖结构上的现代人,法国克罗马农人、意大利格里马迪人、内蒙古河套人、北京山顶洞人、广西柳江人、资阳人也是其中的代表。

(六)现代人类

现代人类考古学分期上属于新石器时代,地质学分期上就是现代,时间上距今 1 万年~4000 年以前。现代人的脑量为 1 360ml,两足直立行走,能制造和使用工具,具有语言和思维功能以及社会文化属性,咀嚼器官和牙齿逐渐退化缩小。现代人类开始定居生活,发展农畜牧业。

人类学家一直在寻找着祖先的足迹,发现了丰富的化石资料,无论是旧石器时代的古人类化石、还是新石器时代的人类学标本,都为牙齿和颌面骨的史学研究提供了大量素材。通过放射性同位素和古地磁法可以测定化石的年代,又经过形态学、比较解剖学和遗传学的研究,了解不同时期人类牙齿、头颅、颌骨的解剖学特征,以及史前人类的口腔疾病。

二、旧石器时代古人类牙化石上的口腔疾病

人类以石器为主要劳动工具的早期泛称旧石器时代。从距今 260 万年延续到 1 万多年以前,相当于地质年代的整个更新世。在旧石器时代,人类在体质演化上经历了直立人阶段、早期智人阶段和晚期智人阶段,是人类历史上最漫长的时期,占人类发展历程的 99%。在这一时期,人类完成了从猿到人的转变,并且进一步演化成为现代人。人类文化不断发展,从简单的打制石器发展到加工精致的细石器,发明了火,并孕育了最早的农业。在旧石器时代后期,特别是中晚期,人类开始了最早的艺术创作,并开始涉足宗教和精神领域,如葬礼和仪式。

(一)龋齿化石的发现

龋病,俗称虫牙,发生牙齿的慢性、破坏性疾病,造成牙齿颜色、形态、质地改变,最终造成牙齿缺损。龋齿是现代人类发病率最高的口腔疾病之一。龋病在古人类中也普遍存在,是古人类牙化石中最易发现的口腔疾病。龋病最早可追溯到距今 440 万~150 万年前非洲南部的"南方古猿",发现其牙齿上有明显的龋病痕迹(图 3-1)。赞比亚卡布韦人头骨的牙齿上也发现龋病。欧洲旧石器时代晚期新人的牙齿上也患有龋病。我国最早可追溯到旧石器时代晚期,即新人阶段已有龋齿化石的发现。

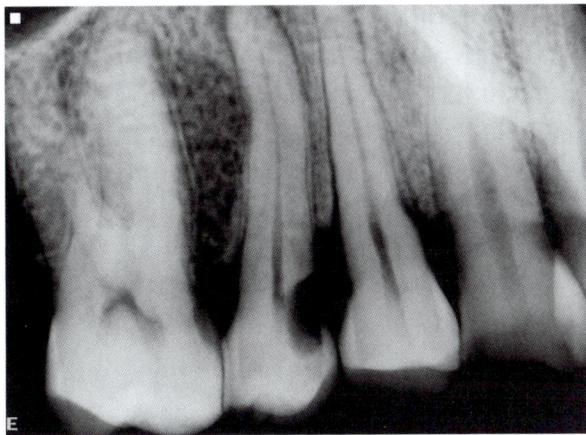

图 3-1　最早的龋齿化石放射照片(距今 440 万~150 万年前)

我国学者曹波 1990 年报道广西柳江土搏甘前洞出土的晚期智人化石中,左上第一磨牙和右上第二磨牙有龋病遗迹。所以,龋病可以追溯到旧石器时代的晚期,即 5 万~4 万年前的新人阶段牙化石上就有龋病的存在。在贵州开阳发现的晚期智人牙齿化石中,左上第二磨牙和第一磨牙的邻面分别发现龋齿痕迹。韩康信观察了湖北鄂西地区 267 枚巨猿牙齿化石,发现患龋率高,进一步确认了中国境内巨猿物种患龋病的普遍性。

（二）牙周病化石的发现

我国考古工作者于 1963 年在陕西省蓝田县泄湖镇陈家窝，发现了一个距今 65 万年前的完整猿人（直立人）下颌骨化石（图 3-2）。下颌骨和牙齿保存完好，化石上存在牙周病的痕迹，右下第一磨牙颊侧牙槽骨萎缩，近远中牙根暴露致根分歧处，右下第二磨牙和第二前磨牙的牙槽骨萎缩达牙根长度的 1/3 处。这些病变说明右侧磨牙区域患有牙周病，这也是我国发现最早的牙齿磨耗疾病的化石。

（三）牙齿磨损症的发现

距今 65 万年前陕西蓝田人的牙齿化石上，牙冠大部分或一半被磨损，牙冠的结构不完整，这是我国发现最早的牙齿磨耗疾病的化石（图 3-2）。距今 50 万年前的北京猿人牙齿化石上，也存在牙齿磨耗疾病。

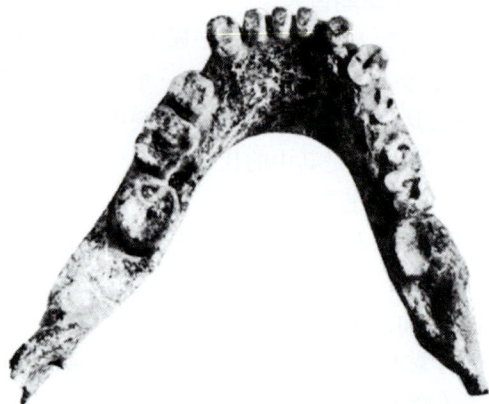

图 3-2　距今 65 万年前蓝田猿人牙周病、牙齿磨耗疾病的化石（图片由首都医科大学口腔医学院医史展览室提供）

（四）慢性局限性骨髓炎

中国科学院考古研究所于 1951 年在四川资阳发现了我国南方的新人化石。头骨较完整，上颌骨及牙齿发育不良，未见下颌骨。左上磨牙脱落，在其牙槽骨边缘有明显的病理变化，专家认为其左上磨牙部位生前患过慢性局限性骨髓炎。

（五）氟牙症化石的发现

我国考古学者于 1973 年在山西省高阳县发现了十几个许家窑人的头骨化石，其中的一块儿童上颌骨有 4 枚氟牙症化石，左上中切牙的牙冠有明显的黄褐色凹陷，是距今约 10 万年前的氟牙症化石，其表现与生活在许家窑村的现代居民的氟牙症表现基本相同（图 3-3）。

1978 年首都医科大学口腔医学院周大成教授发现许家窑村饮用水含氟量为 4.4mg/L（正常值：1mg/L），说明许家窑村饮用水的含氟量一直很高。类似于许家窑人的氟牙症化石也可在直立人时期的贵州桐梓人及晚期智人时期的贵州兴义人化石中见到，都是由于饮用水中含氟量过高而引起氟牙症的遗迹。

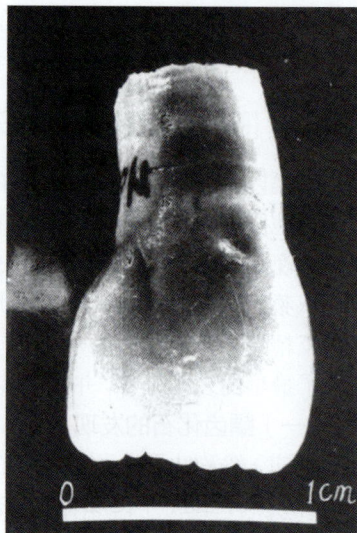

图 3-3　约 10 万年前许家窑人的牙齿化石黄褐色凹陷（图片由首都医科大学口腔医学院医史展览室提供）

三、新石器时代人类牙标本上的口腔疾病

新石器时代距今大约 1 万年左右到 4 千年前，这个时期是以使用磨制石器为标志的人类物质文化发展阶段。新石器时代的人们开始定居生活，出现了制陶技术、农业和畜牧业，开始种植小麦、大麦、扁豆和豌豆等，饲养绵羊和山羊，逐渐从狩猎采集型经济向农业畜牧业型经济转变。随着人们饮食习惯的改变，牙齿、颌骨形态、解剖学特点与现代人类更加接近，人的面容面貌也与现代人接近。

史上新石器时代距今 6000～5000 年，目前我国发现的这个时期各种类型的文化遗址最多，观察到的资料极丰富，其中也有新石器时代人头骨口腔情况的报道，从中可以了解到这个时期人类口腔疾病的情况。虽然资料来源、观察方法及术语不完全一致，但从下表中看到，在我国新石器时代的人类口腔疾病的患病率已很高，其中龋病、牙周病已成为常见口腔疾病。并且还可见到龋病、重度磨损导致的并发症出现根尖病变，错𬌗畸形患病率可高达 26.3%，并可以见到因下颌骨生长异常造成的面部不对称畸形，反映了从新石器时代开始，龋病、牙周病等口腔疾病已经严重危害人类健康。

2003 年，首都医科大学口腔医学院与中国科学院古脊椎动物与古人类研究所合作，研究了新石器时代人类牙齿及颌骨标本资料，共计 1 861 枚牙齿，出土于 1971—1974 年的河南省淅川县下王岗村，是距今约 6000～5000 年前新石器时代的人类牙齿标本。研究包括单个牙齿 602 枚，其中上颌牙 327 枚，下颌牙 275 枚；还选取上下颌骨 235 件中附着的牙齿 1 259 枚，其中附着于上颌骨的牙齿 248 枚，附着于下颌骨的牙齿 1 011 枚，对这些牙齿标本进行了解剖生理学的测量与观察，以及新石器时代人类口腔疾病的分析研究，可以了解新石器时代人类的生存环境、食物构成、健康状况、口腔疾病状况等因素在牙齿上的表现（表 3-1）。

表 3-1　我国新石器时代考古人类头骨（颅骨？）中发现的口腔疾病

地域、考证资料 \ 病种	江苏 大墩子	河南 广武镇	江苏 圩墩	广东 增城、金兰寺
	男性：73 个下颌骨附牙齿 682 个 女性：40 个下颌骨附牙齿 353 个	15 个个体 附牙齿 210 个	48 个颌骨 附牙齿 938 个	两个个体 56 个牙列颌骨
龋病	患龋率为 6.4% 男＞女 患龋部位邻面最多，其次 𬌗面	患龋率 19.5%	患龋率 6.92% 患病率 58% 乳牙列和混合牙列 中未见龋齿	患病率为 3.38%
牙周炎	患病率 40.7% 患病牙率 16.6% 男＞女	患病率 66.7%	患病率 33.3%	患病率为 11.39%
根尖病灶	患病率为 8% 多由龋齿，过度磨耗所致	大多由重度磨耗所致		
磨损		釉质完全消失，牙本质大量磨损者占大多数	患病率 37.5% 男＞女	
阻生	一侧未萌出者占 10.8% 两侧未萌出者占 13.7%	可见近中倾斜埋伏阻生		第三磨牙阻生率 9.8%
错𬌗畸形	下颌牙列拥挤者占 24% 2｜2　错位多见	前牙见到圆锥状额外牙		第 2 个个体 3｜3　牙列拥挤 3｜1　近中倾斜 患病率 26.3% 牙齿拥挤占 12.5%

注：数据来自周大成著《中国口腔医学史考》及郑麟蕃等著《中国口腔医学发展史》

（一）新石器时代人类牙体解剖生理学测量与观察

人类与其所处的自然环境、社会环境密切相关，相互影响，人类牙齿、颌骨演化发展过程，体现在不同时期的牙齿、颌骨形态结构、牙体尺寸比例、牙萌出情况、牙齿与颌骨的生长发育关系的变化。

根据各国人类学家奉为经典的人体测量标准和方法，对新石器时代人类牙齿标本进行了解剖生理学测量与观察，包括牙体全长、牙根长度、牙冠高度、牙冠宽度、颈长与颈宽的测量，以及牙根形态、牙冠磨耗程度、牙槽骨是否有破坏、牙齿阻生现象的观察。结果显示，牙根长度大于现代人类，牙冠高度小于现代人类；在形态学观察上，牙根比现代人粗大、牙冠磨耗过度（图 3-4）。说明牙颌系统承受的咀嚼压力负荷大于现代人类，吃的食物坚硬、颗粒大且粗糙。牙冠的长度、颈长、牙冠宽度、颈宽均与现代人类牙相似；牙冠的咬合面积与现代人也近似，说明新石器时代河南下王岗人在人类体质学上与现代人类近似。人类在演化过程中，牙齿为了适应颌骨的退化和咬合力的减少，形态也随之缩小。

（二）新石器时代人类口腔疾病分析研究

新石器时代的人类中也普遍存在着口腔疾病，可见龋病、牙周病、根尖周病、牙磨耗症等。

1. 龋病在各种口腔疾病的患病率中位居前列 龋病患病率与社会经济类型密切相关，受食物中碳水化合物的含量多少影响。Turner 曾对全球范围内古代居民龋病与经济类型的关系做了研究，结果表明狩猎 - 采集型居民患龋率平均是 1.3%，混合型经济居民患龋率平均为 4.8%，农业经济型居民患龋率平均为 8.6%。说明从狩猎 - 采集型经济向农业型经济转变的过程中，患龋率明显增加。

研究发现，新石器时代的河南下王岗人患龋率为 4.88%，正处于混合经济阶段，狩猎和农业型经济并存。龋病好发牙位次序是 M3 > M2 > M1 > PM1，第三磨牙最多见，其次是第二磨牙、第一磨牙和前磨牙，也许第一磨牙萌出后，很快遭受磨耗，不易龋坏，第三磨牙位置不正，易发生龋坏（图 3-5）。上颌牙龋坏多于下颌牙，切牙少见。

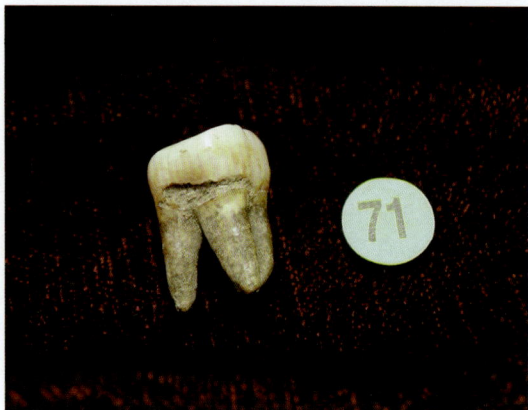

图 3-4 新石器时代人类牙齿

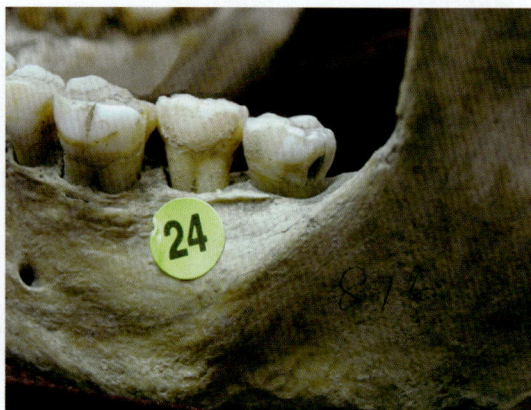

图 3-5 新石器时代人类龋齿好发牙位多见于第三磨牙

龋病好发牙面依次是：近远中邻面龋（占 43.33%）> 咬合面龋（占 36.67%）> 颊舌面的颈部龋（占 14.44%）> 根面龋（图 3-6）。推测新石器时代人类牙齿的咬合面过度磨耗，造成创伤咬合、食物嵌塞，易形成邻面龋；食物粗糙对牙齿的颊舌面、根面起到自洁作用，龋病发生率低。

2. 新石器时代人类根尖周病变高发 新石器时代人类根尖周病变的患病率很高，占 9.8%。由于新石器时代人类的牙齿患有龋病或过度磨耗，得不到及时治疗，进一步发展可引起髓腔暴露，乃至根尖病变，使根尖周牙槽骨和牙骨质破坏。在颌骨标本上，可见到围绕根尖部的圆形或椭圆形边界清楚的缺损（图 3-7）。

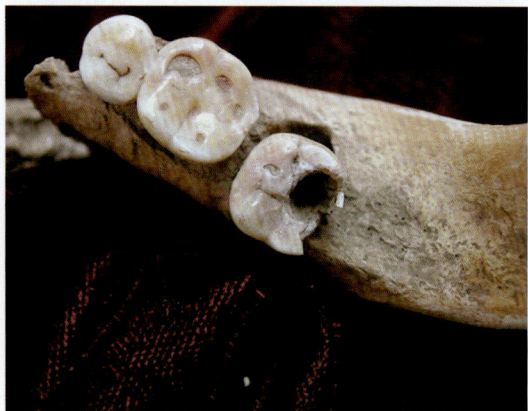

图 3-6 新石器时代人类磨牙咬合面龋

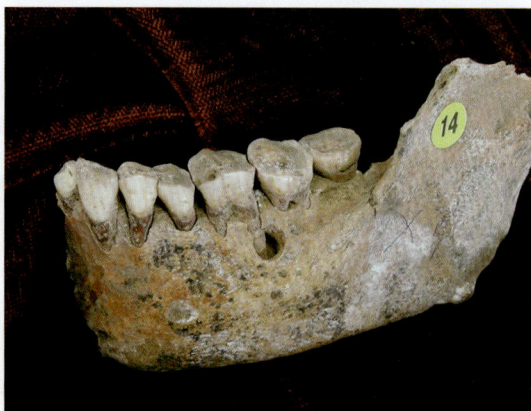

图 3-7 新石器时代人类牙齿可见根尖周病遗踪

3. 新石器时代人类的牙周病 新石器时代人类牙周病患病率很高，上、下颌骨均可发生牙槽骨破坏，牙槽突水平吸收所占比例最高，可见显著萎缩和边缘增厚的牙周炎病理改变（图 3-8）。说明过硬和粗糙的食物造成创伤咬合,刺激牙槽骨吸收。

4. 牙齿磨耗与饮食和环境因素的关系　牙齿过度磨耗在狩猎-采集型经济为主的古代居民中表现明显。牙齿磨耗与人类在演化过程中的行为模式密切相关,人类的行为模式包括:生存环境、生活习俗、咬合习惯、将牙齿作为非咀嚼性的工具使用等所造成的牙齿磨耗。

牙齿的主要功能是咀嚼食物,在摄取、切割、粉碎和研磨过程中,牙齿磨耗程度直接反映了牙齿的咬合面作用于不同质地食物留下的痕迹。通过分析新石器时代人类牙齿磨耗情况,可以得出规律如下:

第一磨牙磨耗程度最严重(图3-9)。因为第一磨牙是口腔中萌出最早的恒牙,在咀嚼食物的过程中发挥主要作用,可以粉碎和研磨食物,也是建立口腔正常咬合关系的主要功能牙。第三磨牙是口腔中萌出最晚的恒牙,且经常发生萌出障碍,不能与对颌牙建立正常咬合关系;在咀嚼食物的过程中发挥作用较小,所以磨耗程度最轻。

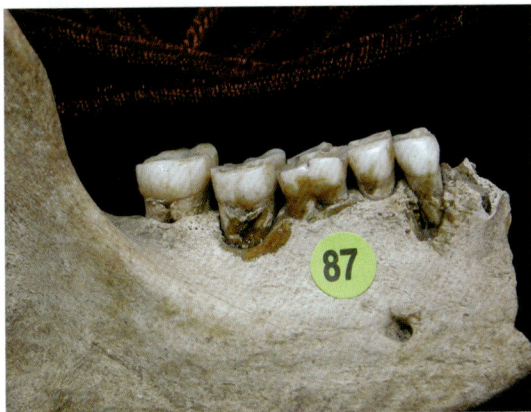

图3-8　新石器时代人类牙周病

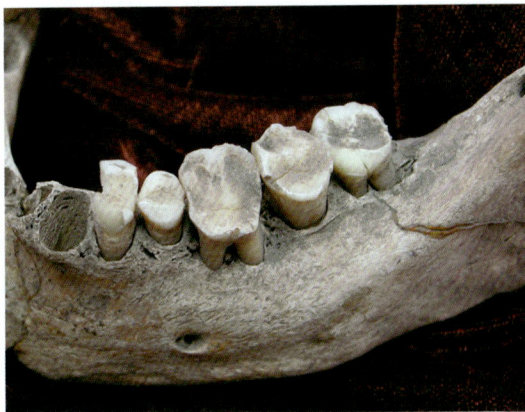

图3-9　牙齿磨耗

上下颌同名磨牙磨耗程度几乎一样,说明牙齿磨耗在同名牙上是接近的;其形态、萌出时间、参与行使的功能也基本相同。新石器时代人类牙齿承受咀嚼压力大,食物坚硬、颗粒粗糙,造成牙齿磨耗严重。

(三)新石器时代第三磨牙萌出障碍的演变过程

从猿进化到人类的漫长岁月中,由于人类的直立行走,石器和火的使用,食物由生到熟、由粗变细,人类体质发生了很大改变,咀嚼器官及咬合力逐渐变小,引起牙齿形态、颌骨、咀嚼肌、面貌明显改变;头颅发达,下颌后缩,形成颏;咬合关系变为中性咬合;造成牙列拥挤和第三磨牙萌出障碍。

由于新石器时代人类已经开始定居生活,发明了农业和畜牧业,从狩猎型经济向农业型经济转变,生存环境和饮食结构与现代人接近,第三磨牙阻生类型与现代人类也是接近的,可发生第三磨牙的近中、水平、低位、骨埋伏等多种阻生状态(图3-10、图3-11)。

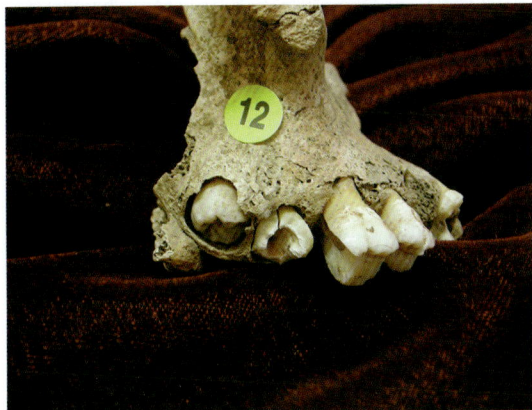

图3-10　上颌第三磨牙阻生

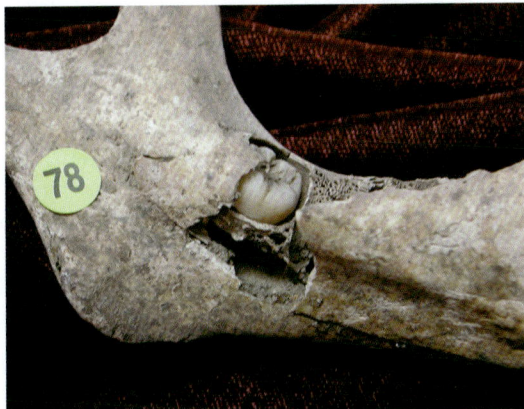

图3-11　下颌第三磨牙阻生

四、口腔卫生保健习俗

考古工作者通过对大量石器时代人骨化石的观察，发现一些异常变形的颌骨和牙齿化石，认为这些变异情况是由于这一时期人们的一些习俗所造成。

（一）拔牙习俗

考古工作者从山东大汶口、江苏大墩子遗址出土的人头骨化石中观察到超过半数的两性个体生前缺少上颌侧切牙，其牙槽骨愈合良好，看不出是由于病变而拔牙的痕迹，山东大汶口和曲阜西夏侯遗址也有相同的报道。这么多的个体生前缺少上颌侧切牙的资料，可以推断出由于这个时期有拔牙习俗而造成的。据观察，拔牙的时间大多在青春期进行的，拔牙的方法也多为敲打法。

我国古籍中也有关于拔牙的记载，《山海经》《淮南子》中有一些相关的传说。《博物志》中记载我国古代相当于现在的湖南、湖北、川南、滇东、贵州、湘西等地的少数民族称为僚，唐代以后又有葛僚（仡佬）之称。他们有拔牙习俗，被称为"打牙仡佬"，这种习俗逐渐发展到辽宁、河南、山东等地。

不同民族，拔牙的目的不完全一样。春秋时代《管子》谓："昔者吴邗战，未龀不得入军门，国子摘其齿，遂入，为邗国多"，就是说乳牙未换完的不许参军，孩子们为参军而拔牙。晋·张华撰《博物志》说，"荆州极西南界至蜀诸民曰僚子，及长皆拔去上齿牙各一以为身饰"，因美容而拔牙。中国台湾《彰化县志》云："女有夫，断其旁二齿，以别处子"，因婚娶而拔牙。《大清一统志》贵阳府苗蛮条中记载："父母死，子妇各打其二齿、纳诸棺中、以为永诀"，这是为给父母服丧而拔牙；《新唐书》南蛮传有"僚地多瘴，中者不能饮药，故自凿齿"，因开口困难为服药方便而拔牙。

（二）含球习俗

我国考古工作者韩成信等在鉴定新石器时代骨化石时发现了一些颌骨异常磨损变形的标本，并发现造成异常是由于口腔内长期含球的机械原因所造成的。江苏大墩子和山东兖州王因地区出土的新石器时代口腔含球个体就有18具，其中有15个石球、3个陶球。球的大小与现在儿童玩的玻璃球相似，球体不是固定在口腔一侧，而是可在口腔内左右调动，因此，口腔内磨损痕迹大多左右两侧同时存在。从标本中见到年龄最小的是在一个大约6岁儿童的下颌骨旁发现了陶球，说明这种习俗开始于幼年，而且多数出现在女性个体。目前文献记载中还未能发现对这种习俗含义的解释。

（三）涅齿习俗

新石器时代已经发现有些地区的人们有用某种黑色染料将牙齿染黑的习俗，我国在这一方面的记载有，《魏志·倭人传》有"东海中有黑齿国"的记载，中国台湾省《凤山县志》中"拔去前齿，齿皆染黑"的记载，云南省布朗族有集体涂染牙齿习俗。

日本古代涅齿习俗曾很盛行过。涅齿是用特制的"铁浆"材料涂擦牙齿。古墓中可见到涅过的牙齿，古籍中也有许多关于涅齿的记载，而且在文学艺术中都有描绘涅齿的论述、图画和歌舞，日本的明治、大正时代曾出现过涅齿瓷牙及全口涅齿瓷牙。这个习俗在东南亚地区的印度尼西亚和菲律宾等国曾流行过。涅齿大都是表示美容、成年或结婚，只是各国涅齿所用的材料不同。

无论是拔牙习俗，还是含球习俗、涅齿习俗都反映了当时人们为了达到某种目的而损伤正常的牙齿或颌骨，在不同程度上危害了人体的健康。

第二节　牙医学的起源

根据世界各地古文明的文字记载，对龋病、牙周病、牙齿脱落等口腔疾病，古巴比伦人、古埃及人、古印度人、玛雅人、亚述人、阿拉伯人等都有着相同的认识与疗法。公元前7000年，印度河文明记载由技艺精湛的珠工匠使用弓钻治疗牙齿的相关疾病，说明在早期农业文明中已经出现原始的牙病治疗方法。公元前2000年，古巴比伦人记载龋齿是由"牙齿蠕虫"造成，在古印度、埃及、日本、中国也有相似的记载，一直到欧洲中世纪这种说法仍然存在。"牙齿蠕虫"也被法国当时最杰出的外科医生 Guy de Chauliac 极力推崇。公元前2700年，中国人已经开始用针灸治疗龋病引起的牙痛。公元前 16 世纪，古埃及医学中最重要的医药记录之一"埃伯斯纸莎草纸"，记载了多种牙齿疾病和牙痛的治疗措施。公元前 700～前 510 年间，生活在古代意大利西北部地中海沿岸的伊特鲁里亚人擅长黄金锻造术和镶牙，从墓地里发现了许多珍宝和黄金制作的宽带金箍假牙，证明他们实施了世界上最早的假牙修补术。公元前 100 年，古罗马医疗作家 Aulus Cornelius Celsus 的著作 *De Medicina* 最早提出用棉绒或铅填补牙齿，同时提出了牙齿固位、牙痛的治疗、颌骨骨折的治疗和正畸治疗术。

牙医学的启蒙期从中世纪开始，直到文艺复兴时期。中世纪初期，牙科手术一般都是由受过教育的僧侣实行。理发师剃头使用的工具有理发尖刀和剃须刀，有利于手术而经常担任僧侣的助手。1130 年教皇颁布法令，禁止僧侣从事一切外科手术，修道院的外科治疗工作就由理发师们代替，被称为"理发师 - 外科医生"。1210 年法国成立理发师行会，理发师 - 外科医生群体，更多从事理发、放血、拔牙等卫生服务性工作。1530 年，第一本牙科手册 *The Little Medicinal Book for All Kinds of Diseases and Infirmities of the Teeth*（Artzney Buchlein）在德国出版。该手册为治疗口腔疾病的理发师和外科医生所著，涵盖了口腔卫生、拔牙、钻孔和金箔充填术等许多实际问题。

进入 18 世纪，随着基础科学的发展，牙医学从中世纪的启蒙期开始慢慢走向专业化、科学化。1728 年皮埃尔·福沙尔，或皮尔·福查德（Pierre Fauchard）出版了世界牙科学伟大的著作《牙外科医生》（图 3-12），标志着牙科从外科中独立出来，成为专业的学术性科学。1839 年世界上第一本牙科学杂志《美国牙科科学期刊》正式出版，牙科界开始有了专业的期刊，1840 年成立了全世界第一个牙医师的全国性组织——美国牙科外科医生协会，1840 年全世界第一所牙医学院——巴尔的摩牙医学院建立，标志牙医学学科的正式成立。

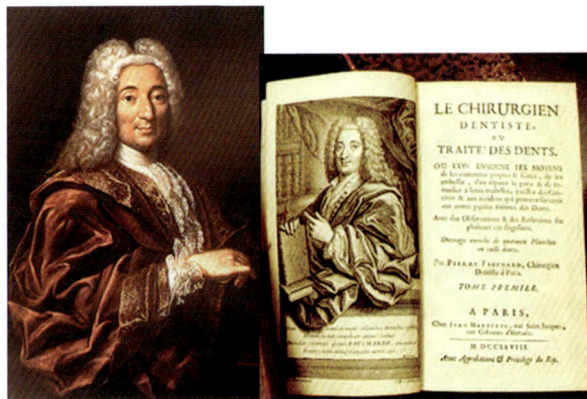

图 3-12　Pierre Fauchard 和《牙外科医生》

一、古代牙医学

刀耕火种的史前，人类在漫长的演进过程中，头骨、牙齿和口腔也在发生着悄然的变化。从史前文明到近代文明，对口腔疾病的记载贯穿着人类历史。尼罗河文明、爱琴文明、玛雅文明、拉丁世界、两河文明、华夏文明，用不同的古老文字描述着各种最常见的牙病治疗方法，记载着世界早期牙医学的发展历程。

早在 4600 年前埃及医学就已确立。医生开始对人体特定部位及器官进行专科诊疗。目前所知古埃及最早的牙医是赫塞·雷（Hesi-Re），生存年代在左塞尔（ZOSER，古埃及古王朝时期第三王朝法老）在位时期，是一个"治疗牙病的医生"。萨呼拉（Sahura）法老王赐给他最喜爱的医生尼安克西克梅（Ny-Ankh-Sekhmet）的一块石碑，进一步证实了牙科从其他医学层面独立出来的事实。在石碑底部刻着难解的碑文，还有一个小小的人物图腾"牙者"（Men-Kaoure-Ankh, a man of the tooth）。古代埃及人会在莎草纸上记事，而埃及的干燥气候也让这些文献得以保存数千年。与医学相关的文献主要是记载在赫斯特（Hearst）、埃德温·史密斯（Edwin Smith）和乔治·埃伯斯（George Ebers）等莎草纸文稿上。其中以乔治·埃伯斯莎草纸文稿数量最多且保存最完整，埃伯斯莎草纸成书年代在公元前 1550 年，记载了许多牙科疾病的参考文献，包括牙龈炎、牙髓炎及牙痛等。

玛雅文明形成于公元前 1500 年。玛雅人虽属于新石器时代的民族，但已能娴熟的炼制及锻造黄金、银及部分青铜器，雕琢宝石的技术也非常精良。玛雅人善于将精雕的石头镶嵌在上下门牙小心制备的窝洞中，偶尔也镶嵌在臼齿上，这些镶嵌物是由各种矿物雕成，包括硬玉、黄铁矿、赤铁矿、绿松石、石英以及可萃取水银的辰砂。这些窝洞都是在活髓牙齿上，一般使用一根形似吸管的圆形坚硬管子，通过手或绳子的转动，搭配石英粉加水调成的研磨剂，直接从牙釉质钻入牙本质，切入漂亮的圆孔。由于石头镶嵌物完美地紧嵌在窝洞中，因此即使经过千年仍不会移位。为了增加摩擦固位力，镶嵌物与窝洞之间还要以粘接剂封闭。以现代光谱检测得知，这些残存的粘接剂是由多种矿物组成，主要成分为磷酸钙。巴西圣保罗巴比欧（Amadeo Bobbio）在牙植体方面深有研究，研究发现，在三颗前牙的缺牙处，置入了三片形状似牙齿的贝壳。1970年巴比欧对碎片进行的X线片显示，在两颗植体的周围有致密骨形成。

古希腊人在文学、戏剧、哲学、医学等诸多方面有很深的造诣。这一文明遗产在古希腊灭亡后，被古罗马人延续下去，成为整个西方文明的精神源泉。希波克拉底（约公元前460～前377年）提出了"体液学说（humours）"，对以后西方医学的发展产生了巨大影响。关于牙齿的形成和萌发、牙齿疾病以及治疗方法等许多资料散见于希波克拉底的著作中，其中关于牙齿发育方式的描述："胚胎于子宫中吸收营养，使第一颗牙形成，出生之后，营养即由母乳供给。当这些牙齿脱落后，再出现的牙齿则来自食物和饮水。第一颗牙齿的脱落约发生于7岁时，此后长出的牙齿将随人成长至终老，除非有疾病破坏。"

早期拉丁语中并没有"牙医师"一词，因为牙科非独立专科，而是被视为医学的一部分。罗马的医生也无法区分发生于口腔疾病与发生在身体其他部位的疾病，也没有非专业人士精通牙科。对罗马理发匠所做的多种服务的调查文献中也没有提及拔牙这一项。不过，罗马皇帝提比略（Tiberius）时代的百科全书专家塞尔苏斯（Celsus，公元前25—公元50年）曾描述这一时期医生使用的外科器械，其中有拔牙钳和一种称为"Tenaclum"的工具，用来拔除牙根的特殊器械。

塞尔苏斯撰写了一本古代最具权威的医学知识摘要《论医学》，直到近代以前都还一直被奉为基本教科书。书中讨论了许多关于牙科，有关口腔卫生及萌牙困难等问题的基本治疗方法，散见于不同章节之中。塞尔苏斯形容牙痛"是肉体与精神折磨中最痛苦的"，治疗方式有许多种，包括使用各种热膏药、漱口、使用蒸气、泻剂和缓泻药以及其他多种疗法。他建议罹患龋齿的人，不急于拔牙。假如牙齿最后还是难逃拔除的命运，他建议先以亚麻线或铅来填塞龋洞，当拔牙钳的喙状端施力在牙齿上时，牙冠才不会破裂。古罗马时代有医生开始执行牙科医疗行为的最具体证据见于盖伦（公元前129—前199年）的著作中，他搜集了当时所有的医学知识编辑成书，其著作到文艺复兴时期以前，一直都是医学权威。盖伦遵循着希波克拉底的建议，先观察、研究，再作出诊断及订下治疗计划。不过当他声望日隆之际，他却舍弃此途，将理论和医疗根植于信仰和假设之上。他停止了解剖尸体，改以研究动物取代，也因此他提出的推论错误百出。中世纪的医生一直盲从盖伦的论调，一直到文艺复兴解剖学得到重视之后，才有人开始质疑盖伦的观点。

古印度时期，早期牙科治疗的大部分知识都来自《妙闻全集》，妙闻主张割除"腭部肉瘤、腭部红色肿瘤及位于智齿上之肿瘤。"肿瘤长在牙龈或舌头之上，则应以划破或烧灼而不用切除来治疗。烧灼是经常使用的疗法，特别是口腔疾病。外科医生经常会使用一种特别设计的铁器，并将扁平的卵圆形末端加热烧红。他们也使用加热的液体，例如蜂蜜、油或蜡。公元650年左右的外科医生婆拜塔（Vagbhata），收集许多妙闻的学说并加以增补。他提出以蜡来填充龋洞，并用加热探针将蜡烧完，以杀死牙虫。假如这样还无法减轻疼痛，他建议以特殊设计的拔牙钳（钳嘴像动物头）来拔掉牙齿。妙闻也描述了钝的（yantra）和尖的（sastra）的两大类外科器械。在他的著作中，记载着101种钝器械，其中一种特殊的拔牙钳称为"Dantasanka"。由于医学与宗教的信仰，印度人极为重视自己的牙齿。印度人认为口腔是通往身体的门户，因此坚决要求务必保持干净。那些文人雅士或僧侣面对着升起的太阳，1小时擦牙一次，并朗诵祈祷文，祈求神明庇祐他们及其家人。印度人都会在早餐之前先清洁牙齿、舌头及嘴巴，因为他们相信许多疾病都是由坏掉的牙齿所引起。印度人的牙刷是用新鲜嫩枝制成，将末端磨成纤维状。树枝的取得，依一年中的时节和使用者的性情而定，取用为牙刷的树枝通常带有苦味及收敛性质。每日的例行仪式不仅限于刷牙。在固定的沐浴及排泄之后，还要使用特殊设计的器械来刮净舌头，接着在身体涂抹香油，最后用蒟酱叶、樟脑及小豆蔻或其他芳香药草制成的混合物漱口。希波克拉底在《论妇女疾病》（*On Diseases of Women*）就提到一种将大茴香、莳萝及没药捣碎泡于白酒中的印度调剂。

二、中世纪牙医学

中世纪(约公元476—1453年)是欧洲历史上的一个时代(主要是西欧),始于西罗马帝国灭亡(公元476年),在世界范围内,封建制度占统治地位的时期,直到东罗马帝国灭亡(公元1453年)。在这一时期,欧洲瘟疫大暴发,引起了社会、经济和政治的大变动,对瘟疫和各种疫病的研究,同时也推动了欧洲医学尤其是解剖学、外科学的快速进展,开始建立公共卫生制度,出现医院及大学医学教育。

东罗马帝国时期,保存了早期希腊的一些语言、文化及文献教科书,对医学知识的收集做出了一定的贡献。

1. 欧里巴席尔斯(约公元352—403年),为罗马皇帝朱利安(Julian the Apostate)的御医,完成全七册的《医学全集》,但大多散佚。内容大多改写自盖伦的著作,有关牙科的资料属于比较早期的大师作品。

2. 埃提乌斯,是查士丁尼一世(公元527—565年在位)的御医。他留下了一本内容广泛的大作《四体液》,其中详载了牙齿疾病和治疗。

3. 亚历山大(Alexander of Tralles,公元525—605年),是拜占庭编纂者中唯一具有独创性的人。著有十二册医学书籍,反映了前辈对于使用拔牙钳拔牙的恐惧,并建议医疗执行者先以玫瑰油、沙果肉、碎明矾、硫黄、胡椒、雪松树脂及蜡的混合物,置于牙龈边缘令牙龈发炎,使牙齿松动,如此就可松动患病牙齿,直至能以手指拔除为止。

4. 保罗(Paul of Aegina,公元625—690年),是希腊折衷学派学者,他将古代基本的医学知识以及他那个时代牙科的清晰状态总结概述。在《论口腔疾病》(*On Affections of the Mouth*)一章中,提出炎性牙龈肿和瘤性牙龈肿的不同,并描述了个别的治疗方法。探讨了关于萌牙,详述拔牙过程。阐述了如何使用锉刀,以降低凸出于邻牙的牙齿高度。保罗提到要清除牙结石的人,即以凿子或其他器械来清除牙垢的堆积。他积极提倡口腔卫生,并对会造成呕吐及粘牙的食物提出警告。他反对直接用牙齿咬碎硬物,坚持在每天最后进食之后是清洁牙齿的最重要时机。正因为有保罗等进步知识分子特别是牙科医疗工作人员的倡导和积极推动,东罗马帝国时期,在拜占庭世界,牙科学得一些发展。

在欧洲中世纪初期,西方世界逐渐陷入无知、迷信与思维被动的泥沼中。公元6世纪前后,出现了"教会医学"(monastic medicine),医学不再根植于理性的原理上,教会也开始迫害那些想建立理性观念的人,医学的进展几乎停摆。此时的病患也对巡回外科医生及江湖密医所提供的惊奇治疗、圣物的治疗力量、神圣祈求的祷告及驱除最初致病的邪魔等依赖日深。传染病大肆流行之际,大批民众在半夜里仓皇涌向教会,祈求天主保佑。

当时牙科医疗最重要的文献出自德国的圣希尔德加德(Saint Hildegard,1099—1179年)以德语命名的《身体》(*Physica*)一书,记载着植物、食物及矿物的各种疗效。她对牙齿的知识全来自亚里士多德学派,提出牙痛是由于供应牙齿的动脉中流着会引发虫牙的血液,主张以燃烧的龙舌兰和没药的烟来熏除牙虫。圣希尔德加德列举了许多牙痛的疗法,包括使用龙葵和苦艾等植物制成的混合剂漱口。使用许多方式制备的糊药可用于颌部,也建议可以用燃烧的盐和骨粉来治疗松动的牙齿。

1347—1353年,欧洲爆发了一场流行迅速、破坏性极大的传染病,即流行性淋巴腺鼠疫,即黑死病。黑死病对中世纪欧洲社会的政治、经济、文化和人们的心理都造成了重大创伤,这个时期被西方学者称为"中世纪最黑暗的年代"。新兴大学对瘟疫和各种疫病的研究,一个名叫希利亚克的医生在教皇支持下开始解剖死者的尸体,而在此之前解剖尸体被教会视为大逆不道。解剖学由此开始发展,西方医学逐渐认识了人体生理,进而促进了外科学的发展。

教会医学的初期,医疗大多由僧侣执行。1130年的克莱蒙(Clermont)教会会议和1139年的拉泰郎(Lateran)教会会议,先后明令禁止僧侣和正规教士行医,因此医业逐渐落在教外人士,特别是原先协助僧侣处理外科手术的理发匠手中。理发匠原是修道院内的仆役,在1092年禁止蓄鬓后,刮鬓、理发就成为理发匠的主要工作,因此被称为"理发杂役"。此后,理发匠的营业范围扩大了不少，许多外科事务都有赖其施行，例如取出白内障晶状体、切除膀胱结石、切开脓肿、放血及拔牙等。法国理发师行会 1210 年在巴黎成立，其中部分成员要求有更多的专业知识，最后终于引发了外科医生（长袍外科医生）与世俗理发匠（短袍外科医生）之间的严重分裂。14 世纪时，许多法令严禁世俗理发匠在没有通过长袍外科医生的考试下执行外科手术。有些简单的外科医疗则两者都可执行，例如放血及拔牙。然而慢慢发展下来，像放血、以吸血器吸血、灌肠、以水蛭吸血及拔牙等却全成了理发匠的独占范畴。

早期在外科的领域中，获得卓越成就的外科医生都会将他的行医心得及专业论述形诸文字记载下来，成为后继者奉行之圭臬，其中以 12 世纪末萨勒诺的罗杰（Roger of Salerno）及 13 世纪初帕马的罗兰（Roland of Parma）最为有名。他们的著作被广为传抄，也为早期牙医治疗的做法提供了有趣的图像。自希波克拉底开始，医生以专业自许，认为除非万不得已，否则最好不要采用风险高的拔牙，并建议可以采用烟熏法及烧灼法来处置。在他们的著作中，记载下颌骨骨折及脱臼、自舌下静脉放血以及牙痛等的治疗方法等，包括在蛀牙内放入渡鸦粪便之类的方法。

三、文艺复兴时代的牙医学

文艺复兴起于 14 世纪的意大利，到 16 世纪时已扩大至欧洲各国，其影响遍及文学、哲学、艺术、政治、科学、宗教、医学等知识探索的各个方面，这场文化运动对近代早期欧洲产生了深刻的影响。在这一时期，医学也得到了发展。解剖学从外科学中分离出来，成为医学领域中独立的分支；由于解剖学的进步，外科学得到迅速的发展，出版了许多牙科文献；在艺术璀璨的文艺复兴时代，牙科的发展在众多艺术品中都有所涉及。

安德烈·维萨里（Andreas Vesalius，1514—1564 年）的解剖学名著《人体的构造》（*De humani corporis fabrica libri septem*），书中以他在解剖时的亲眼所见为依据，影响当代极为深远，堪称是划时代的挑战与贡献，从而推翻了盖伦的传统理论，是有史以来最伟大的医学著作之一。安德烈·维萨里推翻了盖伦的牙齿非骨头学说，认为牙齿与骨一样，一生都会生长。

达·芬奇（Leonardo Di Ser Piero Da Vinci 1452—1519 年），意大利文艺复兴三杰之一，在生理解剖学上也取得了巨大的成就，被认为是近代生理解剖学的始祖。他凭借烛光，在罗马圣灵停尸间内，先后解剖了 30 具以上的尸体，前后绘制了一千多幅解剖图。达·芬奇掌握了人体解剖知识，从解剖学入手，研究了人体各部分的构造。最先采用蜡来表现人脑的内部结构，设想用玻璃和陶瓷制作心脏和眼睛。达·芬奇发现了血液的功能，认为血液对人体起着新陈代谢的作用，并提出血液是不断循环的。血液不断地改造全身，把养料带到身体各个部分，再把体内的废物带走。达·芬奇研究心脏，发现心脏有四个腔，并画出了心脏瓣膜。他认为老年人死因之一是动脉硬化，而产生动脉硬化的原因是缺乏运动。后来，英国科学家哈维证实和发展了达·芬奇这些生理解剖学的成果。

这一时期的外科技术得益于基础医学的发展而进步，外科医生工会于 1368 年在英国成立。1462 年，伦敦理发匠特许行会（Mystery of the Barbers of London）随即并入。虽然两个团体的大多数成员都是技巧纯熟的医疗执行人员，但因为缺乏专业性的强制标准，难免会发生良莠不齐的情形。在都铎王朝时期，伟大的外科医生克劳斯（William Clowes）就曾对当时那些技艺不精的同业展开猛烈抨击，形容他们"和逃亡者或是流浪者无异……举止无耻，性格无知邪恶，在判断与理解上粗野残酷……简直是个糟糕至极的大杂烩"，无疑的，情况并没有比一世纪以前好。在 1535 年以后，因为亨利八世关闭修道院，许多修士被迫离开而自力谋生，这些人都具有医学与外科的基本知识，因此也提升了外科医生的身份与地位。

15 世纪初期，外科医生与理发匠的战争达到了最高峰，言论激烈，情绪高亢。最后由亨利八世出面说服双方，并成立了理发匠—外科医生皇家学会，终结了争论。亨利八世批准的皇家法令盛典，规定中载明了双方可以执业的界限：外科医生不插手剪发或刮胡子，而理发匠则禁止执行外科手术。至于双方都可执行的部分，包括拔牙、吸器放血、水蛭放血及一般放血等。

欧洲的外科技术兴起于 15 世纪～16 世纪之间，一方面是因为解剖学的长足进步，另一方面则是由于长年累月的战争，造成外科医生需求量大增。此外，14 世纪发明的火药，也让战事更形惨烈,不论是伤患人数或受伤程度都有递增趋势。许多医疗执业者晋身至医学专业的最前线,地位等同于医界中位阶最高的医生。

四、中国古代的牙医学

在中华民族上下五千年的历史长河中,祖先们在生产劳动的过程中,在与大自然斗争中开始了原始的医疗保健工作。口腔作为人体的重要组成部分,口腔疾病伴随人类的产生,在与口腔疾病斗争中逐渐提高认识、积累经验,形成了大量的口腔疾病诊疗经验记载,为世界口腔医学发展做出了巨大贡献。

(一)我国古代对口腔疾患的认知

1. 关于龋病的记载 殷商甲骨文字中,有疾口、疾舌、疾言、疾齿、龋病等50多种与口腔疾病有关的卜辞。甲骨文中"龋"字是牙齿生虫的象形,这是世界医学史上有关龋齿的最早记载,其中对于龋齿的描述证实了中国对龋齿的记载早于世界上相当多的国家。象形文——"龋"字下部是口腔中排列整齐的牙齿形象,上部是虫在蛀蚀牙齿,旁边还散落被虫蚀的牙碎屑(图3-13)。由此可证,中国早在殷代就有关于"龋齿"的记载。《史记》中记载了西汉名医淳于意的24例诊籍",其中记录了口齿疾病的认识和治疗方法,即用灸法和苦参汤含漱治疗龋齿,且指出其病因"得之风,及卧开口,食而不漱",可见当时对口腔不洁与致龋的关系已有所认识。

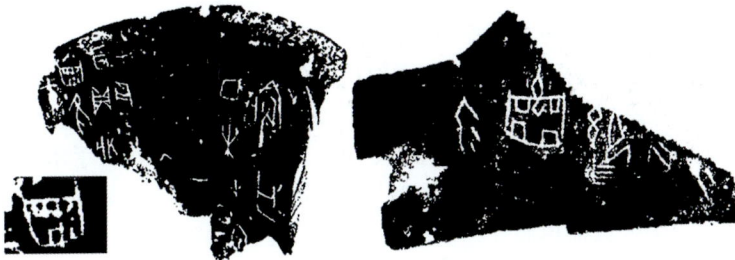

图 3-13 齿和龋字的甲骨文拓片

2.《黄帝内经》 关于牙医学的记载主要在《黄帝内经》,分《灵枢》《素问》两部分,为古代医家托轩辕黄帝名之作,为医家、医学理论家联合创作,一般认为成书于战国时代,是中国传统医学经典著作之一,在理论上建立了中医学上的"阴阳五行学说"、"脉象学说"、"藏象学说"等。它的问世,开创了中医学独特的理论体系,标志着祖国医学由单纯积累经验的阶段发展到了系统的理论总结阶段。先秦时代的史料显示该阶段已经注重对口腔疾病的记录,《内经·素问》介绍了恒牙的萌出时间:"女子七岁,肾气盛,齿更发长";"丈夫八岁肾气实,发长齿更"。这是关于牙萌出时间的最早论述,所提出的女子七岁,男子八岁,乳恒牙开始替换。这些与现代医学的认识基本一致。而且指出牙齿的生长发育与肾气的"盛""实""衰落"有密切的关系。中医认为肾为人体先天之本,主骨生髓,牙齿为骨之所余,髓之所养,肾虚则齿豁,肾固则齿坚。因此中医用补肾方法治疗口腔疾病是有理论依据的。临床观察确实取得了良好的效果。

《内经·素问》《奇病论》所记载的"厥逆"是关于三叉神经痛的首次记载。《灵枢·肠胃》关于口腔形状的认识谈到:"唇至齿长九分,口广两寸半。齿以后至会厌深两寸半,大容五合。舌重十两,长七寸,广两寸半。"《论衡》记载"孔子反羽",是中国首例中切牙外翻畸形。所记载的"帝喾骈齿"以及《史记》所记载的"武王骈齿"是中国首例及第二例牙齿移位或多生牙症例。其中"颜回(公元前521—公元前409),年二九,发尽白,齿早落"的记载,说明颜回是中国有记载的首例青年型牙周变性患者。

(二)中国古代口腔疾病的诊疗

中国是世界上文明发达最早的国家之一,有将近3600年的有文字可考的历史,记载着中华历史的发展和演变,其中包含对口腔疾病诊疗的经验总结。

1. 先秦时期(公元前2070年—公元前221年)《黄帝内经》对口腔、龋病、牙周病等的描述,是最早的口腔疾病系统认知和诊疗经验总结。

2. 秦汉时期(公元前 221—公元 220 年)　西汉淮南王刘安所著《淮南子》记载"孕见兔而子缺唇"是我国关于唇裂记载之始。东汉张仲景撰写了我国第一部口腔医学专著《口齿论》。马王堆三号汉墓帛书中发现了治疗口腔疾病的"齿脉脉，东汉帛书《五十二病方》中记载了中国最早的牙齿充填治疗法。甘肃省武威县出土汉简记载"治千金膏药方"是我国最早治疗牙痛的膏剂。

3. 魏晋南北朝时期(公元 220 年—公元 581 年)　北魏嵇康在《养生论》有"齿居晋而黄"的论述，是对氟牙症的最早认识。唐代房玄龄等著《晋书•温峤传》有："峤先有齿疾，至是拔之，因中风，至镇未旬而卒，时年四十二。江州士庶闻之，莫不相顾而泣"，是我国口腔医学史上最早的拔牙病例。

4. 隋唐时期(公元 581 年—公元 907 年)　隋巢元方等编纂的《诸病源候论》是我国第一部中医病因证候学专著，对牙周病病因的论述"齿动摇候，手阳明之支脉入于齿，足阳明之脉，又遍于齿，齿为骨之所终，髓之所养。经脉虚，风邪乘之，血气不能荣润，故令动摇"；有关于拔牙损候的记载"拔齿而损脉者，则经血不止。藏虚而眩闷"，还有龋齿、牙槽脓肿、唇裂等关于牙齿及口唇疾病的记述。

唐代孙思邈的《备急千金要方》《千金翼方》分别按口、齿、唇、舌四部分论述了治疗各种口腔疾病的药物及方剂，记载了大约 200 多个医方，许多为后世临床工作中所采用。而且对某些疾病总结出特效的治疗药物，如记载"蔷薇根，角蒿为治疗口疮之神药。"近代临床工作中用蔷薇根单味或复方治疗口疮证明确有良效，反映了当时口腔疾病的治疗水平。从大量医方的记载中了解到作者用附子、细辛治疗龋齿；用生地黄治疗牙根松动、牙痛；用盐治疗牙肿痛、出血；用豆蔻、丁香治疗口臭疗效甚佳。孙思邈通过多年的临床实践对口腔疾病已有深刻的认识，而且在治疗方面已有建树。唐代王焘著《外台秘要》记载了 307 首口腔疾患的医方，其治疗方法分为含法、啮法、嚼法、熨法、烙法、熏法、封法、贴法、敷法、涂法、咽法、塞法、刺法、灸法、揩法、手术法等 17 种。

5. 宋辽金元时期(公元 907 年—公元 1368 年)　北宋王怀隐、王祐等奉敕编写《太平圣惠方》，卷一《口齿论》综述了宋代以前口腔诊疗的概况，又有卷 26、34 两卷论述了龋病、牙周病、口腔黏膜病等的病因、症状、处方。宋徽宗赵佶敕撰《圣济总录》，卷 117～卷 121 为口腔疾病方面的论述，共载有医方近 500 个，包括各种口腔疾病的病因、病理、方药及疗法。

6. 明清时期(公元 1368 年—公元 1912 年)　明嘉靖七年(1528 年)薛己撰写《口齿类要》一卷，是中国古代第一本牙科专著，主要叙述了茧唇、口疮、齿痛、舌症等 4 类口腔疾患，对今天中西医结合治疗口腔黏膜病方面仍有一定参考价值。明代李时珍《本草纲目》记载了治疗牙病药物数百种。清光绪时期太医院"共设五科，口齿为其一，咽喉归口齿。"晚清皇宫太医院中的牙医室是记载的中国最早的牙科治疗室。

（三）中国古代牙医学对世界口腔医学的贡献

1. 砷剂治疗牙痛　张仲景在《金匮要略》记载了以"雄黄、葶苈二味，末之，取腊日猪脂溶，以槐枝绵裹头四五枚，点药烙之"，这是失活牙髓的方法，雄黄即三硫化砷，是世界上最早记载用砷剂治疗龋齿的方法。之后有唐王焘的《外台秘要》记载："必效杀齿虫方：雄黄末，以枣膏和为丸，塞牙孔中. 以膏少许置口，烧铁笼烙之，令彻热以差止"的治疗齿病方法。明李时珍《本草纲目》中有"砒霜半两，醋调如糊，碗内盛，待干刮下，用粟粒大，绵裹安齿缝，来日取出，有虫自死，久患者不过三日即愈"。以上所描述的方法都是用砷剂治疗牙齿的记录，该记录所提到"粟物大"的用量，"来日取出"的用法都是很科学的。现代药理证实雌黄成分为三硫化砷，燃烧后分解氧化为三氧化二砷，即砒霜，其毒性可增加几倍。说明张仲景最早记录的用砷剂治疗牙痛是有科学道理的。

2. 银膏补牙　银汞合金作为牙体修复材料已有较长的历史，据史书记载早在我国唐代就开始使用银膏来修补牙齿。《唐本草》记载了中国最早应用汞合金充填牙齿的方法："其用白锡和银箔及水银合成之，凝硬如银，堪补牙齿脱落"，即用汞和白锡、银箔等做成的汞合金(汞齐)来做补牙的填充剂，这与今天临床使用的银汞合金有共同之处。

3. 发明牙刷　1953 年在前热河省赤峰县大营子村辽代驸马墓的随葬品中出土了两把骨柄牙刷，是世界上最古老的两把牙刷，证明中国在这个时期就已经开始以植毛牙刷清洁牙齿。发现墓主人的随葬品里有两把骨制牙刷柄，同出于一个白瓷盆中，盆内还放有金龙纹的银碗，盆、碗、牙刷柄同出一起，作为展品曾于 1956 年在北京故宫博物院展出。牙刷柄长度 19cm，植毛部长度 2.5cm，因年代久远牙刷头部所植的毛束已经消失。但牙刷柄很完整。牙刷头部的植毛部分由 8 个植毛孔，分 2 排，每排 4 孔，植毛面的孔径较背面孔径略大，以便植毛。在孔旁还能看得出是用金属丝结扎过的锈痕。毛束之间的等距间隔，有利于刷毛的干燥，也不容易藏污纳垢。其外形制法极类似现代的牙刷（图 3-14）。

4. **牙再植术**　《太平圣惠方》记载："治牙齿非时脱落，令牢定铜末散：熟铜末，当归，地骨皮，细辛，防风，持罗为散，和铜末同研如粉，以封齿上，日夜三度，二五日后牢定，一月内不得咬着硬物"。这是我国最早记录的齿牙再植术，也是世界上关于牙齿再植术的最早记载。书中对再植牙的适应证、方法及注意事项都记述得很清楚，这种治疗方法的出现显示出当时口腔疾病的治疗水平。

在《圣济总录》中牙再植术称为"复安"，记载：治牙齿摇落，复安令著，坚持散方："熟铜，当归，地骨皮，细辛，防风五味药，捣研如粉，齿才落时，热粘齿槽中，贴药齿上，五日即定，一月内，不得咬硬物"。所述与《太平圣惠方》关于齿牙再植术的记载基本一样，只是记录得更具体详细，明确指出其适应证是牙齿落时，热粘齿槽中，贴药齿上。

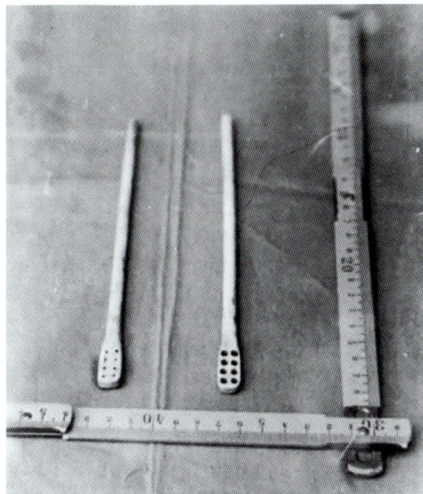

图 3-14　辽代植毛牙刷

1953 年赤峰县大营子村，辽驸马都尉墓出土，该墓为辽应历九年的墓葬（引自周大成《中国口腔医学史考》）

第三节　口腔医学学科的建立

16～17 世纪基础科学的发现奠定了现代医学的基础，但牙科学的发展仍然处于迷信和无知之中。显微镜的发现让人类发现定植在牙齿表面上的细菌，但龋病的病因防治研究并没有因此取得重大突破。外科医生的技术和地位在该时期逐渐上升，一些牙外科的治疗取得发展，赝复学也有一些进步，但是口腔疾病的治疗还是由缺乏训练的理发匠进行。

这个期间，生理学、解剖学、比较解剖学、组织学等有了重大发现。英国医生及解剖学家哈维（Willian Harvey，1578—1657 年）发现了血液循环，建立了生理学。荷兰科学家斯瓦姆默丹（Jan Swammerdam，1637—1680 年）首次观测到血液中红细胞并发现神经 - 肌肉功能，促进了生理学的发展。解剖学方面，维萨里（Andreas Vesalius，1514—1564 年）被认为是现代人体解剖学的建立者，他出版了非常有影响的《人体的构造》（*De humani corporis fabrica libri septem*，英文名 *On the Structure of the Human Body*），铜版印刷的引进，将解剖学的构造图呈现得更为细致。解剖学的进步也导致了比较解剖学与组织学两门科学的萌生。16、17 世纪显微镜的发明，则为科学研究开启了新视野。

16～17 世纪牙科学的发展较缓慢。大部分的理发匠依然对客人提供包括牙科在内多种服务。他们最常到的地方是繁忙的市集、乡村，他们撑开大伞，摆上桌椅或平台，就可以从事牙科治疗。为了吸引客人上门，有时他们会挥舞着画有牙病的人被成功治疗的图像旗帜来自我宣传；有时还会雇佣鼓手、乐师、变戏法者或是耍花招的艺术家来吸引人群。成功的专业牙医则拥有自己的店面，由当时的风俗画可以证实，他们的工作不只是拔牙而已。这些早期的理发匠，兼牙医师也从事切开脓肿、挫平破裂牙齿、刮牙和洁牙等简单的牙科手术。这些为数众多、四处流浪的医疗者绝大多数都是缺乏训练的游医，他们宣称可以去除牙虫，以及从头部去除石头或从口内拔出不寻常的巨牙来治疗头痛，牙科如同其他很多领域一样，都处于一个疗法毫无根据、自吹自擂的混乱年代。哥本哈根大学雅各布巴恩斯教授（Prof. Jacobaens）声称，在刮净蛀洞后，他亲眼看到了一条虫，取出后放入水中，虫还可以游动。内科医生沙姆斯（Philip Salmuth）则坚称他能用臭油驱除如蚯蚓般大的牙虫。盖兰尼（Vincenzo Guerini）在 *History of Dentistry*：*From the Most Ancient Times Until the*

End of the Eighteenth Century 中说到："在疼痛是由热体液所引起时，治疗即自手臂放血。第二次则投予泻剂，如果疼痛仍持续不止，则在肩胛或脊椎处拔罐，水疱会出现在耳后或颈背，并在太阳穴裹上树脂膏药。除此之外，也有许多耳疗法，以及许多针对病处实施手术的方法，最后一刻则是拔除疼痛的牙齿。"他的这种治疗观念与现代牙科的观念相差甚远。

牙科学的发展始于 18 世纪。1728 年，法国外科医生皮埃尔·福沙尔（Pierre Fauchard）出版了世界上第一本牙科学著作 *The Surgeon- Dentist or Treatise On The Teeth*，该书详细介绍了牙体解剖、生理、胚胎发育、口腔病理和临床病例，列举了 103 种口腔疾病，首次将牙科从外科中独立出来成为专业性科学，奠定了近代牙医学的基础。牙医从外科医师中分离出来成为一种独立的职业——牙外科医师（surgeon-dentist），皮埃尔·福沙尔（Pierre Fauchard）被认为"牙科学之父"。

17 世纪 70 年代，荷兰人列文虎克（Anton van Leeuwenhoek，1628—1723）改进了显微镜，第一次在显微镜下观察到牙齿表面的微生物，并绘制世界上第一张微生物图谱，使医学研究从宏观进入微观。（图 3-15、图 3-16）。

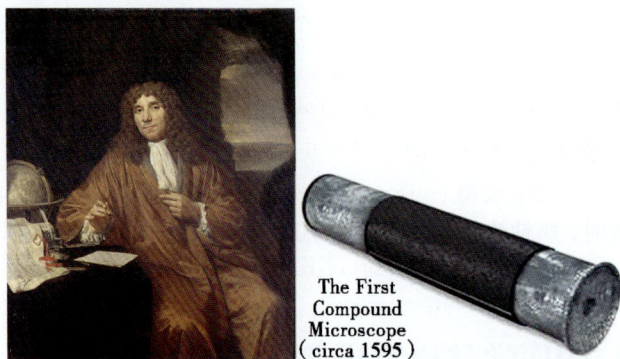

图 3-15　列文虎克与显微镜

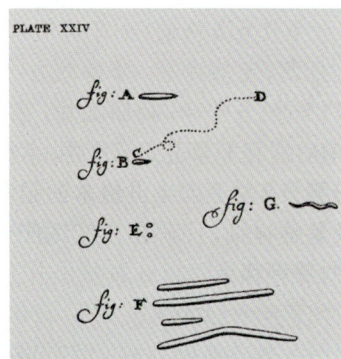

图 3-16　第一张细菌图

1771 年，约翰·亨特（John Hunter，1728—1793）的名著 *The Natural History of Human Teeth*（《人类牙齿自然史》一书），奠定了现代牙医学的基础。书中第一次详细地描述了人类牙齿、颌骨的解剖结构，第一次对牙齿进行了分类，规定了牙齿的解剖学术语，包括切牙（incisor）、尖牙（canine）、双尖牙（bicanine）或称前磨牙（premolar）、磨牙（molar））；还确定了牙齿的三种组织结构：牙釉质、牙本质和牙骨质、牙髓和牙槽骨的结构，这些术语一直沿用至今。

1788 年，法国牙医 Chemant 成功将瓷牙取代人牙和动物牙齿，并撰写论文在巴黎和伦敦同时发表，1791 年获得瓷牙制作专利。

1790 年美国牙医师弗拉格（Josiah Flagg）创造了第一台牙科诊疗椅。1871 年，莫里森（James Beall Morrison）发明了皮带驱动的脚踏板式牙钻并获得专利。

美国牙医师米勒（Willoughby D. Miller）（图 3-17）首次提出口腔细菌利用碳水化合物发酵产酸造成牙齿脱矿是龋病发生的原因，证明口腔细菌、碳水化合物、有机酸、龋病之间的重要关系，提出了龋病病因的化学细菌学说（chemicro-parasitical theory），打破了自巴比伦帝国以来"牙虫"学说。芝加哥大学法兰克·欧兰德（Frank J. Orland）通过无菌动物实验证实龋病是细菌性疾病。19 世纪末，美国牙医布雷克（G. V. Black）（图 3-18）在对龋病病理学和治疗学系统研究的基础上，根据龋洞的部位、破坏程度，提出了龋洞的分类标准（cavity preparation），成为龋病治疗的基本规则沿用至今。

1839 年，豪里斯·海顿（Horace H. Hayden，1769—1844 年）和查宾·哈里斯（Charpin A. Harris，1806—1860 年）创办了世界上第一本牙科学期刊《美国牙科科学期刊》（*American Journal of Dental Science*），1839 年 6 月 1 日第 1 期正式出版，1841 年美国牙科外科医师协会（American Society of Dental Surgeons）取得该杂志的拥有权，并宣布将之列为该协会的正式杂志。1840 年，海顿和哈里斯在马里兰州政府的特许下创立了巴尔的摩牙学院（Baltimore College of Dental Surgery），成为世界第一所牙学院。

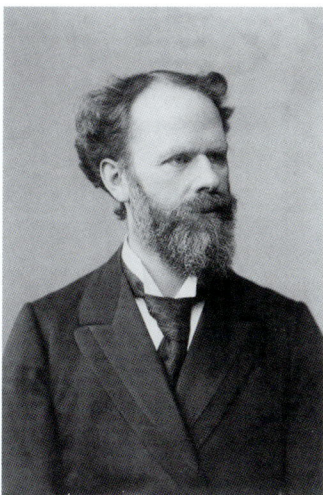

图 3-17　W.D.Miller

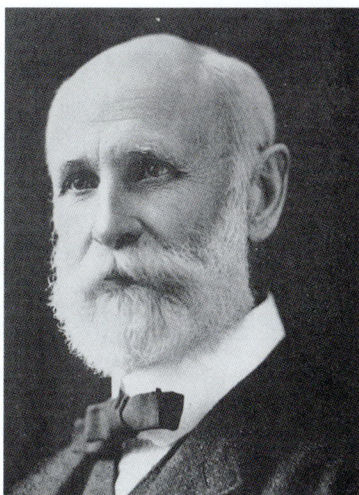

图 3-18　G.V.Black

海顿和哈里斯共同成立了世界第一个牙医师的全国性组织——美国牙科外科医生协会（American Society Dental Surgeons），海顿为第一任会长，来自纽约的帕姆利（Eleazar Parmly，1797—1874 年）出任副会长，哈里斯是执行秘书，布朗（Solyman Brown，1790—1876 年）为记录秘书。

第四节　中国现代口腔医学的发展

从 1840 年鸦片战争开始，西学东渐在西方列强对中国发动侵略的特殊历史背景下展开。西方列强通过教会办校、办医院及其文化设施如图书馆、博物馆、新闻机构等，将西方先进医学技术和教育带入中国。1907 年，加拿大多伦多大学牙医学博士林则（Dr.Ashley W.Lindsay 图 3-19）来到成都，开设了第一个西式牙科诊所—成都四圣祠仁济牙科诊所，将西方牙医学引入中国，推动了中国现代口腔医学的建立与发展。

一、近代西方牙医学传入中国

19 世纪以来，西医通过多种渠道传入中国。1835 年，伯驾在广州创办近代中国第一所西医医院。此后，西医医疗事业不断拓展。1876 年，在华所办西医医院有 16 所、诊所 24 所，1905 年分别达到 166 所和 241 所。同时，还翻译出版西医书籍，创办一系列西医医学院校和护士学校。随之，中国人也开始兴办近代医疗事业，晚清时期，也有少数中国人因出国时受西方文化影响，或因接触通商口岸的外国私人医生而认识和接受了西医。有些西医医院开始设立了牙科，通过这些医院的牙科或牙医诊所的活动，将国外先进的近代口腔医学理论与技术陆续传入我国，使我国近代口腔医学有了缓慢的发展。

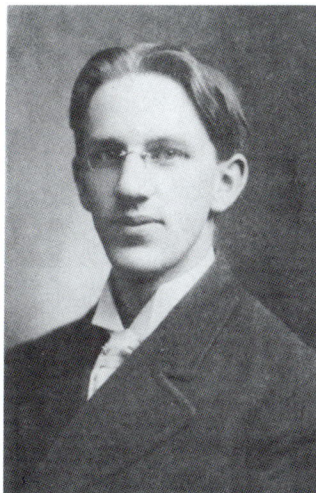

图 3-19　Ashley W. Lindsay

1898 年间或稍后，清皇朝建立了宫廷牙医室，首届主持人是陈镜容牙医，在宫内进行牙齿疾病的治疗。民间建立的近代牙科临床治疗诊室较牙医室略晚。清末年代，中国牙医学发展虽比较缓慢，但临床上治疗的病种已涉及牙体病、牙髓病、牙周病、口腔黏膜病、口腔炎症、口腔肿瘤、颜面神经疾患以及唾液腺与颞下颌关节疾病等。

1907 年，林则博士来到成都，首先在成都四圣祠仁济医院开设第一个西式牙科诊所，为平民百姓医治口腔疾患，之后招收徒弟培养人才。1912 年牙科诊所扩建为仁济牙症医院，成为中国第一所牙症医院。1917 年林则博士华西协合大学创办中国第一所牙学院，即华西协合大学牙学院，并提出"选英才、高标准、严要求、淘汰制"办学理念，开创了中国高等牙医学教育，成为中国现代

51

口腔医学发展史的里程碑。1919年第一位中国牙医学博士黄天启（图3-20）毕业。20世纪初成都四圣祠街牙科诊所的开办，代表了近代中国口腔医学在四川的开端，林则博士为创建和发展中国现代口腔医学做出了卓越的贡献，被誉为中国现代口腔医学的创始人。华西口腔成为中国现代口腔医学的发源地和摇篮，为中国口腔医学事业培养了大批精英、栋梁和实用人才。

二、中国牙医学向口腔医学的转变

中国牙医学教育向口腔医学教育的革新思想与行动最早始于林则博士。1917年林则博士创办华西协合大学牙学院，就提出：我们的教育方针和教程站在西方前沿，融合中西，建立全新教程，成为示范中心。牙学院的学生要受过与医科学生相等的基本生物学和医学的训练，再学牙科各种专业课程。不像一般牙科学校偏重技术，而是要学生认识口腔卫生的重要及其与全身健康的关系。我们建立了中国近代牙医教育的基础，这基础提示了一个新的教育计划和奠定了一个高的标准。林则博士强调牙病与全身疾病的关系，认为牙齿与口腔其他相关组织之间关系的大医学的一部分牙医学医疗、教学、研究的范围更加扩大，内容应更加详细，为培养高素质的临床医生打下坚实的学科基础。1928年，林则博士将2所牙症医院合并，迁入华西坝，组建成华西协合大学口腔病院，林则博士任院长，这是中国第一所口腔医院（图3-21）。1936年，成立华西协合大学医牙研究室，林则博士任研究室主任，1942年更名为口腔病研究室，邹海帆博士任主任，开展口腔医学的基础和临床研究。所有华西口腔学生必须完成毕业论文，并通过答辩。

1947年华西协合大学院庆纪念专刊号上，林则博士撰文指出："我们的教育方针和教程是站在西方牙医学校前面的。要学生受过与医科学生相等的基本生物学和医学的训练，再学牙科各种专业课程。不像一般牙科学校偏重技术，而是要学生认识口腔卫生的重要及其与全身健康的关系。我们建立了中国近代牙医教育的基础，这基础提示了一个新的教育计划和奠定了一个高的标准。"同时，他还指出"用当时最新的科学技术不断提高本科学生的技能，培养扎实的医学基础理论和专业技能，我们培养的是医学家，而不是匠人"。

1949年，北京医学院牙医学系毛燮均博士（华西口腔1930年毕业生）撰文《中国今后的牙医教育》提出"革新牙医教育是发展牙科为口腔医学专门。"与林则博士口腔医学学科思想如出一辙，也与同期苏联对口腔医学的界定契合。

1949年12月23日~12月31日，新中国成立不久，中央人民政府教育部在北京召开全国教育工作会，提出根据国家现实需要，借鉴苏联经验。1950年6月1日~6月9日，教育部在北京召开第一次全国高等教育工作会议，制定改造高等教育的方针，明确了新中国高等教育建设方向，提出"以理论与实际一致的方法，培养具有高文化水平的、掌握现代科学和技术成就的、全心全意为人民服务的、高级国家建设人才"的培养目标。1950年8月7日至19日新中国第一届全国卫生工作会议于在北京举行，会议由中央人民政府卫生部和中央人民政府人民革命军事委员会卫生部联合召集，会议一致同意以"面向工农兵"、"预防为主"、"团结中西医"为新中国卫生工作的三大方针。根据中央人民政府的要求，会议决定按照苏联模式，牙科改为口腔科，牙医学系、院改为口腔医学

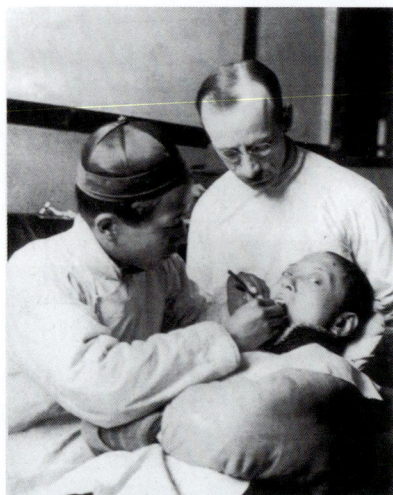

图3-20　唐茂森指导黄天启临床实习（1919年）

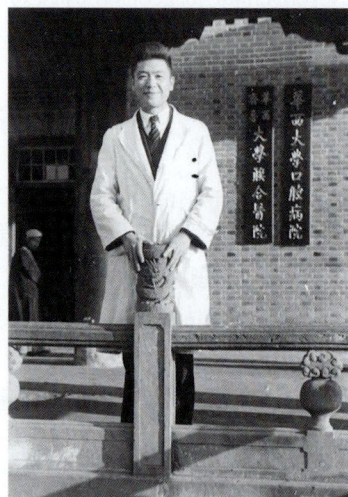

图3-21　二十世纪抗日战争时期著名外科专家杨振华在成都华西坝建立的"华西大学口腔病院"留影

系、院,英文 Dentistry 改为 Stomatology,口腔医学教学原有的 10 余门课程调整为口腔内科学、口腔矫形学、口腔颌面外科学 3 个主干课程。参加此次大会的口腔医学专家有北京医学院毛燮均教授、华西大学邹海帆教授和王顺靖教授等。华西大学牙学院的 8 个学科系调整为口腔内科学、口腔矫形学、口腔颌面外科学 3 个教研室,既体现国家意志,又使中国现代口腔医学教育在整顿、调整、改造中不断创新发展起来了。

回顾中国现代口腔医学的发展史,从 20 世纪初林则博士在华西协合大学创办不同于欧美全新的中国牙医学模式,到新中国全面学苏联高等教育办学模式的历史背景,几代中国口腔人为此做出的努力,使中国口腔医学学科内涵不断扩大,形成了具有中国特色的现代口腔医学教育模式,成为中国现代医学教育的重要组成部分。

三、中国现代口腔医学发展与展望

20 世纪的牙医学经历了向口腔医学的发展。在漫长的历史中牙医曾经仅仅是治疗牙病的技艺。这是牙医的原始时期。直到 1728 年法国人皮埃尔·福沙尔(Pierre Fauchard)出版了世界上第一本牙科专著《牙外科医生》(Le Chirurgien Dentiste),著写了牙体解剖、生理、胚胎发育、口腔病理和临床病例,列举了 103 种牙病和口腔病。皮埃尔·福沙尔把牙科从外科中独立出来,成为一种独立的学科,定义为牙外科医师(surgeon-dentist),奠定了近代牙医学的基础。近代牙医学得到了快速的发展,美国 Haydan 和 Harris 于 1840 年在马里兰州创办了第一个牙科学院称巴尔的摩牙科学院(Baltimore College of Dental Surgery)为标志。牙医学从医学院独立出来以后,世界各国都纷纷成立牙科学院或牙科系,包括华西协合大学牙医学院。牙医学院的独立招生,培养出一批又一批专科牙医师。现代牙科得到了很快发展。虽然第一个牙科学院第一班只有 2 位学生,但是这种独立代表了牙医学发展的趋势。因为牙医学的解剖、生理、病理,从诊断到治疗的方法、手段和使用的器材均与医学有很大区别,牙医学独立于医学院为牙医学的迅速发展创造了条件。

牙病的治疗主要是拔牙、补牙和镶牙。在这些治疗中,最初只是拔牙和镶牙,而当时的镶牙材料还是硫化橡皮,所以又叫拔牙和镶牙时期,即 blood 和 vulcanite。牙科治疗的进步是以保存牙齿即牙体和牙髓治疗为特征的。治疗牙体疾病的方法主要是备洞和充填,即 drill and fill。所以把牙科称作为机械外科和粘接牙科,即 mechanical surgery and adhesive dentistry。从 1840 年以后到 20世纪中叶的一百多年间,奠定了现代牙医学的基本理论和生物学基础。直到 20 世纪中叶,由于高分子材料的广泛应用,超速涡轮钻机的普及使用和全景 X 像的推广,使现代牙医学发展到高峰,牙医学作为一个独立的专业已被社会和医学各界广泛认可,可以说没有牙科的独立,就没有牙科今天的发展。

从 20 世纪中叶开始,由于生物学和医学的发展深刻地影响牙医学的发展。机械外科和粘接牙科不能解决由于牙病带来的其他一些口腔疾病,牙医学的发展开始超越牙齿本身疾病的范畴,如颞下颌关节疾病的研究和治疗,从牙齿扩大到咀嚼器官和口颌系统;从牙痛和面部痛导致了对口腔器官神经和心理的研究。龋病病因的研究引申到对唾液、涎腺的研究,牙科医师自然应该去诊治黏膜口腔黏膜疾患等。所有这些都需要借助医学和生物学的研究成果,所有这些和医学又毫无区别,所有这些非常自然地使牙医学向着口腔医学发展。20 世纪中叶在苏联以及中国等一些国家已将牙医学系正式更名为口腔系。口腔外科正式更名为口腔颌面外科。口腔颌面部一些疾病包括肿瘤、整形、外伤的研究,在口腔系得到前所未有的发展。在中国则形成了有自己特色的口腔医学。美国国立牙科研究院(National Institute of Dental Research,NIDR),近来已更名为国立牙科和颅面研究院(National Institute of Dental and Craniofacial Research,NIDCR)。

21 世纪口腔医学尽管在牙病的治疗上,我们已经可以有把握地治疗所有的病牙,可以保存几乎所有的患牙,修复几乎所有的牙列缺损和牙列缺失,使咀嚼功能恢复正常,以致假牙和真牙难以分辨。然而,目前的口腔医学主要还是医疗技术和临床医学。大多数的治疗技术还是不彻底的,属于不完整技术(mid-way technology)。由于一些口腔疾病的病因、发病机制尚未能清楚,迄今还无法实现一些口腔疾病,如龋病、牙周炎、口腔黏膜病、口腔癌等有效防治。1953 年发现 DNA 的双螺旋结构后,出现了分子生物学。70 年代医学研究进入分子水平,医学科学得到了突飞猛进的发展。而分子生物学渗透到口腔医学还是近十几年的事。从分子水平上去揭示口腔疾病的本质和发病机制将是下一个世纪的重要课题。21 世纪的口腔医学将全面地进入口腔医学科学。

四、中国口腔医学院校的发展

自 1907 年，林则博士将西方现代牙医学教育引入中国，创办华西协合大学牙学院，开创中国现代高等口腔医学教育，提出融合中西方，发展全新的牙医学教育，培养医学家而不是匠人，成为一个示范中心，为中国口腔医学的发展培养了一大批精英和栋梁。经历了一个世纪的风雨，随着国家发展、社会进步，尤其是改革开放，人们生活水平的不断提高，对口腔医疗和口腔医学人才的需求日益增加，我国口腔医学教育进入大发展时期，由最初全国仅有几所口腔医学院（系），到今天全国本科以上教育的口腔医学院、系近百所（表 3-2）。紧随着新时代健康中国战略的实施，中国口腔医学迎来了发展的大好时机，为全过程全生命周期的口腔健康做出更大的贡献。

表 3-2　中国口腔医学高等院校一览表

序号	建院（系）时间	院系名称
1	1917	四川大学华西口腔医学院（原华西协合大学牙学院）
2	1923	上海牙科专科学校（原上海司徒博齿科医学专门学校）
3	1932	上海交通大学口腔医学院（原震旦大学牙医系）
4	1935	中国人民解放军空军军医大学口腔医学院（原南京国立中央大学牙医专科学校）
5	1938	哈尔滨大学附属齿科医学院
6	1940	南京军医学校（原安顺军医学校）
7	1941	北京大学口腔医学院（原北京大学医学院附属医院齿科诊疗室）
8	1941	同仁医院牙科专科学校
9	1950	中国医科大学口腔医学院
10	1958	哈尔滨医科大学口腔医学院（原哈尔滨医科大学口腔医学系）
11	1960	武汉大学口腔医学院（原湖北医学院口腔医学院）
12	1974	佳木斯大学口腔医学院（原佳木斯医学院口腔医学系）
13	1974	南京医科大学口腔医学院（原南京医学院口腔系）
14	1974	天津医科大学口腔医学院（原天津医学院口腔系）
15	1974	中山大学光华口腔医学院（原中山医学院口腔系）
16	1975	西安交通大学口腔医学院（原西安医学院口腔医学系）
17	1976	浙江大学口腔医学院（原浙江医科大学口腔医学系）
18	1977	山东大学口腔医学院（原山东医学院口腔医学系）
19	1978	昆明医科大学口腔医学院（原昆明医学院口腔医学系）
20	1978	河北医科大学口腔医学院（原河北医科大学口腔医学系）
21	1978	遵义医学院口腔学院（原遵义医学院口腔学系）
22	1978	南京大学口腔医学院（原南京医学院专科班）
23	1980	南昌大学口腔医学院（原江西医学院口腔医学系）
24	1982	暨南大学医学院口腔医学院
25	1982	首都医科大学口腔医学院（原首都医科大学口腔医学系）
26	1983	广西医科大学口腔医学院（原广西医科大学口腔医学系）
27	1984	安徽医科大学口腔医学院（原安徽医科大学口腔医学系）
28	1984	福建医科大学口腔医学院（原福建医科大学口腔医学系）
29	1984	同济大学口腔医学院（原同济大学口腔医学系）
30	1985	吉林大学口腔医学院（原白求恩医科大学口腔医学系）
31	1985	大连医科大学口腔医学院（原大连医科大学口腔医学系）
32	1985	兰州大学口腔医学院（原兰州大学口腔医学系）

序号	建院(系)时间	院系名称
33	1985	郑州大学口腔医学院(原河南医科大学口腔系)
34	1985	山西医科大学口腔医学院
35	1986	西南医科大学口腔医学院(原泸州医学院口腔医学部)
36	1986	中南大学湘雅口腔医学院(原湖南医科大学口腔医学系)
37	1987	锦州医科大学口腔医学院(原锦州医学院口腔医学系)
38	1989	北华大学口腔医学院(原吉林医学院口腔医学专业)
39	1994	滨州医学院口腔医学院(原滨州医学院口腔医学专业)
40	1995	华北理工大学口腔医学院(原华北煤炭医学院口腔医学系)
41	1997	皖南医学院口腔医学院
42	2000	贵州医科大学口腔医学院(原贵阳医学院口腔医学教研室)
43	2000	温州医科大学口腔医学院(原温州医学院口腔医学)
44	2000	青岛大学医学院口腔医学院
45	2000	海南医学院口腔医学院
46	2000	延边大学医学部口腔医学专业
47	2000	内蒙古医科大学口腔医学院(原内蒙古医学院口腔医学专业)
48	2000	广东医科大学口腔医学专业(原广东医学院口腔医学专业)
49	2000	河南大学口腔医学专业(原开封医学高等专科学校口腔系)
50	2000	潍坊医学院口腔医学院
51	2001	重庆医科大学口腔医学院(原重庆医科大学口腔医学系)
52	2001	大连大学医学院口腔医学系
53	2001	长治医学院口腔医学系
54	2001	湖北科技学院五官医学院口腔医学系
55	2002	河北北方学院口腔医学系
56	2002	川北医学院口腔医学院
57	2002	右江民族医学院口腔医学系
58	2002	南通大学医学院口腔医学专业
59	2002	西北民族大学医学院口腔医学院
60	2003	华中科技大学同济医学院口腔系
61	2003	宁夏医科大学口腔医学院
62	2003	南华大学医学院口腔医学院
63	2003	湖北医药学院口腔医学院(郧阳医学院第二临床学院口腔医学系)
64	2003	昆明医科大学海源学院口腔医学专业
65	2004	新疆医科大学口腔医学院
66	2004	广州医科大学口腔医学院
67	2004	齐齐哈尔医学院口腔医学院
68	2004	包头医学院口腔医学院
69	2005	佛山科学技术学院医学院口腔医学院(原佛山卫生学校口腔学科)
70	2005	西安医学院口腔医学院
71	2005	济宁医学院口腔医学院
72	2005	北华大学口腔医学院
73	2005	沈阳医学院口腔医学院
74	2006	浙江中医药大学口腔医学院
75	2006	湖南中医药大学医学院口腔医学专业
76	2006	湖州师范学院医学院口腔医学系

续表

序号	建院(系)时间	院系名称
77	2006	长沙医学院口腔医学院
78	2006	泰山医学院口腔医学院
79	2007	徐州医科大学口腔医学院
80	2007	牡丹江医学院口腔医学院
81	2007	石河子大学医学院口腔医学系
82	2007	桂林医学院口腔医学院(原桂林医学院口腔医学系)
83	2008	南方医科大学口腔医学院(原第一军医大学南方医院口腔科)
84	2009	南开大学医学院口腔医学系
85	2010	井冈山大学医学院口腔医学系
86	2011	蚌埠医学院口腔医学系
87	2011	新乡医学院口腔医学院
88	2012	荆楚理工学院医学院口腔医学专业
89	2013	九江学院临床医学院口腔医学专业
90	2014	青海大学医学院临床医学系口腔医学专业
91	2014	赣南医学院第一临床医学院口腔医学系
92	2015	汕头大学医学院口腔医学专业
93	2016	河北大学医学院口腔医学专业
94	2016	厦门大学口腔医学系
95	2016	西藏大学医学院口腔医学系
96	2016	大理大学口腔医学系
97	2017	厦门医学院口腔医学系
98	2017	深圳大学口腔医学院
99	2017	江汉大学医学院口腔医学系
100	2017	丽水学院口腔医学院

资料来源:中国高等教育学生信息网(学信网)院校库以及口腔专业相关信息;全国各高校2018年本科招生计划口腔专业信息整理。

(周学东 龚 怡 付天星)

参考文献

1. 周大成. 中国口腔医学史考. 北京:人民卫生出版社,1991.
2. 龚怡. 古人类牙齿生理解剖及口腔疾病. 中华医史杂志,2005,35(2):123-127.
3. 岳松龄. 现代龋病学. 北京:北京医科大学中国协和医科大学联合出版社,1993.
4. 吴婷,文平,付天星,等. 林则博士口腔医学学科思想解析. 国际口腔医学杂志,2009,11:741.

第四章 医学与哲学

提到哲学，人们往往自然联想到哲学智慧、哲学思想、哲学态度、哲学眼光、哲学境界、哲学反思等，并认为其是一门高深莫测的学问，与自己的实际工作生活无关。那么，医师为什么要学哲学？哲学对提高医疗水平有关系吗？

事实上医学作为自然科学、社会科学的综合体与哲学有着天然的联系，哲学能让医师站得更高、看得更全、想得更深、行动更自觉、医学水平更高。

其实，哲学与各行各业都有关系。医学哲学是基于医学与哲学两大学科的交叉学科。它就在每个医务人员的身边，只不过要看我们是否能发现它。

本章从医学与哲学的关系、医学发展对哲学的贡献、中医学中的哲学理念、哲学对医学模式改变的指导、临床决策中的哲学思考、医学行为的哲学思考等六个角度重点探讨医学与哲学的问题。

第一节　医学与哲学的关系

一、什么是医学哲学

哲学（philosophy）一词源于古希腊的拉丁文 *philosophia*，它由 philo 和 sophia 两个词组成，前者意为"爱"，后者为"智慧"，两者相连，就是"爱智慧"。所以，有人将哲学称之为"智慧的学说"。

马克思认为："哲学是现世的智慧，是文化的、活的灵魂"。哲学是一门给人以智慧、使人聪明的学问，其任务是指导人们正确地认识世界和改造世界。

《辞海》对于"哲学"的解释是"关于世界观的学说，是自然知识和社会知识的概括和总结"。

哲学起源于什么？古希腊著名哲学家亚里士多德认为，哲学起源于"好奇（thaumazein）"。王贵元所著《说文解字校笺》中对"哲"的解释为"知也"，称能讲出关于宇宙和人生根本的原理——哲理的人为"哲人"。哲人对世界、对人与世界的关系以及人类自身存在意义不断进行探求、思考、概括、总结，从而产生了哲学。

因此哲学是智慧之学，哲学是价值之学，哲学是反思之学，哲学是特定的思考和评判方式。

医学哲学是医学与哲学两大学科的交集与交流、相互参照与相互渗透的结果。

医学哲学聚焦于医学的终极关怀、医者的命运关切以及致力于解决医学中的哲学问题，使医学或医者步入哲学思辨的境地，从而站得更高、看得更全、想得更深、行动更自觉，成为富有哲学气质的医者。

在由东方哲学、西方哲学等组成的哲学大家庭里，医学哲学是应用哲学谱系中的一个学术分支，它既受元哲学规律、主题和研究领域影响，又具有与生命、健康、疾病、医疗相关的独特主题和研究领域，医学哲学的进步反过来又为元哲学发展提供独特的视角和新的贴近生命和生活的理论价值。

医学与哲学的学术关注点不同：医学，关注工具理性；哲学，关注价值理性。医学哲学则是将价值理性与工具理性统一起来的复合学科。其渊源可以在古代哲学与古代医学，近代哲学与近代医学，现代哲学与现代医学，后现代哲学与后现代医学的时代组合里找到关系。无疑，哲学化的医学有利于打通工具与价值、解释与建构的关系，将视野涵盖于生命（生死、健康、疾苦、医疗）的价

57

值，同时，也赋予生命以丰富的哲思意义，提升医学的精神海拔。

二、哲学的范畴

既然医学哲学顾名思义是关于生命、健康、疾苦、死亡等医学主旨话题与观念的哲学探究，与哲学、科学哲学有二级子学科的隶属关系，那么哲学就是医学哲学的主导语义。了解哲学的基本问题和主题范畴，有利于理解医学哲学关心的问题。

哲学范畴是哲学里概括与抽象程度较高的概念的本质（例如物质与精神、信息与能量、运动与静止、必然与偶然、规律与混沌、对立与统一、系统与要素、结构与建构、理性与信仰、利己与利他等）。虽然哲学范畴关注的终极目的统一在对人类精神的"终极关怀"，但就哲学关注的具体概念范畴和哲学基本问题上，不同的哲学体系、不同的哲学流派、不同的哲学家有其不同的规定。例如以古希腊哲学为代表的西方哲学的"实体""上帝""心灵""物质"等哲学范畴；以先秦哲学为代表的中国哲学的"理""气""心""性""道""物""才""情"等哲学范畴；印度哲学的"实体""性质""运动""普遍""特殊""可能""非可能""内属""亦同亦非""非存在"等哲学范畴。

实际上，哲学基本问题和研究范畴都是一些需要不断求解的永恒无解、万古常新的难题。哲学问题为什么是没有终极答案的难题呢？其原因在于对人类精神的"终极关怀"。当人类从自然界中脱颖而出时，他的生存活动不再仅仅依靠自然本能，而是更多地依靠理性。于是在人的面前就出现了有限与无限、相对与绝对、暂时与永恒、现实与理想、此岸与彼岸之间的巨大矛盾。

哲学问题归根结底是人类超越自身的有限性而通达无限的自由境界的理想。这个无限的自由境界在一个人的有生之年是不可能现实地通达，即使人类可以无限地延续下去也仍然解决不了。尽管如此，因为这些问题对人类来说是性命攸关的，人类不可能不关心这些问题。这就是我们需要了解哲学关注范畴的意义所在。

在我们需要关注的哲学范畴中，马克思主义哲学范畴需要引起特别重视。因为马克思主义的哲学范畴既具有普遍性，又有特殊性。对于我们的实践和世界观形成有直接的指导意义。

马克思主义的哲学范畴包括三大规律、五大范畴、三个基本观点。

其中，"三大规律"是指：对立统一规律、量变质变规律、否定之否定规律。

"五大范畴"是指：内容和形式、现象和本质、原因和结果、可能性和现实性、偶然性和必然性。

"三个基本观点"是指：联系的观点、发展的观点、一分为二的观点。马克思主义的哲学体系对于我们理解医学哲学有着重要指导作用。

既然，哲学范畴关注的终极目的在对人类精神的"终极关怀"和对人类超越自身有限性而通达无限的自由境界的理想探索，那么医学哲学作为关于生命、健康、疾苦、死亡等医学主旨话题与观念的哲学探究，其关注的领域必然既与哲学范畴一致，又具有独特的视角。

三、医学哲学关心的问题

自20世纪70年代以来，"医学哲学"同时作为医学的一部分和哲学的一部分成为医学界和哲学界共同关心的领域。医学哲学的研究领域是医学的，但其研究对象不是医学及其分支学科所关注的具体现象和具体规律，而是普遍现象的一般本质和一般规律。因此，它既是医学的理论学科，又是哲学交叉于医学的分支学科。

医学哲学的主要研究领域有：

1. 从医学角度全面理解人的本质、把握人的生物属性、社会属性、思维属性的统一的"生命观"。

2. 认识健康和疾病本质一般规律的"人体观""健康观""疾病观"。

3. 医学研究和疾病防治中符合主客观认识规律的"医学认识论"（经验认识、逻辑思维、非逻辑思维）。

4. 与医学研究、诊治方法、技术手段的本质、发展规律及其地位、作用和发展规律有关的"医学方法论"和"医疗技术论"。

5. 关于医学作为一门科学的性质、地位、作用及其发展规律的"医学科学观"。

6. 研究医学领域特有的心理现象的"医学心理学"、医学活动特有的伦理关系的"医学伦理学"、医学领域特有的社会因素的"医学社会学"等。

具体来说,医学哲学所关心的哲学问题大致可以归纳为下述4点:

1. 生命等同于生物吗?医学究竟是生命科学,还是生物科学?

2. 医学是科学?人学?还是不确定的科学?

3. 医疗技术发展与医疗人性弱化趋势是否必然负相关?

4. 医师执业中理性与经验、理性与良知的冲撞。

解答这些问题均需要应用医学哲学的核心观点,包括:①生命的多样性与丰富性;②对生命的神圣感与敬畏感;③疾苦感受的意向性;④医学的不确定性;⑤诊疗活动的艺术性。

医学哲学的思考习惯养成,决定了医学人的哲学修养与其自觉、自省、自律的水平。不同哲学修养造就的不同医师,对于医学实践中困惑的排解以及医学科学技术的价值体现有着天壤之别。

第二节 医学发展对哲学的贡献

一、医学的哲学本质

医学的属性是什么?这个问题是医学哲学关注的范畴。

迄今为止,对医学的属性有各种各样的说法。我国2009年版的《辞海》中说:"医学是研究人类生命过程,以及防治疾病,保护健康的科学体系"。《自然科学学科辞典》的定义表述是:"医学可视为医学科学的同义词。所以医学是科学"。然而,《希氏内科学》将医学定义为"一门需要博学的人道职业"。我国古代哲人则将"医学"作为"仁学"的同义词。

总结对医学的属性认识:一为"医学是科学";另一为"医学是人学"。这不是一字之差,而是对医学目标的哲学理解之差。

从哲学的角度看,既然哲学是"关于世界观的学说,是自然知识和社会知识的概括和总结",其任务是对世界、对人与世界的关系以及人类自身存在意义的探求、思考、概括、总结。那么以"通过科学或技术的手段处理人体的各种疾病或病变"为己任的医学从一开始就不是单纯的自然科学——必须尊重人的价值和敬畏人的生命;必须源于实践,发展于实践,把实践的成果上升到理论;必须追求和促进人的身心全面健康。因此医学的哲学本质是:一方面医学具有自然科学的普遍性(科学属性),另一方面医学以人为研究对象的特殊性,决定了医学本质上是一门同时具备人文哲学特质的特殊学科(人学属性)。

医学与哲学的关系自产生之日起就是密不可分、相互促进的。换言之,医学的哲学本质是由人的哲学存在所决定的。只不过长期以来,人们对此的认识尚未自觉。

二、医学起源与哲学的关联

哲学是人们对整个世界(自然界、社会和人的思维)的根本观点体系。而医学的起源是人类对于生老病死等现象的解释和把握。两者都与生命科学有关。因此,医学与哲学的关系最为密切。西方古代曾将哲学家与科学家、医学家视作一体。例如发现水是生命基本元素的泰利斯(Thales)、早期建立与医学有关学校的帕蓬哥拉(Pythagoras)以及被称为现代医学之父的希波克拉底(Hippocrates)都有科学哲学家的头衔。

医学的发展经历了古代医学、传统医学、近代医学、现代医学几个历史阶段。从整个医学史可以看到,哲学思想在医学发展中具有指导作用,而医学理论和技术的进步又为哲学增添了营养,诞生了医学哲学。

早期医学中无论是东方还是西方,都将医学和巫术联系在一起,这是因为早期人类对于生老病死等现象的认识局限性决定了对超自然力量的臆想,形成了鬼神致病的观念,产生了"巫"这一职业。他们采用祈祷、咒语、禁忌等祛病消灾(巫),也掌握着一定的草药知识和颅骨环钻等外科技能(医)。此时的"医"隐含于"巫"之中,物质手段和精神手段并用,能缓解甚至治愈某些病痛,因此,与其说医学起源于蒙昧,不如说它脱胎于实践。

随着社会实践的发展和社会分工的细化，人们对于医学认识不断地深入，医学终于从巫术的束缚中解放出来，成为专门的知识和技术，出现了包括古埃及医学、古印度医学、古希腊医学、古犹太医学、古中国医学在内的古代医学和传统医学（详见第二章"医学发展简史"）。

总之，无论在对世界、对人与世界的关系以及对人类自身存在意义的探究，医学哲学的贡献都是无可比拟的。医学的每一个进步、每一次飞跃，都为存在与思维、主体与客体、原因与结果、可能与现实、必然与偶然、本质与现象的哲学命题提供了认识论上的实证。

从根本上看，医学和哲学是从两个不同的维度，运用两种不同的策略来解决人的有限性问题的。医学是在时空中尽量延伸人身体存在的跨度，扩展人的有限性，在时间上把人扩展。而哲学则通过在理论上假设这个世界有一个绝对的东西，一个永恒的东西，一个无限的东西，来给人提供一个精神的支撑，供人去依赖、慰藉和期待，从而解决人的有限性问题。因此医学和哲学可以看作从"身"与"心"两个方面对人的完美与健康进行思考并实施的解决方案。

医学涉及人以及人与自然的关系，哲学则是研究自然科学和人文科学综合的学科。医学作为自然科学的一部分，为哲学提供素材和提出问题，哲学在思考、探索、归纳、总结的基础上对医学的发展提供指导。

第三节 中医学中的哲学理念

人类文化总体可分为东方文化与西方文化两大类。医学的发展与人类文化的进步息息相关。在东方文化的摇篮里，我国有最古老的和时间最长的文化传承，孕育出东方医学发展最典型的代表——我国的中医学。中医的理论，诸如阴阳学说、脏腑学说、经络学说、治未病论等，均具有极强的哲学理念和思维。两千多年来，中医学理论体系之所以能够稳步发展，成为当今世界仍在焕发生机的传统医学体系之一，与源远流长的中国哲学体系是分不开的。以下，列举中医药学中的几个主要理念，探究它们的哲学含义。

一、阴阳学说的哲学含义

阴与阳是中国古代哲学的一对范畴。

阴阳学说认为，世界是物质性的整体，自然界的任何事物都包涵阴和阳相互对立的两个方面，任何事物均可以阴阳的属性来划分，但阴阳必须是针对相互关联的一对事物，或是一个事物的两个方面，这种划分才有实际意义。如果被分析的两个事物互不关联，或不是统一体的两个对立方面，就不能用阴阳来区分其相对属性及其相互关系。

阴阳的对立双方是相互统一的。对立统一运动，是自然界一切事物发生、发展、变化及消亡的根本原因，是自然界一切事物运动变化的固有规律。正如《素问阴阳应象大论》所说："阴阳者，天地之道也，万物之纲纪，变化之父母，生杀之本始"。

事物的阴阳属性，并不是绝对的，而是相对的。这种相对性，一方面表现为在一定的条件下阴和阳之间可以发生相互转化，即阴可以转化为阳，阳也可以转化为阴；另一方面体现于事物的无限可分性。

阴阳学说的哲学含义包括事物相关性、普遍性、相对性和可分性。

作为中医理论体系基石之一的"阴阳学说"主要内容包括："阴阳对立""阴阳互根""阴阳消长"和"阴阳转化"四个方面。古代医学家借此解释人体的组织结构、生理功能、疾病的发生发展规律，并指导临床诊断和治疗以及指导总结医学知识和临床经验。

例如，复发性口腔溃疡、舌痛症患者中凡是急性发作、红肿痛热的局部症状明显、面赤舌红、便秘尿黄的，属于阳偏盛，治疗宜寒不宜热、宜降不宜升、宜清不宜敛。相反，凡是病程长、局部症状不明显、面黄舌干、口唇干燥的属于阴偏盛，治疗宜热不宜寒、宜升不宜降、宜敛不宜清。所以中医认为，对于同样的口腔疾病，临床中要以分辨阴阳为首要。以阴阳作为辨证的总纲，才能抓住疾病的本质，进行正确的治疗。

二、五行学说的哲学含义

"五行"是中国古代哲学的一种物质观和世界观。"五"即木、火、水、金、土。这五种元素（五种物质、五种能量、五种气场）充盈在天地之间，无所不在。"行"则是它们相互作用、相互发展，维系自然的平衡的运动。"五"和"行"合起来就是"五行"。

其实，"五行"产生于"阴阳"。中国古代哲学认为，阴阳的对立统一是自然界一切事物发生、发展、变化及消亡的根本原因。而阴阳运动变化过程具有固有规律和规范性程序化过程：即"阴消阳长""重阳必阴""阳消阴长""重阴必阳"和"阴阳平衡"的五种状态。"五行"就是阴阳相互消长和阴阳相互转化系统状态的五种状态的简称。"木"为"阴消阳长"状态；"火"为"重阳必阴（阳的极限）"状态；"金"为"阳消阴长"状态；"水"为"重阴必阳（阴的极限）"状态；"土"为"阴阳平衡"状态。

因为运动是世间任何事物的本质，静止是暂时的，运动是永恒的，所以"五行"就有"五行相生"（互相生成化育）和"五行相克"（互相反驳制衡）的运动属性（图4-1）。

中医的"五行学说"是将古代"五行"哲学理论解释自然的系统结构和方法论运用到中医学，从而建立起解释人体内脏间相互关系、脏腑组织器官属性、运动变化及人体与外界环境关系的中医基本理论。

自古以来，中国先贤把五行理论巧妙地运用于医学领域，以五行辩证的生克关系来认识、解释生理现象，尽力适应内部自然规律以养生，努力掌握人体运行机制以防病、治病，取得了无比丰富的经验和成果。

中医以五行之特性说明五脏之功能——木性生发条达；肝性喜条达主疏泄而属木；水性滋润下行；肾藏精而属水；其他脏腑亦同理，有肝属木，肾属水，肺属金，脾属土，心属火之说。中医常常在临床上运用它们的相生相克关系来提高疗效。例如：口腔盘状红斑

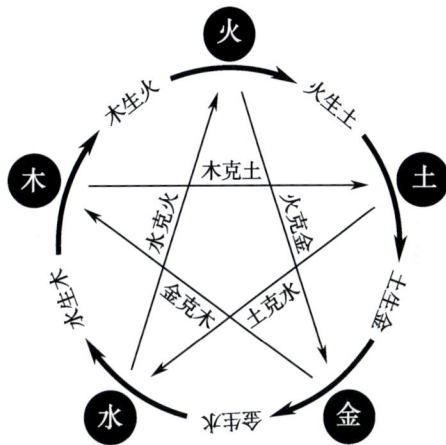

图4-1　五行生克示意图

狼疮患者中有一部分人唇部反复出血，并且面红目赤、急躁易怒、口酸口苦、脉弦舌燥，属于肝火上炎，在治疗方案里除了清肝泻火外，辅以滋阴补肺的药物，能够增强疗效，其原理就在于"金能克木"，所以助肺阴可以克肝阳。

由于"五行"产生于"阴阳"，植根于"阴阳"，所以，中医药学在实际运用中，"阴阳学说"与"五行学说"常常相互联系、不可分割，统称为"阴阳五行学说"。由此，不仅可以说明事物矛盾双方的一般关系，而且可以说明事物间相互联系、相互制约的具体状态和传变关系，从而有利于解释复杂的生命现象和病理过程，指导诊断和治疗。

三、天人合一的哲学含义

"天人合一"是中国哲学的一个重要范畴。指出了人与自然的辩证统一关系，体现了中华民族的世界观、价值观的思维模式。

"天人合一"的概念最早见于《庄子》《易经》等中国古代哲学经典。《庄子·达生》曰："天地者，万物之父母也"。《易经》讲天、地、人"三才之道"，并将"人"放在中心地位。说：天有天之道，天之道在于"始万物"；地有地之道，地之道在于"生万物"；人有人之道，人之道在于"成万物"。天道曰阴阳，地道曰柔刚，人道曰仁义。"天""地""人"三者各有其道，是相互对应、相互联系的。这种"同与应"的关系，是一种内在的生成关系和实现原则，天地之道是生成原则，人之道是实现原则，二者缺一不可。

"天人合一"的思想在《黄帝内经》中得到充分阐发，其主要的医学内涵是指"人"作为"小宇宙"是如何与"天地"这个大宇宙相应的。其中，"人天同构"是《黄帝内经》天人合一观的最粗浅的层次；"人天同类"与"人天同象"是中医"取象比类"思想的具体体现；"人天同数"是人与天、气、运、数、理的相应。《黄帝内经》经过超逻辑、超概念的心领神会的天人之间的取象类比，形成了将生命

过程及其运动方式与自然规律相联系的、以自然法则为基础和以人事法则为归宿的、富有哲学理念的医学系统理论。

"人天同数"是《黄帝内经》把时间的周期性和空间的秩序性有机结合的观念体现。由此强调人体自然节律是与天文、气象密切相关的生理、病理节律。所以人体才有气运节律、昼夜节律、月节律和周年节律等。人体与一年分四时对应，则肝主春、心主夏、肺主秋、肾主冬，称之为"周期节律"。又如"昼夜节律"是指人体五脏之气在一天之中随昼夜节律而依次转移——肝主晨、心主日中、肺主日落、肾主夜半等。根据中医学的"病原病机理论"，就不难理解为什么唇炎（中医称"唇风"）在秋天容易发作，舌部溃疡在夏天加重了。

总之，与"阴阳学说""五行学说"一脉相承的"天人合一观"是中医学理论体系的主要基石。它强调：独立于人的精神意识之外客观存在的"天"，与具有精神意识主体的"人"，有统一的本原、属性、结构和规律。因此，《黄帝内经》的"天人合一观"强调：物质与人以及物质之间应该和谐统一。天地人系统中的"人"与"天"应该"同气相求，同类相应"，"顺则为利，逆则为害"。这个大原则对于中医有关病因病机、辨证施治、养生防病起着至关重要的指导作用。

四、辨证施治的哲学含义

辨证施治是中医诊断和治疗疾病的主要方法。中医辨证施治的哲学基础是唯物辩证法。

所谓"辨证"，就是在运用望、闻、问、切四诊获得患者的客观资料基础上，运用"阴阳五行""天人合一"的中医理论综合分析，认识病因、病理、病机、病位及病情的发展趋势。然后再根据"辨证"得出的不同"证候"遣方用药加以相应的"施治"。

"辨证施治"注重把握人之"身""心"的关系。认为人心之"喜、怒、忧、思、悲、恐、惊"七情对"身"有影响——大怒伤肝、狂喜伤心、忧郁伤肺、思甚伤脾、恐惧伤肾。反之，五脏阴阳不平衡，也会造成人的情绪不平和。"身"的心肝肺脾肾功能不正常会反过来影响"心"的精神状态和心理。这就是精神与物质对立统一以及相互影响的哲学体现。例如：有人采用愤怒自评量表、汉密尔顿焦虑量表、汉密尔顿抑郁量表研究情绪与口腔扁平苔藓的关系，发现口腔扁平苔藓患者中糜烂型和非糜烂型的情绪得分均有统计学差异；愤怒、抑郁、焦虑与口腔扁平苔藓类型转变有一定的相关性。

"辨证施治"注重把握整体与局部的关系。中医辨证施治，一方面根据"天人合一观"将人放在天文、地理、季节、气象、人事、衣食住行的外环境中进行衡量，另一方面又根据"藏象学说"将人的某种病象放在五脏六腑的内环境中进行衡量。这就是局部与整体的哲学体现。例如：以巨舌为首发症状的淀粉样变性，虽然最早出现的是口腔局部症状，但反映的却是全身性疾病，如果口腔医生缺乏全身系统疾病的知识，不能把握局部与整体的辨证关系，就可能误诊或者延误病情。

"辨证施治"注重事物之间的相互联系。不是孤立地针对一症一状，而是根据"五行相生相克"规律，把握病症的传变趋势，"既病治病、未病防变"。这就是事物相互依存、相互联系、相互影响、相互作用的哲学体现。

"辨证施治"注重把握事物现象与本质关系、因果关系、主要矛盾与次要矛盾关系，"急则治其表，缓则治其本"。这就是"现象——本质""原因——结果"等哲学范畴的体现。

正因为中医学是一门关于宇宙自然、社会人文等多维动态关联性的生命医学，无论是理论的概念内涵，还是理论的临床实践，都蕴含着对整个生命时空的动态关怀。所以，与"西医"的"治病"不同，辨证论治关注的是人体平衡机制的恢复，以实现"形与神俱，尽终其天年"为最终目的。可以说，中医辨证施治的全过程就是贯穿唯物辩证法哲学思维的实践过程。

第四节　哲学对医学模式改变的指导

一、医学模式

医学模式是指一定时期医学对疾病和健康总的特征和本质的高度概括，是健康观的一种特定的概念模式。这种概括具有哲学高度，包括医学认知模式和医学行为模式，反映出人类对自身生命、生理、病理、预防、治疗、保健、美容及养生等问题的基本认识，是医学科学思想论与方法论的总纲，是认识医学发展一般问题的"认识纲领"。这种"认识纲领"是医学哲学范畴的基本功能，也是医学哲学范畴的基本价值所在。一定的医学模式决定了相应的医学性质状况，因此，医学模式的转变，必将影响到医学宗旨、诊疗理念、治疗手段和临床疗效评价的改变。可以说医学模式制约着医学各门学科的发展水平、趋向和目标。

二、哲学对医学模式变化的指导

由于医学模式是特定历史时期内居于主导地位的医学理论和医学实践方式，因此医学模式的建立和演变必然与哲学密切相关。尤其在认识和实践两个方面的哲学理念指导下的医学认知模式和医学行为模式反映的是一定历史时期人们对医学自身的认识，即医学认识论；以及人们的医学实践活动的行为范式，即医学方法论。所以说，医学模式是从实践到理论又从理论到实践的产物。这种哲学关系可以在医学模式的发展史中得到印证。

医学产生于人类长期与疾病作斗争的实践，经历了原始医学、古代经验医学、近代实验医学和现代医学的实践过程。与此相应的医学模式理论作为医学实践的抽象总结，总是随着医学研究的领域和范畴发展而变迁，它的每一次演进都反映出人类对健康与疾病认识的深化。医学模式从神灵主义医学模式、自然哲学医学模式向近代生物医学模式的发展，是向科学的方向发展。从近代生物医学模式向现代生物 - 心理 - 社会医学模式的发展则是向整体医学模式方向的发展。

与以往的所有的医学模式相比，现代的生物 - 心理 - 社会医学模式无疑是最符合"疾病是人的心理、生理和环境系统中所有相关因素互相作用结果"的客观事实的理论总结，也是对人的整体性认识基础上的医学哲学理论体现。生物 - 心理 - 社会医学模式从生物和社会结合上理解人的生命，理解人的健康和疾病，寻找疾病现象的机制和诊断治疗方法，是对人的尊重。

生物 - 心理 - 社会医学模式虽然较生物医学模式有巨大进步，但仍存在一些明显不足和缺陷。有不足，就要改进。要改进，就需实践。医学实践的进步，必然推动新一轮的医学哲学研究，迎来新的医学理论升华和新的医学模式诞生。

现在已经有人提出生物 - 环境 - 人文医学模式；有人提出"生物 - 心理 - 社会和被动与主动相结合的医学模式"；有人提出"自然 - 生物 - 心理 - 社会系统医学模式"；有人提出"生物 - 心理 - 社会 - 人文"医学模式；还有人提出"个性化医学模式"等。尽管目前提出的多种未来医学模式并不统一，但不同版本都将"人"列为核心。

第五节　临床决策难题的哲学思考

临床决策难题主要指疾病诊断及治疗方法有一种以上选择时如何决策。

基于世间事物的复杂性与人类认识水平的局限性之间的矛盾，以及人类追求完美理想的无限性与用于实现理想手段的有限性之间的矛盾，决策的难题将永远存在。所以在医学面前，医师总是面对矛盾的局面。

如何破解临床决策难题，让我们得以从两难的境地中走出来，这就需要依靠医学哲学的指导作用，自觉采用医学哲学思维方式，站在超越于临床事件的层面来考虑问题将是有效的方法和途径。

医学中决策的矛盾难题往往反映在：①疾病诊断过程中一元化与二元化的矛盾；②局部与整体的矛盾；③标准化与个体化的矛盾；④药物的治疗作用与副反应的矛盾；⑤生存率与生存质量的矛盾等。

一、临床决策的哲学观

（一）整体观

整体就是统一性和完整性。整体观的哲学基点是"一元论"。根据这个哲学思路，就不难理解，要解决人的健康问题，就必须树立"整体观"，这是由人体的物质性决定的。

中医学非常重视人体本身的统一性、完整性及其与自然界的相互关系，认为人体是一个有机的整体,构成人体的各个组成部分之间在结构上不可分割,在功能上相互协调、互为补充,在病理上则相互影响。而且人体与自然界也是密不可分的,自然界的变化随时影响着人体,人类在能动地适应自然和改造自然的过程中维持着正常的生命活动。

(二)辩证观

辩证观的哲学基点是"唯物辩证法"。

既然马克思主义唯物辩证法的三大规律(对立统一规律、量变质变规律、否定之否定规律)是世间普遍存在的基本规律。那么,医学作为自然科学和人文科学的一部分,其研究对象以及所有与生命、健康、死亡有关的"事件"都离不开这些基本规律。

唯物辩证法是马克思、恩格斯在黑格尔的《逻辑学》基础上总结和提炼出来的揭示事物极限本质之间的联系规律,抽象程度最高的产物。尽管我国古代没有马克思,但作为人类医学实践的一部分,中医药学在其理论体系中已经有了辩证法的胚芽。

例如:中医学的"阴阳学说"中体现的对立统一规律;"五行学说"中体现的量变质变规律和否定之否定规律。中医的"阴阳辨证""虚实辨证""寒热辨证""表里辨证"以及"辨证施治"是三大规律派生的三个基本观点(联系的观点、发展的观点、一分为二的观点)的临床应用。

(三)融合(结合、整合)观

融合观的哲学基点是"物质本源的一致性和物质表现的多样性"的对立统一规律,以及"量变到质变"的事物发展规律。

既然物质的本质是一致的,那么就有可能融合为一体,既然物质的表现是多样的,那么当旧的物质形态不能满足新的需求时,就有融合的需要。

融合是有一个过程的,如果将"相合"看作为事物的起点,"结合"与"整合"作为中间环节,那么"融合"就是"量变到质变"的最高和最终产物。"融合物"已经不是参与融合过程的"原物",而是一种"我中有你、你中有我"的新的物质形态。

如今"融合"已经成为助推媒介、教育、文化、工业、网络存储等领域的新概念,产生出众多的符合时代发展需求的新业态。同样旧的医学形态在新的医学需求面前,同样需要引进"海纳百川有容乃大"的"融合观"。这种观念意味着打破传统医学与现代医学之间的壁垒,打破现代医学领域内各种学科的壁垒,打破医学与诸多自然科学之间的壁垒,打破医学与诸多人文学科间的壁垒,甚至打破看似"毫不相干"领域的壁垒,在"观念融合"的先导下,依靠超现代的技术支持,实现跨界融合,助推新的医学模式到来。

(四)循证观

循证观的哲学基点是认识论原理:实践是认识的唯一来源;认识对实践具有反作用;真理是人们对客观事物及其规律的正确反映;真理具有条件性、具体性、反复性和无限性。

在医学与口腔医学领域里,临床实践的医疗决策要在循证的基础上作出,同时也要重视结合个人的临床经验和尊重患者的选择和意愿,从而获得当前最好的治疗效果。这就是循证医学(又称实证医学、证据医学)的核心思想。

在循证医学的语境里,"临床研究依据"和"个人的临床经验"就是进行"认识"加工的实践材料;"医疗决策"就是认识了的"真理"对实践的指导;临床研究依据的限定词——"现有的最好的"是"真理的有条件性、具体性"的体现。

循证医学的证据来源于临床研究;证据收集系统全面;重视证据价值的评估;疗效评价指标以患者的最终结局(终点指标);治疗方案以可以得到的最佳临床研究证据为依据。在此基础上得出的认识更接近临床实际,所作出的临床决策更符合临床实际,从而对提高临床疗效的作用更直接。

求真务实是循证医学的哲学基础,相反,对循证医学的哲学批评也源自其对实证的拘泥。例如客体化,数据化倾向,致使矫枉过正产生统计崇拜、证据至上、唯客观论、唯证据论的偏向。为此,循证医学也不拒绝"个人临床经验",但必须通过系统、全面、不断更新地收集尽可能多的"个人临床经验",从而最大限度地避免个人偏见,最大限度地接近"真理",最大限度地不断自我修正"过时的真理",为患者带来最大限度的良好疗效。这也是循证医学的基础。

二、临床决策的主要伦理原则

医学临床决策的伦理原则包括：①有利原则；②无伤原则；③尊重原则；④保密原则等（详见第五章医学伦理学）。

第六节　医学行为的哲学思考

人的行为是受观念支配的，因此，不同的医学行为是在不同的哲学观念支配下产生的。本节试从健康观、疾病观、生死观、生命观等四个方面阐述对医学行为的哲学思考。

一、健康观

（一）健康的哲学含义

什么是健康？这是一个人人关心的千古话题。长期以来"健康"被普遍理解为"无病"，然而随着人类物质文明和精神文明的进步，这种传统的健康观受到了质疑和挑战。

健康果真等于无病吗？

1978 年世界卫生组织在《阿拉木图宣言》中提出了新的健康观："健康不仅是没有疾病或不虚弱，且是身体的、精神的健康和社会适应良好的总称"。并且认为健康是基本人权，达到尽可能好的健康水平是世界范围内一项重要的社会性目标。

与传统健康观相比，现代健康观赫然将"心理健康""社会适应良好（社会性健康）"和"道德健康（伦理健康）"囊括其中，同时对"躯体健康"的内涵进行了扩容——不仅仅是"无病"，而且要求机体各部分协调。据此，有人把它称为"大健康"。大健康概念追求的不仅是个体的无疾病状态，还包括了精神、心理、生理、社会、环境和道德方面的健康。是一种全局的概念。提倡不仅有科学健康生活，而且还有正确的健康消费，涉及各类与健康相关的信息、产品和服务。

大健康的核心是对人的健康管理，科学地排除或减少健康危险因素，达到保护和促进健康的目的。

现代健康观不是对传统健康观的简单扩容，而是基于哲学的升华。现代健康观体现的是对人的"整体观"的理解，而整体观念的哲学基础则是"一元论"的世界观。

唯物主义一元论认为世界统一于物质，一切事物（包括"人"）和现象（包括"生命"）只是物质的不同表现形态。既然人是物质的、一元的，那么，人体必然是完整的、统一的。既然世界是物质的、统一的，那么人作为世界的一个物种，必然与世界统一，并且维持与世界的完整性。正是站在这个哲学高度，现代健康观既考虑到人的自然属性，又考虑到人的社会属性，既考虑到人的躯体，又考虑到人的精神（心理、伦理）从而从整体上把握了"健康"概念。

所以，现代健康观是一种"机体 - 心理 - 社会 - 自然 - 生态 - 伦理"的整体观，是个人与社会协调发展的健康观。

（二）健康实现的主客观途径

如何实现现代健康观呢？答案是：需要同时具备个人的主观努力和社会的客观条件。

根据"预防医学""社会医学"和"健康医学"的研究结果，通向健康的主观途径有多种模式，其中"知 - 信 - 行模式"较为成熟："知"是指"学习健康知识、学习现代健康观"；"信"是指"接受并确立正确的健康观念、明确实现健康的态度"；"行"是指"纠正不利于健康的行为、建立健康行为的实际行动。"

通向健康的客观途径：主要是指通过"灌输健康概念""组织健康教育""有效健康促进"等关键环节，造成"人人为健康、健康为人人"的健康社会条件。

二、疾病观

（一）疾病观的哲学含义

什么是疾病？人为什么会生病？生了病怎么办？疾病能治好吗？疾病可预防吗？这些都是

"疾病观"需要回答的问题。

疾病观是关于疾病的本质及其发展规律的基本观点。它从理论上回答什么是疾病，以及关于病因、病机、病理、转归和防治等规律的总认识。

1. 根据医学发展史和认识论区别，可以分为"整体疾病观""机械疾病观"和"唯物辩证疾病观"。

(1) 整体疾病观：古代医学对人体的微观细节和内在机制缺乏了解，因此对疾病的认识处于整体水平，形成了"整体疾病观"。例如，中医以人的异常"证"为概念，以"正邪""阴阳""气机""病机"和"辨证论治"为基本体系的疾病观；西方医学在古希腊时代希波克拉底的"液体病理学"和阿斯克列匹阿德的"固体病理学"，罗马时代盖伦把病因归为神秘的"灵气"和"目的"的疾病观。

(2) 机械疾病观：近代在西方科学技术革命的影响下，将"机械"原理应用于对人的认识，形成了"机械疾病观"，对疾病的解释注重于形态结构上的定位、可测量的理化指标、病原微生物或理化因子的特异性损伤等，深化了对疾病微观细节和空间形态的认识，但对疾病的整体性、功能性认识不足。

(3) 唯物辩证疾病观：在唯物辩证哲学指导下和现代医学的推动下，开始形成"唯物辩证疾病观"。基于从对人的生物性、社会性、自然性、思维性的统一理解，把人与环境、结构与功能、部分与整体、致病与御病祛病以及各对范畴之间的双向交互作用，从宏观到微观的多层次角度认识疾病规律，因而对疾病的认识更加深入和全面。

2. 根据哲学体系的不同，"疾病观"又可以分为传统的"中国疾病观""佛教疾病观"等。

(1) "有诸内者，必行诸外""天人合一，已病防变"的中医疾病观：中国古代名医能从疾病在人体表象的展现推断出疾病本身的发展规律及本质，这种类似"黑箱理论"的系统推理方法，便是通过"望、闻、问、切"对体表现象的采集。进而在"有诸内者，必行诸外"的疾病观为指导下，"司外揣内"，判断出疾病的性质、部位、虚实。

中医在"天人合一，道法自然"中国古代哲学思想影响下，认识到人与天、自然、宇宙是统一的整体，认为大自然因某个局部细微现象可以导致灾害，人体因局部脏器感邪失去平衡而发病。因此调护好人体的平衡就能使机体"正之存内，邪不可干"。如果人能遵循自然规律，日出而作、日落而息，"法于阴阳，和于术数，食饮有节，起居有常"就能耳聪目明，长命百岁。此之谓"未病防病"是也。

对于"已病"，中医如"见肝之病，知肝传脾，当先实脾"，"四季脾旺不受邪，即勿补之"。防止病邪进一步发展，这种"已病防变"就是遵循疾病发展规律有效控制疾病发展的有效措施。

(2) "四大不调，观病本空"，"以病苦为良药，修行、反省"的佛教疾病观：佛法说，人生的"生、老、病、死"在所难免，这是因为人体由地、水、火、风四大元素组成，四大不调之时就会生病。佛陀指出"病"分为"心病"和"身病"两类。世间最高明的医术只能医治"身病"但医不了"贪、嗔、痴"引起的"心病"。因此只能依靠"佛、法、僧（即是医王、医药、医师）"三宝，透过修习禅观、修药师法、修各种治病密法、称念佛号、忏悔业障，诵经、放生等佛法来治疗。

(二) 预防与治疗的哲学关系

预防与治疗可以从事物"整体观""量变到质变规律"等哲学关系来理解。

首先，疾病发生在人体，而人体是一个整体，人体的自然性和社会性又规定了人与大自然或与社会的整体性。因此，疾病本质上是人体内部的不平衡因素与人体外部不协调因素的综合结果。而这些因素是可能被发现和被控制的，从而预防疾病的发生。

其次，与世间一切事物一样，任何疾病的发生都是遵循"量变到质变"哲学发展规律的，疾病从"未病"渐进到"已病"的规律为预防医学的施展拳脚提供了可能。

中医对待疾病有"防重于治"观念，我国古代对能"防病"的医者，尊崇为"上工"，发展出"五禽戏""八段锦"等延年益寿的锻炼功法。在"天人合一"的"整体观"哲学思想指导下，提出"道法自然"，认为人与自然是统一的，所以提出"法于阴阳，和于术数，食饮有节，起居有常"能"寿百岁而耳聪目明，百病不生"的长寿之道。

现代医学更是明确提出"预防重于治疗"，无论从"个体"还是"群体"的角度看，疾病预防永远比疾病治疗更重要。这是因为21世纪的中国百姓面临生活水平迅速提高的同时，高血压、冠心

学习笔记

病、糖尿病、肥胖症、癌症等"生活方式病"日益流行，严重威胁个体生命和群体健康。据我国卫生行政部门统计，近几年每年新发脑血管病 200 万例，死于脑中风者 150 万，未死者的 3/4 留有残疾或不同程度的后遗症。冠心病患者死亡率最近 8 年在城市中升高了 53.4%，这两种病症造成的各种经济损失达 1000 亿元人民币。我国由慢性病引起的疾病负担占整个疾病负担的 70%，已成为严重的公共卫生问题。在这种严峻的形势下，医学"疾病观"必须做出"预防大于治疗"的反应。

首先，就"个体"而言，要摒弃"无病 - 等病 - 有病 - 求医问药"的旧观念，树立"三分疗七分养"；"防胜于治"的新观念，掌握和避免疾病危险因素，养成"均衡营养、充足睡眠、适当运动、心态健康"的健康文明生活方式，争取"病痛少一点，健康多一点，活得长一点，生活质量高一点"。

其次，就"群体"而言，要摒弃"重医轻防"的旧观念，树立"防胜于治"的新观念，研究、发现、举全社会之力防范疾病危险因素，包括食物、环境、空气、水、噪声等"现代文明污染"；大力发展预防医学，培养一支"掌握预防医学的基本理论知识和防疫工作的基本能力；掌握对人群劳动、生活、学习、环境和食品进行卫生检测和监督的基本能力；具有分析影响人群健康的各种因素和疾病流行规律，制定预防疾病和增进人群健康措施与计划的能力；熟悉国家卫生工作方针、政策和法规；熟悉临床医学的基本理论知识和常见病、多发病的防治技术，熟悉健康教育工作；掌握流行病研究基本方法，具有一定科学研究和实际工作能力"的预防医学专业队伍。通过改善环境、健康管理和健康促进，减低发病率、患病率、病死率，提高群体生命质量和寿命长度。

（三）治愈定义及其哲学概念

根据"疾病"与"健康"的概念，既然"疾病"是"机体在内外环境致病因素综合作用下发生的，因内部稳态性以及外部适应性破坏而引起的生命活动障碍"，那么"治愈"就应该以恢复"机体内部的完整性平衡以及人与自然、社会的系统性协调"的"健康"状态为评价标准。这个观点可以从"治愈"的中文解释得到印证："治"在医学中是指"治标""治本"。"愈"有更好的意思。治愈的基本解释为使人病好，恢复"健康"。

然而，从"整体观"来看，人体一个局部的病痛必然影响到整体的状态，因此局部病痛的减轻或消失不等于"机体稳态性恢复"；从"量变到质变"的病程发展规律来看，病痛症状的减轻或消失很可能是疾病由"显著活动"转变为"相对静止"状态；从"人与自然统一观"来看，机体病痛症状的减轻或消失并不会自然而然地恢复"人与自然、社会的系统性协调"。所以如果用"机体疼痛和不适症状消失"为标准衡量"治愈"，是不符合哲学思想的。

因此，目前医疗水平能够达到的"治愈"，绝大部分只能是一个相对好转的概念。

（四）舒缓（与病共存）定义和舒缓医疗的哲学理解

如前所述，就目前医疗水平来说绝大部分所谓的"治愈"只是一个相对概念。那么从相对论角度考虑，经过医治后的舒缓（与病共存）状态是必然的，绝对的，合理的。

"舒缓"，一词出自晋·潘岳《笙赋》："勃慷慨以傺亮，顾踟蹰以舒缓"。是指缓慢、缓和、坡度小。近年将其应用在有别于真正"治愈"的"与病共存"状态是恰当的。因为疾病是生命的一部分，每一次疾病的来袭，都是一次人生的历练。人生就是在与疾病相伴、相争中度过的。

有人说过："医师能治病，但治不了命"，意思是人得什么病是"命"，有些人得的病能治好，有些人运气差，得的病治不好，有些人得的是慢性病，身体不适会长期存在。怎么对待疾病呢？要学会和疾病相处。有个专门形容与疾病相安无事的共生状态的词叫"带病生存"。这是聪明患者的处病哲学——乐观、自助、接纳病，也就是"与病共存"。

现今，在舒缓（与病共存）哲学理念指导下的医学实践中，发展出一门新的医学门类——"舒缓医疗"。

"舒缓医疗"又称"姑息治疗"，其英文为"palliative care"，从字面理解似以"舒缓治疗"一词更能为人所接受。

"舒缓医疗"最早出现于 12 世纪的安宁院，起源于对癌症患者的临终关怀。柏林的一位修女玛丽·艾肯亥将其修道院主办的安宁院作为收容晚期癌症患者的场所。1905 年，伦敦的一家修女主办的圣约瑟安宁院，专门收容癌症晚期患者。1950 年护师西西里桑德丝倡导了成立更为人性化的安宁院，1967 年她在伦敦建立了世界第一座现代化兼医疗科技及心理照顾的圣科利斯朵夫安宁院。从此,现代舒缓医学的模式开始确立,其后,这种模式逐渐地被世界各发达地区接受和推广。2010 美国麻省总医院发表了非小细胞肺癌患者抗肿瘤治疗加入早期舒缓治疗,提高患者生活质量和总生存的研究,早期舒缓治疗和全程管理理念在全球范围内得到推广。

世界卫生组织对"舒缓医疗"的定义:是对那些对治愈性治疗不反应的患者完全的主动的治疗和护理。控制疼痛及患者有关症状,并对心理、社会和精神问题予以重视。其目的是为患者和家属赢得最好的生活质量。

"舒缓医疗"对医疗发展起到了积极作用。首先,从"以病为导向"转向为"以人为导向";第二,将有限的医疗公共资源合理分配利用,实践了投入最小化和效益最大化的卫生经济学原则;第三,提倡医护与患者的伙伴、平等关系,改善了医患关系。

我国的舒缓治疗始于 20 世纪 90 年代初期,目前姑息治疗概念已经引进到口腔颌面部晚期肿瘤患者的治疗中,对那些治愈性治疗无反应的口腔肿瘤患者进行旨在控制疼痛和相关症状的治疗和护理,作为口腔放化疗的有效补充,用于提高患者的生存质量。

现在"舒缓医疗"已不局限于无法根治的晚期癌症患者,已扩展到老年医学、创伤医学、重症医学等医学范畴,其核心的"整体观"哲学思想,是指医学不仅仅"要治病",更强调"要救人"。

（周曾同　蒋秀凤）

参考文献

1. （英）罗素. 西方哲学史. 何兆武,李约瑟译. 北京:商务印书馆,2016 .

2. 冯友兰. 中国哲学史. 上海:华东师范大学出版社,2011.

3. 郭齐勇. 中国古典哲学名著选读. 北京:人民出版社,2005.

4. 艾思奇. 大众哲学. 成都:四川人民出版社,2017.

5. 张东荪. 认识论. 北京:商务印书馆,2011.

6. 王一方. 该死拉锁卡住了. 北京:生活•读书•新知三联书店,2016.

7. 梁其姿. 面对疾病. 北京:中国人民大学出版社,2012.

8. STUART B M. 临床决策. 陆伟,李萍译. 北京:北京大学医学出版社,2014.

9. 王家良. 循证医学. 3 版. 北京:人民卫生出版社,2016.

10. 孙福川. 医学伦理学. 4 版. 北京:人民卫生出版社,2015.

11. 崔瑞兰. 医学理论学. 2 版. 北京:中国中医药出版社,2017.

12. 柯杨,张大庆. 医学哲学. 北京:人民卫生出版社,2014.

13. 胡佩诚. 医学人文精要. 北京:人民卫生出版社,2018.

学习笔记

第五章　医学伦理学

随着人类社会的发展和医学科学的进步，人们对生命和生活质量有了更高的要求，对伦理（ethics）和道德（morals）的追求也更高。伦理和道德水平是关系到人类幸福感的重要元素，因而受到全社会的高度重视。在这个背景下，伦理学逐渐形成了一套完善的理论，并逐步形成一门系统的学科。而医学关乎人的生命和健康，是人类解除病痛和提高生存质量的重要工具，以此和伦理学关系紧密。

第一节　概　述

医学伦理学（medical ethics）是伦理学的分支，是从伦理学中衍生出来的以医学领域中医务人员的医德意识和医德活动为研究对象的一门学科，它和伦理学有着不可分割的紧密联系，同时也受到社会伦理的变化、发展和进步的影响。

一、伦理学及其起源

伦理学是研究伦理和道德问题的学科，它以人类的道德生活为对象，探究道德的产生、发展、本质、评价、作用，以及探讨如何进行道德教育、提高道德修养，规范个人行为，达到协调社会利益，构建和谐关系的目的。

伦理主要指的是关于人性、人伦关系及结构等问题上需要遵循的基本原则。道德则主要指人的意识形态，指调节人与人、人与社会和自然之间关系的自我约束规范。伦理和道德旨在构成人和人，人和社会以及自然的和谐关系，同时也是构成个人品质的重要成分。伦理和道德常被并列使用，使其在概念上比较难以区分，但仔细考究，可以发现伦理实际上强调的是人和外部环境之间的约束关系，强调如何处理外在的、客观存在的问题；而道德则主要是指个人内在的自我规范能力，更强调个人的主观性和自觉性。伦理是道德的基础，道德是伦理的形式。伦理关注社会的和谐，道德则强调个人修养，伦理和道德相辅相成。由此看来，人生活在社会中，遵循良好的伦理原则，养成高尚的道德品质，是构建社会和谐和个人幸福的重要前提。

一般来说，不管是伦理原则，还是道德修养，都十分关注个人对社会的贡献，承担对社会和他人的义务，协调好个人欲望和社会的关系。在这当中，对别人的关怀和爱护，不伤及别人的利益和权利，是最基本和最重要的伦理原则，也是医学伦理学所遵循的重要原则。

作为一门完整的学科体系，伦理学具有其自身的理论基础。伦理学的基本理论主要有功利论、道义论、美德论等。随着伦理学的发展，出现了理论伦理学、描述伦理学、规范伦理学、比较伦理学、实践伦理学和应用伦理学等分支学科，其中医学伦理学属于应用伦理学的分支学科。

伦理学的历史比较悠久，西方和中国伦理相关理论的产生可以追溯到公元前的古希腊、古罗马和先秦时期。苏格拉底和柏拉图等的理论和中国商周时期的周礼以及孔孟学说是构成中外古代伦理学理论的核心。由于伦理学思考的是人自身的思想和行为问题，因此古代的伦理学理论大多为哲学家所提出。

苏格拉底和柏拉图把"善"作为伦理学的主要内容，强调所谓"四德"（智慧、正义、勇敢、节制）。亚里士多德认为伦理学需要研究人的道德品性。伊壁鸠鲁认为伦理学研究的主要问题是人生目的和生活方式,认为伦理学是研究幸福的科学。也有哲学家在伦理理论上更偏重强调人的义务,认为伦理学应该研究人的义务和道德。中世纪时期,随着基督教在西方的兴起,基督教伦理学在欧洲占据了统治地位。基督教伦理强调"三德"(信仰、希望、博爱)。在基督教倡导的"三德"中,爱是其最重要的伦理要求。

中国古代的伦理核心是强调"仁"。"仁"一直是中华文化中最重要的道德观和价值观。"仁"要求人们重视对他人的关爱和同情。不管是孔子,还是老子、孟子、庄子和其他诸子的学说,都认为爱护他人是人最重要的道德表现。可以看出,在伦理价值的基本核心上,东西方都以善和爱作为社会伦理的精髓。从这一点看出,尽管文化发展的轨迹和内容不同,但人类在伦理上的基本价值观是相通的。

伦理属于文化的范畴,和文化的产生和发展有着密不可分的关系。目前在学术界都基本认同这样的观点,即《易经》是中华文化的源头和核心。《易经》最早起源于华夏上古时代,相传由伏羲氏通过观天地而画出八卦,后来经周文王的整理和发展,演绎出六十四卦的卦象。再到春秋时期,由孔子对《易经》进行整理和发掘,将《易经》中的占卜理论进一步发展和提高而成为一种哲学思想。此后在儒家经典的"四书五经"中,《易经》被尊为"群经之首",其思想在后世成为中国伦理和文化发展的根基。

《易经》的核心思想是"变",即万事万物都是变化的,认为人只有适应自然,效法天道,才是正道。春秋时期诸子百家的学说虽然百花齐放,但其基本差别也就是在如何顺应自然、顺其自然、效法天道上有所不同,而终极目标,仍然是效法天道而已。

西周时期,周朝的统治阶级对民众的管理主要依靠的是两个手段,一是"礼",一是"乐"。西周制定了详细具体的礼乐规范,用以进行社会管理。"礼"主要用于规范上下关系,构成明确的等级制度,让每一个人明白自己在社会中所处的位置;"乐"主要用于协调左右关系,构建和谐的社会环境和让民众有愉悦的心境。

到了春秋时期,由于战乱和纷争,礼和乐开始丧失其重要的作用,人们对其的遵守不再那么严格,因此孔子哀叹其时为"礼乐崩坏",并下决心要"拨乱反正",恢复周礼。孔子对春秋以前文化进行了总结,并针对当时的社会秩序提出了儒家"仁者爱人"的伦理思想,倡导以"仁"作为当时社会的核心价值观。此外,老子、庄子也构建了自己的伦理和思想体系,提出"道法自然","无为而治"等思想体系。

在先秦时期的"士"的精神繁荣,是中华民族历史上贵族精神最发达的时期。当时的历史也主要由"士"所书写。所谓"士"是没有分封土地的贵族。由于出身贵族,受过良好的教育,有较高的精神优越感,"士"的身上带有独立、自由、责任、守信等道德特征,代表着当时社会伦理的主流倾向,如历史上的孔子、孟子、庄子、老子、荆轲、鲁班等著名人物,他们的出身都是"士"。

汉代以后,中国的伦理文化在儒家思想一家独大的背景下发展,这是因为汉武帝采纳了董仲舒的"罢黜百家,独尊儒术"的倡议,全面推行董仲舒的"三纲五常"伦理的结果。宋代理学家、思想家朱熹总结出了"朱子八德",即"孝、悌、忠、信、礼、义、廉、耻",被认为是中华文化的精髓,是做人的基本道德。此后,中华文化虽然流传着先人留下的伦理精华,也演变出了一些制约社会发展甚至摧残人性的伦理糟粕。

五四运动以来,特别是新中国成立后,历史上遗留下来的一些不良的伦理道德和价值观念受到了批判,并着手建立了有中国特色的社会主义的新文化和新道德。党中央提出的"富强、民主、文明,和谐、自由、平等,公正、法治、爱国,敬业、诚信、友善"24字的社会主义核心价值观,为我国伦理和道德的建设及发展指明了新的方向。

二、医学伦理学的发展

医学是人类的一项社会活动,是挽救生命和解除痛苦的重要手段。自人类有了伦理意识,自然也会在医疗活动中应用伦理原则以规范医疗行为。同时,医学是一项涉及人自身最重要利益,如生命、疾患、健康等的工作,因此,医学问题不仅涉及社会伦理,还在更高程度上与哲学、宗教等人们所关注的对生命的认识以及人在自然界中的位置问题相关(请参考本书第四章"医学与哲学")。

医学伦理学是以医德为研究对象的一门学科。医学伦理学运用一般伦理学原理和准则来解决医学实践中人与人、医学与社会、医学与环境之间的道德问题，从而形成自身的学说体系；是医学与伦理学相互交叉的新兴学科，属于应用伦理学的范畴。

医学伦理学体系建立的基本理论主要有生命神圣论、生命质量论、生命价值论，关于医德本位理念的医学人本论、医学功利论、医学公正论，关于医德关系理念的医师义务论、医师美德论、患者权利论等。其有关医德客观规律性的基本理论主要有医德的产生、发展规律的理论；医德的本质、特点及其社会作用的理论；医德与医学科学、医德与医学模式转变、医德与卫生事业发展相互关系的理论等。

医学伦理学的发展经历了传统医学伦理学、生物医学伦理学和生命伦理学三个重要阶段。传统医学伦理学产生于欧洲文艺复兴之前，主要关注的是医患关系，强调医师的义务、责任与道德，受宗教影响较大。传统医学伦理学重视道德、义务和生命的神圣，希波克拉底的医学伦理思想为其代表。生物医学伦理学产生于文艺复兴时期，一直持续影响至 20 世纪 70 年代。其主要关注问题为医疗、保健、康复、预防、科研等。生物医学伦理学强调生命质量、生命价值、公益公正、权利义务等内容，其基本原则为实行人道主义。生命伦理学阶段开始于 20 世纪 70 年代；关注内容为医疗、科研、环境、社会伦理等问题，强调了环境、境遇、动植物权利等内容。医学伦理学在发展中形成了三个基本观点，它们是生命神圣观、生命质量和生命价值观、人道和权利观。这些观点是医学伦理学看待医学活动的基本出发点。

最早的医学伦理学文献当属公元前四世纪的《希波克拉底誓言》，在该誓言中规定了医师应遵循的伦理原则，要求医师依据自己的能力和判断，采取有利于患者的医疗措施，不能给患者带来痛苦与危害。清清白白地行医和生活。无论进入谁家，只是为了治病，不得为所欲为，不得接受贿赂，保护患者的隐私，不得侵害患者的利益等。两千多年来，这一誓言一直作为医师的基本道德规范。

现代医学伦理学的广泛兴起和传播与第二次世界大战有关。由于第二次世界大战期间发生了骇人听闻的纳粹集中营事件和惨无人道的日本 731 部队人体试验，警醒了全世界对医学试验中伦理问题的关注。1946 年，国际社会提出了《纽伦堡法典》(Nuremberg Code)，要求接受研究的受试者必须出于自愿，充分知情；试验必须对受试者和社会有益，避免不必要的肉体和精神伤害，并尽量采取保护措施等。此后世界医学联合会通过了两个与医学有关的伦理学文件：《日内瓦宣言》(1948 年) 和《医学伦理学法典》(1949 年)，提出医务人员首先要关心患者的健康、将患者的健康放在头等重要地位，医师应严格保守患者的隐私，对同事如兄弟等。这些思想继承和发展了《希波克拉底誓言》的精髓。

第二次世界大战后也相继出现过一些在医学研究中滥用人体试验的事件，如美国 Tuskegee 梅毒研究事件、谷硫磷农药事件等。1964 年世界医学大会采纳了纽伦堡法典的精神，进一步提出《赫尔辛基宣言》，该宣言对医学试验的伦理问题提出了进一步要求。这两个国际性文件确立了以人作为受试对象进行生物医学研究的伦理学原则及限制条件，奠定了医学伦理学应遵循的基础。

在 1968 年 8 月澳大利亚悉尼召开的世界医学大会第 22 次会议上，通过《悉尼宣言》，确立了死亡的道德责任和器官移植道德原则。1975 年 10 月召开的第二十九届世界医学大会上，通过了《东京宣言》，确立了《关于对拘留犯和囚犯给予折磨、虐待、非人道的对待惩罚时，医师的行为准则》。1977 年在夏威夷召开的第六届世界精神病学大会上，通过了《夏威夷宣言》，确立了精神病医师的道德原则。在 2000 年召开的世界生命伦理学大会上，通过了《生命伦理学宣言》。2005 年，联合国教科文组织生命伦理学委员会发布了《世界生命伦理和人权宣言草案》，两份关于生命伦理学的文件肯定了医学科学研究的进步作用，并规定了在医学科学研究中应遵循的伦理学原则。

2017 年世界医学会又对《日内瓦宣言》进行了修订，修订版的《日内瓦宣言》突出强调了维护患者的自主权，突出患者的自主决策在医学伦理学中的重要性，此次修订改进了宣言的文本结构，完善了宣言的内容，提高了对医师的职业要求，并强调了人文关怀。

1972年10月墨西哥召开的第15届世界牙科大会(World Dental Congress)上通过了《牙科医学伦理的国际原则》,并得到世界牙科联盟的承认,加以采用。1997年9月在韩国首尔全体会员大会上,世界牙科联盟通过了《牙科职业伦理的国际原则》,这些文件成为每一位牙科医师在医疗活动中的伦理学指南。

我国传统的医学伦理形成的历史源远流长。从传说中的伏羲制九针,神农尝百草开始,治病救人的理念就开始成为医师遵循的道德准则。在与《希波克拉底誓言》出现相近的距今两千多年前,《黄帝内经》中就提出了"天覆地载,万物悉备,莫贵于人"的人道主义原则。《黄帝内经》中就医学描述为"精光之道,大圣之业",并要求传授医术需选择诚信有德之人。《黄帝内经》中还告诫医师需脚踏实地,戒骄戒躁,刻苦钻研。汉代医学大家张仲景在《伤寒论》中指出,治病不分富贵贫贱,医术要精益求精,医师需要做到"精究方术","知人爱人"。唐代医学大家孙思邈在《备急千金要方》一书中进一步发展了传统的医学伦理学思想,指出医师需有仁、慈二心,方可成就为"大医",并提出"大医精诚"的思想,即技术精湛和诚实正直是医生必须恪守的品质。此后,我国的传统医学伦理基本以"仁","爱","精","诚"作为医师的伦理核心,以治病救人,不义不取作为医师守则。所谓"医师,仁术也",即是对我国传统医学伦理观的概括和总结。

我国在现代医学伦理学发展上也有贡献,早在1923年,宋国宾就出版了《医业伦理学》一书,提出了许多现代医学伦理学的观点。新中国成立后、特别是改革开放以来,国家相继颁布了《药品临床试验管理规范》《涉及人的生物医学研究伦理审查办法》《药物临床试验伦理审查工作指导原则》《人胚胎干细胞研究伦理指导原则》《关于善待实验动物的指导性意见》等一系列涉及医学伦理学的法规,2019年,国家卫生健康委医学伦理专家委员会和中国医院协会提出了《涉及人的临床研究伦理审查委员会建设指南》,逐步建立和完善了临床规范化试验,保障和维护受试者权益的一系列措施。目前,我国各级基金、期刊也对申请项目和发表论文实施要求,对涉及人体、人体来源标本、动物和人胚胎干细胞的研究课题都要求在项目申报或实施前完成伦理审查。近年来我国口腔医学领域对医学伦理学也越来越重视,有相当多的与口腔医学的教育、医疗和医患关系相关的论文在学术会议和学术杂志上陆续发表。

随着东西方文化的交流和全球一体化趋势的到来,我国传统医学伦理和西方医学伦理逐渐互相融合。国际通行的医学伦理学准则和理念也逐渐在全球通行。我国的传统医学伦理也开始在这一过程中进一步发扬光大。

三、医学伦理学的研究对象和内容

医学伦理学的研究对象包括医学实践中所有的医德现象,即以医患关系道德为核心的医疗、预防、科研、健康诸多方面的医德活动、医德关系、医德意识等。其主要内容体系包括了医学伦理学基本理论、医德规范体系、医德现实难题、医德实践规律。其主要研究课题涉及医患之间的道德现象、医际之间的道德现象、医社之间的道德现象、医学科研道德现象、生命道德现象等五大课题。

近来,医学伦理学关注的重点问题有健康与疾病问题,医患关系问题,生育与死亡问题,医疗新技术与医学科研问题,医疗资源分配与卫生政策问题等。

(一)健康与疾病

有关健康与疾病的定义和范畴直接与医疗的职责和医师的义务相关。传统的健康定义仅包括身体和精神上的良好,或仅限于身体上的良好。而世界卫生组织(WHO)所给出的健康定义包括了身体、精神和社会三个方面。此外,医学伦理学也还关注和讨论个人、集体在健康维护中的权利和义务问题。

(二)医疗人际关系

医疗人际关系包括三类:①医务人员与患者及其家属的关系(医患关系);②医务人员相互之间的关系(医际关系);③医务人员和社会的关系(医社关系)。医学伦理学研究这些人际关系中的道德元素,以及如何构建良好的医疗关系促进人们的健康和社会的和谐。其中医患关系是医疗人际关系中最基本和最核心的关系。

（三）生育与优生

生育与死亡是人类两个重大的伦理问题，其基本核心是对人的生与死的干预与伦理的冲突。是完全顺其自然？还是根据需要适当干预？由于生命的发生和死亡的确切时间点较难确定，因此干预的时机和伦理会发生冲突。

1. 生育与生育控制　在世界范围内，辅助生殖技术如采用第三方供精的人工授精等方法的出现，为人类提供了自然生殖方式以外的生育途径，使得一些患有生殖障碍的家庭重新获生育机会。但这些辅助技术也带来了一些伦理和法律问题，如采用这些非自然技术进行辅助生殖是否会导致两性相互间的需要减弱？

2. 遗传与优生　随着现代基因技术的兴起，基因筛查、基因治疗、基因工程等技术对及早发现遗传性疾病提供了可能，但这些技术的介入涉及大量患者的遗传信息保密等诸多问题。

（四）死亡

人的死亡是不可避免的，关于死亡的判断在医学上已有标准，脑死亡是临床医学上判断死亡的主要依据。但具体情况下，有的植物人低级神经中枢还具有功能，如呼吸、心跳等，但高级神经中枢已经完全功能丧失无法恢复，其生命维持装置是否可以撤除？或由谁来决定撤除？实施撤除者是否有很大的道德压力？这些问题常常影响人们对死亡的最终判定。

（五）医学新技术与医学科研

随着医学科学研究的发展，各种医疗新技术不断涌现。出于采用新技术造福人类的目的，医学科研和医疗新技术应用的主要对象是人。有的新技术前景诱人，将会给人类带来生物学意义上的革命，但同时也会和人类目前的伦理观念产生一定程度上的冲突。如前述的辅助生殖技术，器官捐赠和移植（特别是动物器官移植到人和大脑移植），人类器官和胚胎的克隆技术，基因诊断、基因治疗（基因改善和基因编辑技术）等。这些技术的应用将极大地改变人类的命运，但也带来不可忽视的伦理问题。

（六）医疗资源分配和卫生政策

由于医疗资源分配和卫生政策制定属于政府行为，资源分配的含义有两个层面，一是财政总预算中医药卫生预算的总量和比例，二是在医药卫生预算中投入医疗卫生各领域的具体分配比例，如哪些领域或疾病的投入应优先的问题。医学伦理学关注医疗资源分配和卫生政策的公平正义以及对急需或优先领域的关切。比如优先投入应放在尖端技术还是初级卫生保健上？社会效益和经济效益谁是医疗机构的重点目标？此外，关于医疗卫生事业社会化、公益化的推进和医疗保险政策的制定也是医学伦理学研究的重要课题。

第二节　医学伦理学的原则和规范

一、医学伦理学的原则

现代医学伦理学经过多年的发展和完善，逐步明确了医疗活动中应遵循的伦理学基本原则。医学伦理的指导原则是：①防病治病，救死扶伤；②实行社会主义人道主义；③全心全意为人民身心健康服务。而医学伦理的基本原则主要有以下几点：

（一）有利原则

有利原则指的是一切医疗活动的实施必须是对解除患者疾苦，治愈患者的疾病有好处。所以，有利原则是医疗活动的目的，也是医疗措施实施应该获得的结果。

（二）无伤原则

由于医疗行为在解除疾病痛苦过程中常常伴随着一些副作用，比如手术的创伤，药物的副反应等，无伤原则是要求在医疗活动过程中最大限度地降低对患者的人身和精神伤害。与有利原则一样，无伤原则同样是对待患者的伦理前提和基础。

（三）尊重原则

医师应该对前来就诊的患者给予充分的尊重，这种尊重应当建立在平等、关爱和对患者的病痛给予同情基础之上。尊重原则体现在三个方面，一是对患者的人格尊重，对患者应不分年龄、性别、出生地、民族、贫富、地位等一视同仁。第二是对患者知情权的尊重，医师应当将患者的疾病情况和治疗措施等如实告知患者。第三是要尊重患者对自己疾病治疗的自主权利，即患者有权就自己的医疗问题做出决定。对于年幼、智力障碍、精神异常的患者，医师对其决定加以干涉应该是有限的，并需要得到其法定监护人的许可。

（四）公正原则

在医疗资源分配上，要求所有患者都具有平等、合理享受卫生资源或享有卫生资源公平分配的权利；在医疗活动中，医师在实施诊疗时对不同的患者应该一视同仁，不得因为性别、年龄、相貌、民族、贫富、地位等差异而给予不同对待。

二、医学道德规范

医学道德规范是医学伦理学原则的具体体现和补充。医学道德规范是指依据一定的医学道德理论和原则而制定的，用以调整医疗工作中各种人际关系、评价医学行为善恶的准则。其本质是医务人员在医学道德行为和道德关系普遍规律上的反映，是社会对医务人员的基本道德要求。

在实际当中，医学道德规范将医学伦理学的理论、原则转换成医务人员在医学活动中应遵循的具体要求来体现，多采用简明扼要，易于记忆、理解和接受的语言来表述，以强调医务人员的职责和义务为主要内容。如"誓词""法典""宣言""守则"等形式。医学道德规范内容一般包括的有："救死扶伤，忠于职守""钻研医术，精益求精""平等交往，一视同仁""举止端庄，语言文明""廉洁行医，遵纪守法""诚实守信，保守医密""互尊互学，团结协作"等。

三、对医务人员的道德要求

医师是一种特殊的职业，服务的对象是身心遭受痛苦的患者。医师不仅需要解除患者身体上的痛苦，还需要体现必要的人文关怀，让患者感到信任、乐于配合。

国家卫生部制定的医德规范指出了作为医师应当遵循和具备的医德要求。总结起来就是要求医师做到医术精湛、文明廉洁、仁爱尊重、公平公正、团结互助。作为医生，不仅要有高超的业务素质，同时还需要具备较深的人文修养。

四、口腔医学相关的伦理国际规范

1972 年和 1997 年，世界牙科大会先后通过了《牙科医学伦理的国际原则》和《牙科职业伦理的国际原则》两份文件。作为口腔医师，对此两份文件所倡导和规范的基本伦理原则也应该充分尊重和严格遵守，将其作为每位口腔医师的职业道德指南。

《牙科医学伦理的国际原则》于 1972 年 10 月在墨西哥第十五次世界牙科医学大会上通过，内容涵盖了牙科医师对待患者、社会和职业等方面的伦理要求。1997 年 9 月，世界牙科联盟（World Dental Federation，FDI）在韩国首尔召开的世界牙科大会上通过了《牙科职业伦理的国际原则》，该文件提出了 10 条原则，可以看作是对 1972 年《牙科医学伦理的国际原则》的强调和精练。该原则对口腔医师提出了 10 项伦理要求：

1. 根据牙科的艺术和科学的实践及人道的原则开展工作。

2. 维护病人的口腔健康，不论其个人状况如何。牙医的主要职责是维护病人的口腔健康。然而，牙医也有权拒绝治疗病人，除了提供紧急护理，出于人道主义的原因，或国家的法律另有规定。

3. 应当在咨询和 / 或治疗时听取任何有超过已有治疗水平需要的病人的意见。即患者的需求是首要关注的问题，牙医在咨询或治疗时应该听取任何有超出自己能力水平需要的患者的意见。

4. 必须确保病人的所有信息及其治疗的专业机密。牙医必须确保所有的工作人员尊重患者的机密，除非国家的法律另有规定。

5. 必须严格依法承担和使用牙科辅助器具。牙医必须对所承担的所有治疗承担全部责任,不应将治疗或服务委托给不合格或未经法律允许的人。

6. 必须在职业生涯的各个方面按道德行事,并遵守专业法律的规定。

7. 应继续提高专业知识和技能。牙医有责任通过其积极的职业生活,通过继续教育来保持和更新专业能力。

8. 应支持口腔健康促进。牙医应参与口腔健康教育,支持和促进已有的技术来提高公众口腔健康水平。

9. 应尊重专业的同事和员工。牙医应以专业的方式对待口腔健康团队的所有成员,并愿意以专业帮助同事,并尊重专业意见上的分歧。

10. 应该以提高职业声望和声誉的方式行医。

第三节 医疗实践与伦理

医疗实践不单是一种利用医学科学知识和技术治疗疾病的技术活动,由于接受治疗的对象也是人,治疗过程中无法避免人和人之间的互动,这种互动也是一种社会关系。因此,医师和患者作为当事双方都应当遵循良好的伦理原则和道德规范。

一、医患关系与伦理

(一)医患关系的含义

医患关系是指医方与患方在医疗实践活动中基于患者健康利益所构成的一种医学人际关系。广义来讲,医患关系不仅是指医师和患者之间的医疗关系,也指以医师为主体的人群与患者为主体的人群之间的为治疗疾病、恢复健康而建立起来的一种供求关系。从技术层面讲,医患关系指医患双方在诊断、治疗、用药、手术、护理等医疗技术过程中的交往关系,而在非技术方面指的是医疗活动中医患双方在伦理、心理、社会方面的关系。从伦理属性看,医患之间的关系为一种双向道德关系,医务人员与患者因健康利益而紧密相连,患者把健康和生命的希望寄托在医务人员身上;医务人员则凭借专业知识、技能及医德修养帮助患者实现健康利益追求,同时也实现自身价值。因此,医患双方都必须遵守一定的道德规范,医师的行为不仅要遵守法律法规,还需要遵从公认的伦理和道德原则、有高尚的品德;患者则有获得治疗的权利、知情同意的权利、自我决定的权利和隐私受保护的权利。

根据我国国情和医疗实践现实,医患关系可划分为权威型、协作型和消费型几种模式。权威型模式的特点是医师的主动性大于患者,医生处于主导地位,患者处于被动地位。协作型模式的特点是医师和患者在治疗过程中均主动协作配合,治疗方案均得到医患双方认可。而消费型模式的特点是患者处于主导地位,医师服从于患者的需求,多见于美容诊疗。

(二)医患关系中的权利与义务

由于患者多处于被服务或求助的弱势地位,为了更好地保护患者的利益,有关患者权利的问题得以提出。美国在 1972 年制定了《患者权利法案》,我国 1997 年由中华医学会医学伦理学分会制定了《病人的权利与义务》。根据《中华人民共和国侵权责任法》《中华人民共和国执业医师法》《中华人民共和国消费者权益保护法》《医疗事故处理条例》等法律、法规等规定,医疗活动中患者拥有以下权利:①平等医疗权;②知情同意权;③隐私保护权;④损害索赔权;⑤医疗监督权等权利。并承担以下义务:①如实提供病情和有关信息,配合医方诊疗的义务;②遵守医院规章制度,尊重医务人员及其劳动的义务;③给付医疗费用的义务;④保持和恢复健康的义务;⑤支持临床实习和医学发展的义务。医务人员拥有以下权利:①医疗诊治权;②设备使用权;③科学研究权;④继续教育权;⑤人身安全权;⑥经济待遇权;⑦民主管理权,并承担下列义务:①遵守法律法规及技术操作规范的义务;②如实记载和妥善保管病历的义务;③如实告知和说明的义务;④抢救及转诊的义务;⑤保护患者隐私的义务。(详见第十二章"医学相关法律规范")

医患关系不是简单的商品或服务交换关系，它不仅涉及患者的权利和医师的义务，还涉及医疗技术、医师道德、相关法律和公平公正等一系列问题。此外，这种关系在技术层面上是不对等的，由于医师具备更多的医学知识并掌握治疗技术，患者不具备这样的优势，因此，医疗活动中医师一般处于主导地位。但在非技术层面上，医师和患者是平等的关系，对患者尊重、爱护、关怀，对技术精益求精，是赢得患者认同和配合的重要方面。作为一名医师，在医患关系中有义务做到以下几点：

1. 热忱关爱　对来就诊的每一位患者做到热情接待，富有爱心，把患者当家人，让就诊的患者感受到温暖。

2. 同情尊重　对患有病痛的患者应富有同情心，同时不能因为患者的弱势和行为能力的降低以及有求于己而产生傲慢心态。

3. 廉洁守法　医师不应接受患者的任何礼物，包括红包，礼品或其他形式的馈赠，与患者保持一种单纯清洁的关系。

4. 公平公正　不论患者地位高低、贫富或亲疏，对待所有来就诊的人应该一视同仁。

5. 知情同意　在诊断和治疗过程中，应充分照顾到患者的知情权，进行合理的解释并得到患者的同意。

6. 保护隐私　在诊治过程中和诊治后，应注意保护好患者的隐私，包括个人信息，医疗信息和身体隐私等。

医师在医患关系中，应当合理行使医生的权力、牢记作为医师的义务，并时刻尊重患者的权利。医师和患者互相尊重对方的权利和尽好自己的义务，是医患关系中的基本伦理原则。

（三）构建和谐医患关系的要求

构建和谐医患关系应当做好以下几方面的工作：

1. 完善和谐医患关系的制度设计　在制度设计上要彰显医疗卫生服务公益性，健全全民医疗保障体系，同时加强卫生立法和执法建设。

2. 完善和谐医患关系的医院规章　把减少或避免各种医疗纠纷作为医院管理的重要内容，列入医院的综合目标责任制。

3. 强化医师职业伦理精神，维护医务人员队伍的良好形象，营造尊医、重医的社会氛围，构建和谐的医患关系。可在实践中采取：①重申医学目的，培育医患共情；②重铸职业诚信，强化互信纽带；③强调爱岗敬业，提升医师美德；④强调团结协作，坚持共同提高等办法。

医患关系是医学伦理学研究的核心内容之一，处理好医患关系是实践医学目的、弘扬医学职业精神的关键环节。正确理解医患关系的本质和特征，把握现代医患关系的发展趋势，借鉴国外关于医患关系模式的研究成果，认真分析我国当前影响医患关系的因素，是构建和谐医患关系的必然要求。

二、医际关系与伦理

医际关系是指医疗实践中医务人员之间的关系，包括医师与医师的关系，医师与护士的关系，医护人员与医技人员的关系，医务人员与管理、后勤人员的关系等。

不同于医患关系，医际关系具有以下几个特征：①协作性：指在现代医学背景下，医务人员的分工越来越细，对患者的诊疗需要诸多科室的医务人员的相互配合与协助才能达到良好的效果；②平等性：指医务人员分工不同，但在彼此之间没有高低、贵贱和重要不重要之分；③同一性：指医务人员都以救死扶伤、防病治病，为人民健康服务为宗旨，在共同目标上是统一的；④竞争性：指医务人员的竞争表现在医疗、诊疗质量与水平、护理质量、服务态度、科研成果等各个方面。竞争的目的是形成比、学、赶、超的人际关系环境，实现更好地为患者或为人民服务的医德宗旨。

要创造和维护良好协调的医际关系，医务人员需要做到以下几点：①共同维护患者的利益和社会公益；②互相尊重，彼此平等；③相互支持又相互独立；④互相信任又互相协助；⑤谦虚谨慎，互相学习，共同提高。

三、临床诊疗与伦理

在临床诊治中,医师应遵循诊治伦理的原则,将良好的医德同精湛的医术同时贯彻始终,以充分体现医疗诊治的治疗功能和人文关怀作用。在临床诊治中应遵循以下伦理原则:

(一)患者至上原则

患者至上是指在医学治疗或医学试验中必须把患者的生命权和健康权放在首位。所有的医疗或医学试验手段不仅在主观上,而且在客观效果上需对患者有确切的好处,并不得带来伤害。

(二)优化原则

诊治过程中要求选择最为理想的治疗方法,为患者带来相对最好的治疗结果。在诊治中遇到两难的选择时,应根据患者的实际情况,选择能给患者带来最大利益的治疗目标。

(三)知情同意原则

诊治过程中,医师有义务告知患者诊断结论、治疗决策、病情预后及诊治费用等方面真实、充分的信息。特别是治疗方案的性质、作用、依据、损伤、风险、不可预测的意外及其他可供选择的诊疗方案及其利弊等信息。这样可使患者或家属在充分了解情况下自主作出选择。只有得到患者及家属认可后的治疗方案才可实施。

(四)保密原则

保密原则就是要求医师或医院保守患者的医疗隐私,不泄露可能造成不良后果的一切信息。保密包括三个方面:①为患者保密,如患者的个人隐私,个人信息,疾病状况和遗传家族信息等;②对患者保密,如某些不良病情及不良预后,胎儿性别等;③保守医院和医务人员的有关信息。保密原则是医疗行业的职业道德,是取得患者信任和合作的需要,是保护性医疗制度的要求。在具体的医疗实践中,按医学伦理学原则,要求医师在诊断上做到及时诊断和准确诊断。在治疗上应做到采用科学的治疗手段,对患者实施有效治疗,并实事求是地判断治疗效果。医师应做到为患者选择疗效最好、安全无害、痛苦最小和耗费最少的治疗措施。同时如实告知患者病情、各种治疗方案,医务人员认为的最佳方案,尊重患者的自主选择权。在急诊工作中,由于急诊工作具有突发性强、人群密集、病情复杂、抢救困难和病情危重、易发纠纷的特点,医务人员应做到分秒必争,全力以赴;常备不懈,沉着冷静;集思广益,团结协作;优化技能,强化功底;人性服务,呵护心灵;胆大心细,坚守慎独。

四、临终关怀与死亡

(一)临终关怀

临终关怀是一种由多学科、多方面人员组成的团队,对临终患者及其家属提供全面照护,以便使临终患者得以舒适、安宁地度过人生最后旅程的一种新兴医疗保健服务项目。临终关怀的实施具有以下伦理意义:①有利于人类死亡观念的有序嬗变,使人们正视临终、直面死亡,是人类死亡文明的巨大进步;②有利于医学人道主义精神的不断升华,使患者可以享受规范的医学照护,尊严地、更少遗憾地离开人间;③有利于社会精神文明的全面进步;④有利于医疗卫生资源的合理分配,既保证临终患者得到了必要的医学服务,又避免了不必要的资源消耗,从而有利于医疗卫生资源的公正、合理分配。

对于临终关怀有以下几点伦理要求:①理解临终患者的心理,以最真诚、亲切、博爱的态度对待、帮助临终患者;②保护临终患者的权利,满足他们的合理需求;③优化临终患者的生活,尽可能满足其愿望、快乐和尊严;④关心临终患者的家属,理解、同情、关心、体贴和帮助他们。

(二)死亡

从个体和生物学上讲,死亡是人体的器官、组织、细胞等的整体的、不可逆转的衰亡,是人生命的终结。但从社会和精神的一面看,死亡有以下两方面的意义:一是与人类的生存与发展密切关联,新陈代谢是自然界普遍规律,没有死就没有生,新生生命的替代才能使人类得以发展和进步；第二，死亡使人们领悟到生命的价值和意义，会增进人们对自己和他人生命的珍惜和尊重。死亡是不可避免的。因此，正确地理解其意义十分重要。

人类在死亡判断标准的确立上经历了一个逐步演变的过程。在医学科学不发达时期，判断死亡的标准主要是呼吸停止，因此民间把死亡叫"咽气"。但这仅是根据经验和常识做出判断。19 世纪初心脏听诊技术发明后，心跳停止才正式作为死亡的标准。1951 年，美国布莱克法律辞典把死亡定义为"血液循环的完全停止，呼吸、脉搏的停止"。随着医学科学的发展，心跳和呼吸停止的死亡标准开始受到重新审视。1966 年国际医学界正式提出"脑死亡"的概念。1968 年，脑死亡诊断标准正式提出。

世界卫生组织提出的新的死亡标准为：①对周遭的环境完全没有反应；②完全失去反射能力和肌肉紧张度；③缺乏自发性的呼吸作用；④如果不用人工辅助器，动脉血压会剧降；⑤在没有任何技术问题的情况下，即使用人为的方式刺激脑部，患者的脑电图仍然呈现绝对的直线反应。第 8 届国际脑波 - 临床神经生理学大会（1973 年）定义脑死亡为："包括小脑、脑干直至第一颈髓的全脑功能的不可逆转的丧失。"脑死亡标准的提出将死亡的概念从心、肺变化过渡到中枢神经系统的变化，是一种新的进步，在医学界逐步得到公认，许多国家已将其纳入相关法律法规之中。

无疑，脑死亡的判断对异体器官移植的发展起着及时提供"供体"的作用。

然而，对死亡的判断并非确立一个标准那么简单。死亡在客观事实是复杂的。心跳和呼吸停止可以通过医学技术手段复苏。有些情况下脑死亡后心跳呼吸可通过人工方式进行较长时间的维持，甚至可出现自主呼吸乃至自主意识重新恢复的奇迹。这些现象使人们对脑死亡判断标准的采用始终怀有慎重的态度。人类对大脑的认识毕竟有限，因此在选择"生"与"死"时常常抉择两难。

第四节　公共卫生与健康伦理

一、公共卫生伦理

公共卫生（public health）是预防疾病、延长生命和促进人身心健康的一门科学。公共卫生的指向为人的群体，目标是维护和提高人群的健康水平。公共卫生伦理则是指在维护人类群体健康的过程中应当遵循的道德原则。

对于公共卫生伦理学的含义，美国公共卫生学院协会及卫生资源和服务管理局的意见有以下几点：①公共卫生伦理学是一些原则和价值，它们帮助设计、指导人群健康问题的宣传和疾病与伤害的预防；②公共卫生伦理学应该与生物医学伦理学区分开来；③生物医学伦理学通常强调患者个体的重要性；④公共卫生伦理学更加强调人际关系、公民意识和社区作用的重要价值。

公共卫生活动中应遵循以下一些伦理原则：①全社会参与原则；②社会公益原则；③社会公正原则；④互助协同原则；⑤信息公开原则。在 2020 年抗击新冠病毒肺炎疫情的这场旷世斗争中，中国人民团结一致，同心协力，在效地阻击了疫情的流行，高度彰显了这些公共卫生伦理原则。

二、健康伦理

健康（health）在医学上的定义是没有疾病症状和体征，是机体各部分处于生物学意义上的功能正常状态。随着社会的发展，健康的含义提高到了社会层面，认为健康是"社会化的个人完成角色和任务的能力处于最适当的状态。"这一定义将健康与社会适应能力紧密联系起来，成为判断一个人健康的社会学标准。此后，健康的概念在不断地丰富，人们发现心理因素与健康相关。必须把健康放在医学、心理学和社会学的三维框架下去审视。1989 年，世界卫生组织更新了健康的概念:"健康不仅是没有疾病,而且包括躯体健康、心理健康、社会适应良好和道德健康。"

由于健康与人类的生存和生活质量密切相关,因而健康权利是每个人最基本的权利,人们有在生活和工作等一切活动中维持和保护自身健康、并要求任何个人和机体均不得损害其健康的权利。同时,个人、政府、医务人员也担负维护或不得损害他人健康的责任。

第五节　医学科研与伦理

由于医学科学研究与人体密切相关,处于科学研究阶段的医学技术或方法尚处于探索阶段,因此有可能带来一定的风险。医学科研的成果可以给疾病治疗带来帮助,但也可能给受试人体带来伤害。特别是二战时期发生的那些骇人听闻的人体试验事件警醒人们,把人体当作实验器具的科学研究是不能容忍的,需要对医学相关的科学研究给予伦理学上的严格审视。

一、科学研究的基本伦理原则

科学研究的伦理原则涉及两个方面,一是科学研究者在科学研究活动中的行为应符合伦理要求,二是科学研究内容本身要符合伦理要求。一般来说,科学研究工作者应当遵循以下几个原则:

（一）诚实原则

科学研究是一种实事求是的工作,因此从事科学研究需要以诚实作为基本原则。对于科学工作者来讲,诚实包含了两个方面的内容,一是做人要诚实,二是做事要诚实。只有秉持诚恳真实的态度,科研的结果才能被大家接受和认可。

（二）客观原则

客观原则是在科学观察过程中不得附加任何主观臆想的成分,对发生的现象要原汁原味地加以记录,不得人为地有意或无意地改变实验记录数据和资料。

（三）准确原则

对于科学研究过程中发生或观察到的现象的记录应尽可能做到精准,避免出现任何含糊或粗糙的结果。

（四）尊重原则

科学研究中的尊重包含了对研究对象的尊重、对他人贡献的尊重。对研究对象的尊重包括对实验动物的善待,在人体实验中对试验对象意愿和权益的尊重等;对他人贡献的尊重包括在引用他人成果时的适当程度以及声明和出处标注等。在医学试验的情况下,医务人员或研究人员必须在试验或实验前取得患者的知情同意,告知患者实验的性质、持续时间、目的、方法和手段等;以及告知在发生不希望的情形出现时的保护措施和补偿措施等。

（五）有益原则

有益原则包括科学层面上的和个体层面上的。科学层面上的有益指所做的研究是对人类有益的、有意义的,个体层面上的有益是指在实验过程中不仅不能对人体造成不利的影响,或者对受试者可以带来某些有益的效果。科学研究者有义务在实验前确保这两个有益的原则。

1949 年,国际科学协会联合理事会通过的《科学家宪章》对科学研究工作者做出了如下道德要求:

1. 保持诚实、高尚、协作的精神。

2. 严格检查自己所从事工作的意义和目的、受雇时须了解工作的目的,弄清有关的道义问题。

3. 用最有益于全人类的方法促进科学的发展,要尽可能地发挥科学家的影响以防止其误用。

4. 在科学家研究的目的、方法和精神上协助国民和政府的教育,不要使它们拖累科学的发展。

5. 促进国际科学合作,为维护世界和平,为世界公民精神作出贡献。

6. 重视和发展科学技术所具有的人性价值。

二、医学科研的伦理要求

医学科研和其他科研的主要不同点是，医学科研的观察对象常常是人，科研成果服务于人的健康。因此，医学科研不仅需要坚守科学研究的一般原则，还需要符合伦理道德的要求。医学科研根据不同的研究对象其伦理要求的具体内容有所差别。主要有以下几种类别：

（一）涉及人体的研究

涉及人体的医学研究，常被称为临床研究，指的是一切以患者或正常受试者为对象的科学研究工作。原卫生部制定的《涉及人的生物医学研究伦理审查办法》对此有专门的规定。其范围包括：①采用现代物理学、化学、生物学、中医药学和心理学等方法对人的生理、心理行为、病理现象、疾病病因和发病机制，以及疾病的预防、诊断、治疗和康复进行研究的活动；②医学新技术或者医疗新产品在人体上进行试验研究的活动；③采用流行病学、社会学、心理学等方法收集、记录、使用、报告或者储存有关人的样本、医疗记录、行为等科学研究资料的活动。

《涉及人的生物医学研究伦理审查办法》规定了对人的生物医学研究应当符合的伦理原则，包括：

1. 知情同意原则 尊重和保障受试者是否参加研究的自主决定权，严格履行知情同意程序，防止使用欺骗、利诱、胁迫等手段使受试者同意参加研究，允许受试者在任何阶段无条件退出研究。

2. 控制风险原则 首先将受试者人身安全、健康权益放在优先地位，其次才是科学和社会利益，研究风险与受益比例应当合理，力求使受试者尽可能避免伤害。

3. 免费和补偿原则 应当公平、合理地选择受试者，对受试者参加研究不得收取任何费用，对于受试者在受试过程中支出的合理费用还应当给予适当补偿。

4. 保护隐私原则 切实保护受试者的隐私，如实将受试者个人信息的储存、使用及保密措施情况告知受试者，未经授权不得将受试者个人信息向第三方透露。

5. 依法赔偿原则 受试者参加研究受到损害时，应当得到及时、免费治疗，并依据法律法规及双方约定得到赔偿。

6. 特殊保护原则 对儿童、孕妇、智力低下者、精神障碍患者等特殊人群的受试者，应当予以特别保护。

如对口腔患者使用的新药物、新型口腔材料和新手术方法的治疗效果研究，以及口腔疾病的流行病学调查研究等，在实施时都必须遵循上述有关保障安全、对患者有益、知情同意、保护隐私和适当补偿等原则。

（二）人体来源样本研究

人体来源样本的研究指的是从人身体上取下的一切样本，如牙、口腔软组织、颌面肿瘤标本、毛发、唾液、血液等。由于这些样本含有患者的疾病信息和遗传信息，研究人员必须对样本本身及其获得的数据具有保密措施，不得泄露。同时还需要获得样本供者的同意方可使用。但是，有一些利用人体来源样本进行的科学研究在我国是明文规定禁止的，如与人体无性繁殖有关的科学研究、利用人胚胎及流产胎儿开展产品开发研究（自然分娩胎盘除外）、与国外交换流产胎儿及其脏器、买卖人体细胞、组织和器官等。

（三）动物实验研究

动物实验研究应遵循的基本伦理原则是善待动物，包括在实验设计时应尽量做到少用和不用动物；实验过程中要保障动物的福利，如食物，水，阳光，温度，活动空间等必要的生存条件；处死动物时必须采用无痛苦的处死方法。

我国科技部对实验动物专门颁布了《关于善待实验动物的指导性意见》。该指导性意见提出善待动物的具体内容：在饲养管理和使用实验动物过程中，要采取有效措施，使实验动物免遭不必要的伤害、饥渴、不适、惊恐、折磨、疾病和疼痛，保证动物能够实现自然行为，受到良好的管理与照料，为其提供清洁、舒适的生活环境，提供充足的、保证健康的食物、饮水，避免或减轻疼痛和痛苦等。并倡导"减少、替代、优化"的"3R"原则，科学、合理、人道地使用实验动物。

在饲养过程中，要求为实验动物提供清洁、舒适、安全的生活环境。包括环境指标不得低于国家标准。动物笼具、垫料质量应符合国家标准，并定期消毒、更换。动物笼具面积应符合国家标准，保证动物都能实现自然行为。而对孕、产期实验动物所占用笼具面积，至少应达到该种动物所占笼具最小面积的110%以上。抓取动物时应避免引起动物的不安、惊恐、疼痛和损伤。在日常管理中给予动物足够的饲料和清洁的饮水。其营养成分、微生物控制等指标必须符合国家标准。对实验动物饮食、饮水进行控制时，必须有充分的实验和工作理由，并报伦理委员会等相关机构批准。

在实验过程中，要求将动物的惊恐和疼痛减少到最低程度。对实验动物进行手术时必须进行有效麻醉。术后恢复期应根据实际情况进行镇痛和有针对性的护理及饮食调理。在固定动物时，应遵循温和操作，善良抚慰，减少痛苦和应激反应的原则。所用固定器具应结构合理、规格适宜、坚固耐用、环保卫生、便于操作。在不影响实验的前提下，对动物身体的强制性限制宜减少到最低程度。

处死实验动物时，须符合伦理学要求。处死现场，不宜有其他动物在场。确认动物死亡后，方可妥善处置尸体。在不影响实验动物判定的情况下，应选择"仁慈终点"，避免延长动物承受痛苦的时间。对灵长类实验动物的使用仅限于非用灵长类动物不可的实验。除非因伤病不能治愈而备受煎熬者，猿类灵长类动物原则上不予处死，实验结束后单独饲养，直到自然死亡。

（四）人胚胎干细胞研究

胚胎干细胞研究的前景被十分看好，特别是对一些难治疾病，如帕金森病、老年痴呆症以及一些心脏疾病的治疗上将获得革命性的治疗效果。采用胚胎干细胞进行牙再生的研究也具有诱人的前景。因此，全世界的科研人员对此都抱有极大的期待，胚胎干细胞在复制动物，复制器官上的技术让研究人员对此倾注了大量热情。然而涉及人的胚胎干细胞研究在国际上也存在着较大的伦理争议。其主要争议点存在在两个方面：一是人胚胎不管以何种方式形成，是不是也应该享有基本的尊严？随意对一个人胚胎进行操作，如采取组织细胞或销毁胚胎被视为对人的尊严的严重侵害。这一问题的提出带有一定的哲学意味，即人的独立生命应该从什么时候算起的问题，在这一问题上争论较多。传统上认为从胎儿出生开始自主呼吸时即成为独立的人，也有学者认为胚胎作为人应该从有意识开始起算，更有的人认为从受精卵开始就应该是一个独立的人。第二是人胚胎干细胞研究会涉及人类基因的修改，这样做的结果会导致人类基因多样性的改变，最终给人类造成不可预计的危害。因此。不少国家的政府机构和宗教组织提出反对人胚胎干细胞相关的研究。如美国就是对人胚胎干细胞持反对态度的国家，特别禁止进行"人的复制"相关的研究，对胚胎干细胞研究也有范围限制，不得随意扩大。也有的国家持有限的开放态度，如日本，英国等，在不违反伦理原则前提下，容许开展一些与人胚胎干细胞相关的研究工作。

我国对人胚胎干细胞研究持管理下有限开放的态度。国家科技部和卫生部2003年发布了《人胚胎干细胞研究伦理指导原则》，对开展人胚胎干细胞研究进行规范。该指导原则定义了人胚胎干细胞是指人胚胎来源的干细胞、生殖细胞起源的干细胞和通过核移植所获得的干细胞三类细胞，并且规定了获取这些干细胞的方法只能通过以下途径：

1. 体外受精时多余的配子或囊胚。
2. 自然或自愿选择流产的胎儿细胞。
3. 体细胞核移植技术所获得的囊胚和单性分裂囊胚。
4. 自愿捐献的生殖细胞。

同时，在研究手段上，我国规定禁止克隆人，禁止将人类胚胎植入动物生殖系统，也禁止将人生殖细胞和其他物种生殖细胞融合。

（五）涉及人类遗传资源的研究

人类遗传资源是指含有人体基因组、基因及其产物的器官、组织、细胞、核酸、核酸制品等资源材料及其产生的信息资料。中国是一个人口大国，人口总数约占世界人口的22%，而且中国是一个多民族国家，除汉族外还有55个少数民族。因此，我国既是世界上人口最多的国家，也是民族资源最丰富的国家，而以我国 13 亿人口资源为基础的人类遗传资源，既是研究中华民族起源、基本生命现象、生理和病理机能以及行为的物质基础，也是促进人口健康、维护人口安全、控制重大疾病以及推动医药创新的重要物质基础。人类遗传资源的研究目的是探索人类基本生命现象、生理和病理机制，以促进人口健康、维护人口安全、控制重大疾病以及推动医药创新。近年来，随着生命科学与生物技术研究开发的进展，围绕着人类遗传资源的保护、管理与利用的国际竞争日趋激烈。因此，人类遗传资源的开发利用以及管理水平将成为决定未来各国生命科技与产业竞争成败的重要因素，同时也将提高我国人类遗传资源的收集、整理、保存、共享、利用工作，促进我国人类遗传资源的合理保护、科学管理和高效共享，从而为全社会的人类研究相关科技活动提供大量高质量的原始性创新资源，对确保我国的人口安全、卫生安全、资源安全、国家安全以及社会安全做出贡献。

为此，我国科技部在 2005 年发布了《人类遗传资源管理暂行办法》，该办法对我国人类遗传资源的地位、收集、管理、使用和交流等作出了详细规定，并突出了以下几个核心内容：①规定了人类遗传资源及有关信息、资料，凡属于国家科学技术秘密的，必须遵守《科学技术保密规定》；②规定了重要人类遗传资源属于国家资源，单位和个人不得擅自采集、收集、买卖、出口、出境或以其他形式对外提供；③涉及人类遗传资源的国际合作研究须经过审批，并遵循知识产权保护原则；④应遵循知情同意原则。

第六节 医学科研的伦理审查

由于医学与伦理的关系密切，而任何医疗活动均不应违背人类的伦理道德，目前，国内、外对此的通行做法是对医学科学研究进行伦理审查，即对要开展的医学科研项目或医学新技术项目等经独立的伦理委员会对所涉及的伦理问题进行专门的审查，已避免所实施的项目违背伦理原则并保护受试者的权益。

一、伦理审查的范畴

在口腔医学科学研究活动中，凡实验过程涉及动物、人体以及人体来源的样本、人胚胎干细胞的研究均需通过伦理审查方可实施。如实验中涉及动物饲养、手术、处死动物后采集标本；对人体进行观察、检查、治疗、收集人体组织标本、血液和分泌物、对人体病理资料和临床资料的回顾性分析、利用人胚胎干细胞进行研究等，因为涉及人伦道德、受试者权益和隐私等问题，均需在研究开始前申请伦理审查，得到伦理委员会同意后方可进行试验。

二、伦理审查的原则

伦理审查的基本原则是尊重生命。动物实验伦理审查主要贯彻"保护、福利和善待"三原则，国际上称作"3R"原则。3R 原则由英国的动物学家 Russel 和微生物学家 Burch 于 1959 年在《人道实验技术的原则》中提出，包括①减少使用动物的数量（reduction）；②尽可能用其他方式，如细胞学、计算机模拟等技术代替实验动物（replacement）；③优化实验过程（refinement），保障动物福利并减少动物痛苦。涉及人体的医学研究伦理审查主要贯彻"尊重、受益和公正"三原则。尊重是指尊重人的尊严，尊重受试者的自主选择权、信息保密权、知情同意权等。受益是指受试者在整个研究过程中应当获得一定的回报，这种回报不单是指物质补偿，更主要的是研究实施应当给受试者带来比常规手段更优的治疗效果预期，绝不能给受试者的健康、福利和安全利益带来损害。公正是要求研究受益和负担在社会所有团体和阶层中公平分配。如受益和负担是否公平，入选和排除标准是否公平等。

三、伦理审查的内容

伦理审查主要有两大类别：医学伦理审查和动物实验伦理审查。医学伦理审查包含一切涉及人的科学实验,如科学调查、临床检查、医疗试验,涉及人的组织标本和体液的研究,人胚胎干细胞研究等。动物实验伦理审查包括一切采用动物进行科学研究的项目。此外.伦理审查不仅是在申请时对相关资料进行一次评审,还将对项目进行过程中进行伦理监督以及结题时对伦理规范的执行情况总结,还需项目负责人在项目进行过程中提交"研究进展报告""严重不良事件报告""违规事件报告"和项目结束时提交"结题伦理报告"等文件。

伦理审查的重点主要在两个方面,一是审查科研项目的科学意义。如果项目科研设计不合理或科学意义不大,会被认为这种有可能带来风险而无意义的科学研究没有必要实施。另一重点是审查科学研究是否有悖人伦道德。比如在医学伦理的审查中,将会重点审查项目开展是否充分尊重了受试者的意愿?是否让受试者充分知情?是否会给受试者带来损害?是否有完善的意外防范措施?受试者的付出是否得到合理补偿?对受试者的个人信息和遗传资源是否有充分的保密措施等。对于动物实验的伦理审查,主要关注是否可以不用或少用动物,以保护动物资源;是否尊重和善待动物,比如实验人员是否经过培训?动物饲养和实验环境是否达标?实验中是否尽量减少动物痛苦?处死动物是否符合伦理学要求,试验后动物标本和尸体处理是否合乎规定等。关于人胚胎干细胞的研究主要审查实验目的、方法、过程和结果是否有违背人伦道德的地方。所以伦理审查申请者在申请书里务必对以上问题进行充分回应和说明。

涉及伦理问题的研究项目一般必须在项目开展之前提交伦理审查申请。因为在项目申报时上级机关都会要求提交伦理审查批件,因此在项目申报前必须完成伦理审查工作。由于伦理审查需要一定的时间,有可能对人体造成伤害的项目、涉及儿童和孕妇的研究项目需要进行会议审查。一般情况下,伦理审查申请的时间需要提前一个月以上,动物实验和对人体无伤害项目的快速审查申请需提前两周以上,申请提交时间太晚将无法及时完成伦理审查程序。

四、伦理委员会

伦理委员会是一个对医学科学研究进行伦理评估的独立机构,非一般意义上的行政管理部门。伦理委员会的委员采取多种来源方式构成,一般会吸纳医学和科学专业人士、非医学专业人士(如律师、社会工作者等)、社会人士等组成,其运行的目的是站在第三方的立场、通过伦理审查方式保护医学试验中受试者的权益。伦理委员会定期开会,对申请项目的审查采取委员审查制,形成决议采取民主投票方式,由委员一人一票投票表决形成审查决议,即多数票通过才能形成决议。伦理委员会主任的职责是按时和按需要召集伦理委员会会议、并代表多数委员签署会议决议。

伦理委员会在审查项目时采用的方式主要有两种:一是会议审查,主要审查那些有可能对人体造成伤害的项目、涉及儿童和孕妇的项目、人胚胎干细胞研究项目等,伦理委员会定期召开会议对以上类别的项目进行集中审查。一般在审查时需要申请人或代表在会议上做项目汇报和说明,然后接受伦理委员会委员们的质询。二是快速审查,主要是对动物实验、医学试验中那些对人体无伤害的项目,如涉及人体组织和体液但不直接伤害人体健康的项目(如对已有的病理组织标本进行的研究、常规的尿液检测、唾液采集研究等)和无创性的流行病学调查研究等。

(李　伟)

参考文献

1. 孙福川,王明旭. 医学伦理学. 4 版. 北京:人民卫生出版社,2013.
2. 李勇,田芳. 医学伦理学. 3 版. 北京:科学出版社,2018.
3. 郑文清,周宏菊. 现代医学伦理学概论. 武汉:武汉大学出版社,2017.
4. 联合国教科文组织生命伦理学委员会. 世界生命伦理学宣言与人权草案. 医学与哲学(人文社会医学版),2008,27(8):314.
5. 赵丽,鲁春丽. 2017 版《日内瓦宣言》的修订及其意义分析. 中国医学伦理学. 2017,30(11):1439.
6. 姚天华,李青. 口腔疾病过度医疗的医学伦理学解析. 中国医学伦理学,2003,16(6):13.

7. Dental Practice Committee. International Principles of Ethics for the Dental Profession. (1997-09) [2020-01-03]. https://www.fdiworlddental.org/resources/policy-statements-and-resolutions/international-principles-of-ethics-for-the-dental.

第六章

医学模式的发展和转变

医学模式（medical model）是指人类在与疾病抗争和认识自身生命过程的实践中得出的对医学的总体认识，是医学整体的思维方法和解释、处理医学问题的方式。医学模式的建立和演变与社会政治、经济、科技、文化等的进步及医学科学本身的发展密切相关。由于医学包括认识和实践两个方面，所以医学模式也就包括医学认知模式（medical model）和医学行为模式（medical pattern）。前者是指一定历史时期人们对医学自身的认识，即医学认识论；后者是指一定历史时期人们的医药实践活动的行为范式，即医学方法论。医学模式是从实践中抽象出来的理论概念，医学模式一经形成，便会成为医学实践的指导。

第一节　医学模式发展史

医学是人类在长期与疾病作斗争的实践中产生及发展而成的，在它的漫长发展过程中，大致经历了原始医学、古代经验医学、近代实验医学和现代医学的过程。医学模式总是随着人类社会文明的进步而发展和变化，它对应于一定时期内医学研究的领域和范畴，故在不同发展时期，存在着不同的医学模式。在数千年的医学发展中，医学模式几经变迁，其每一次演进都代表着人类对健康与疾病问题更深刻的认识。从医学模式变化发展的趋势上看，它在迂回曲折中朝着科学、理性和综合方向发展。从神灵主义医学模式、自然哲学医学模式向近代生物医学模式发展，是向科学方向发展。从近代生物医学模式向现代生物 - 心理 - 社会医学模式的发展则是向整体医学模式方向发展。

一、神灵主义医学模式

自从有了原始人类，就有了原始的卫生保健和医药活动，医学起源于人类的劳动生产实践。远古时代，由于生产力水平及科学技术水平极端低下，人们对人体疾病和生理现象无法理解，因而产生了对自然的崇拜，认为世间的一切是由超自然的神灵主宰，形成了宗教迷信思想和鬼神观念，认为神灵主宰人类的健康，人们疾病乃是神灵的惩罚或者是妖魔鬼怪附身、鬼神作祟、天谴神罚，治疗疾病主要依靠对神灵的祈祷和巫医行使的巫术驱凶祛邪。这就是人类早期的健康与疾病观，即形成了神灵主义的医学模式（spiritualism medical model）。

神灵主义医学模式是人类形成科学医学模式过程中不可超越的一环。神灵主义医学模式在巫医外衣的掩护下，保存和传播了原始人类的医药经验，并在一定程度上为古代医学的诞生创造了条件。神灵主义医学模式增强和鼓舞了人类战胜疾病的勇气和力量。从人类医学模式演进历史过程上看，神灵主义模式占有尤其重要的历史地位和历史作用。

二、自然哲学医学模式

随着社会生产力的发展和科技水平的提高，人类对于宇宙和世界万物，逐渐有了粗浅的认识，早期的学者们热衷于全面认识自然现象，解释自然现象。人们开始认识到人体的物质基础和疾病的客观属性，于是产生了中国古代用"阴阳五行"学说来解释健康和疾病。埃及也有类似的"灵气说"和原始的体液病理学说。以中国古代中医提出的"天人合一"的思想及古希腊希波克拉底

(Hippcrates)等人提出的"体液学说"等为代表,这些解释摆脱了神灵主义束缚,包括了朴素唯物主义和自发辩证法的成分,形成了自然哲学的医学模式(nature philosophical medical model)。这一模式的哲学观以朴素的唯物论、整体观和心身一元论为基础。自然哲学医学模式是应用自然现象的客观存在和发展规律来认识疾病和健康问题的思维方式,具有朴素、辩证的特点。

三、机械论医学模式

随着欧洲文艺复兴运动的兴起,带来了工业革命,推动了科技的进步,也影响了医学观。16世纪初,法国笛卡尔(Descartes)认为:"人是机器",把一切复杂运动简单归纳为机械运动或物理、化学变化,认为疾病仅是这架"机器"某部分机械失灵,并用机械观来解释一切人体现象,如将人体视作由众多零件构架的复杂机器,心脏是水泵、血管是水管、四肢活动是杠杆、饮食是给机器补充燃料、大脑是这架"机器"的操纵盘等等,这就形成了机械论的自然观。它在医学上的表现是把人看作机器,忽视了人的生物性、社会性以及复杂的内部矛盾。医师的任务就是修补机器,头痛医头,脚痛医脚,从而形成了以"修理机器"(治疗)为主的机械论医学模式(mechanictic medical model)。

四、生物医学模式

生物医学模式(biomedical model)是指建立在经典的西方医学基础之上尤其是细菌论基础之上的医学模式。由于其重视疾病的生物学因素,并用该理论来解释、诊断、治疗和预防疾病以及制定健康保健制度,故被称为生物医学模式。

文艺复兴时期,科学文化冲破了中世纪宗教黑暗统治,对客观世界及其变化的认识摆脱了宗教、神学的束缚,使医学家们把视线首先集中到生物这个因素上,大量的发现和创造不断地构成并发展了一批说明人体结构、功能,疾病发生、发展及防治的学科。意大利维萨里(Vesalius)发表了《人体的构造》,宣告了近代医学冲破宗教神权而独立。德国魏尔啸(Virchow)出版以组织的生理学说和病理学说为基础的《细胞病理学》一书,认为细胞的不正常活动是各种疾病的根据。由此,病理学从解剖学中分化出来,成为一门独立的学科。荷兰列文虎克(Leeuwenhoek)显微镜的发明,创立了细胞学说。英国达尔文(Darwin)进化论和德国迈尔(Mayer)等人能量守恒定律的发现,动摇了形而上学、机械唯物论的自然观;此后,工业发展带来城市人口暴增以及人群迁移(殖民)等现象,使得传染疾病成了当时突出的社会问题,由此也推动了细菌学的发展。19世纪中叶,细菌理论建立,人们开始建立起不同的疾病由不同细菌所引发之观念。继法国巴斯德(Pasteur)找到了外界作用于机体的生物因子之后,在19世纪后叶,人们对病理学、化学、微生物学、放射学等的研究相继出现了巨大进展,这不仅使人们对人体的生理、病理现象有了更多了解,而且为临床医学的发展提供了有力的手段。与此同时,医学基础学科,如生理学、寄生虫学、药理学、免疫学等都在蓬勃发展。无疑,生物医学模式对现代西方医学的发展和人类健康事业产生过巨大的推动作用,特别是在针对传染病和寄生虫病的防治方面,使其发病率、病死率大幅度下降;在临床医学方面,借助细胞病理学手段对一些器质性疾病做出定性诊断;无菌操作、麻醉剂和抗菌药物的联合应用,减轻了手术痛苦;有效地防止了伤口感染,提高了治愈率,取得了巨大的进展。生物医学模式的出现有其一定的历史意义。

然而,生物医学模式在现代社会中就明显地暴露其局限性:①仅仅从生物学的角度去研究人的健康和疾病,只注重人的生物属性,忽视了人的社会属性;②在临床上只注重人的生物功能,而忽视了人的心理功能及心理社会因素的致病作用;③在科学研究中较多地着眼于躯体的生物活动过程,很少注意行为和心理过程;④思维的形式化往往是"不是、就是"(不是病,就是健康),因而对某些功能性或心因性疾病,无法得出正确的解释,更无法得到满意的治疗效果。这样就必然不能阐明人类健康和疾病的全部本质。要超过这个界限,医学模式将必然转变。

五、生物 - 心理 - 社会医学模式

随着生物医学的发展,过去困扰人类的一些传染性疾病被很好地控制,而心脑血管疾病、肿瘤、精神病等其他类疾病开始成为人类健康的主要威胁。人们发现生物医学模式在面临新挑战

时，显得有些束手无策。美国罗彻斯特大学医学院精神病学和内科教授恩格尔（Engel）在1977年《科学》杂志上发表了题为"需要新的医学模式：对生物医学的挑战"的文章，批评了现代医学（即生物医学模式）的局限性，指出这个模式已经获得教条的地位，不能解释并解决所有的医学问题。为此，他提出了一个新的医学模式，即生物-心理-社会医学模式（bio-psycho-social model）。这一模式认为：疾病是人的心理、生理和环境系统中所有相关因素互相作用的结果。最基本特征，就是把人体的健康和疾病，不仅看成是某种生物学变化的结果，而且也看成生理活动与精神心理活动、生理心理社会之间维持的统一的关系或这种统一关系遭到破坏的结果。其实，早在1948年《世界卫生组织宪章》中对健康的定义就有这种认识，其开宗明义把健康定义为："健康不仅是没有疾病和病态（虚弱现象），而且是保持（身体上）、（精神上）和（社会适应）方面的完美状态"，只是没有引起人们的重视。

社会发展产生的医学问题，大量地涉及心理及社会的因素，医学社会化日趋明显。医学科学的发展，对健康及疾病的发生、发展有了进一步的认识，大量地发现心理及社会的因素所起的重要作用。生物-心理-社会医学模式取代生物医学模式不仅反映着医学技术进步，而且标志着医学道德进步。生物-心理-社会医学模式在更高层次上实现了对人的尊重。生物医学模式重视的是人的生物生存状态，患者只要活着，只要有呼吸、有心跳，即使是低质量地活着，医务人员也应该救治。生物-心理-社会医学模式不仅重视人的生物生存状态，而且更加重视人的社会生存状态。人区别于狭义的动物，就在于能够以社会的方式生存，只有具有社会价值的生命才是真正的人的生命。生物-心理-社会医学模式从生物和社会结合上理解人的生命，理解人的健康和疾病，寻找疾病现象的机理和诊断治疗方法，是对人的尊重。

六、医学模式发展趋势

生物心理社会医学模式虽然较生物医学模式有巨大进步，但仍存在一些明显不足和缺陷，具体表现为：①没有充分考虑到环境对人类健康和疾病的深刻影响，不能概括人与环境统一性；②无法体现医学的本源——人文关怀，医学没有人文，就是失去了方向和目标；③该医学模式与现代伦理学发展缺乏内在的联系。大量高新技术渗入现代医学，带来和导致各种社会、法律、伦理问题，导致医学非人格化和医患关系的物化；④该模式仅从生物、心理、社会层面分析研究医学问题，因视野、高度方面的原因，医学目的的内涵和医学职能的拓展受到了限制。

随着生态环境问题而导致的公害病、癌症、新发传染病、基因突变病等屡屡发生，人们也越来越认识到生物圈的变化与人的生命、健康和疾病有直接的密切关系。有人提出生态医学模式（ecological medical model）这一概念，意指以生态医学的研究成果为基础，遵循生态医学所揭示的人类生命、健康、疾病的本质及其与各种环境相互关系的规律性，经抽象加工而建立起来的对医学的理论认识框架或思想体系。生态医学是研究人体生命、健康与疾病现象及其本质，以及与其各种内外环境相互关系的规律性，从而利用相应的资源和手段，达到维护和增进人们的健康，从而提高人们生命质量的一门学科。生态医学模式取代生物心理社会医学模式，成为引领医学未来发展的主导模式，应该是医学未来发展的战略选择。

有人提出生物-环境-人文医学模式这一概念，意指以系统科学思想为指导的，在生物、环境、人文三个维度所形成的开放系统中，三者呈现并列、递进、因果三种层次的逻辑关系，揭示的是疾病、病因、生物、环境、人文、伦理、预防、症状、诊断、治疗、预后及效果评价12个基本概念。通过以下命题进行阐述：①病因是疾病产生、预防、诊断、治疗、预后、效果评价的基础。②生物因素、环境因素共同构成疾病的病因。③重视医学人文，才能建立公平公正、经济上可持续发展、真正体现出节制和谨慎、尊重人的未来医学。④扩充医学模式的内涵和外延，在新的医学模式中，医学被赋予了伦理学的意义，来指导医学伦理的实践。人文医学汇集了生命伦理学、医学哲学、医学法学、医学心理学、医学社会学及医患沟通学等内容，促进医学与人文医学等学科的相互促进、融合发展，使医学的发展更多地融入多学科的知识。

伴随着医学以及与人类生命、健康和疾病有关的学科的兴起，医学与生态学、社会学、环境学和其他自然、人文社会学科之间相互联结、相互补充日益显现，这无疑有利于促进医学的进步。新的模式的提出,不仅在于说明现在,更重要的是指导未来。从这个意义上讲,可以预言,在生物 - 心理 - 社会医学模式之后,还会出现新的模式,比如生态医学的发展、环境医学的发展、转化医学的发展、精准医学的发展、整合医学的发展、人文医学的发展、社区医学的发展,以及医学社会化、信息化和机器人的发展,很有可能产生更新的模式。

第二节　医学模式转变的必然性

世界各国先后出现了以心脏病、脑血管病、恶性肿瘤占据疾病谱和死因谱主要位置的变化趋势。例如,影响我国人群健康的主要疾病,也已由过去的传染病为主而逐步转变为以非传染病为主。随着人们对保护健康、防治疾病的经验积累,认识也有了深刻的变化。对人的属性的认识,由生物自然人上升到社会经济人。对疾病的发生和变化,由生物层次深入到心理与社会层次。对健康的思维也日趋全方位、多层次。医学发展史证明,医学的发展与社会发展息息相关。人类保护健康和防治疾病,已经不单是个人的活动,而成为整个社会性活动。只有动员全社会力量,保持健康、防治疾病才能奏效。随着经济的发展,国民收入的增加,人们对卫生保健的需求提出了更高的要求,不但要身体好,还要有良好的心理状态和社会活动能力,提高生活质量。

一、医学发展的结果

生物医学模式的产生和发展使医学获得大量的成就,推进了现代医学的进步。数百年来,建立了一个包括数十个学科和数百个分支学科的庞大生物医学体系,通过还原论分法,弄清了生命过程的物理、化学变化,深刻地了解了疾病的生物和理化致病因素,并形成了一套有效的诊断、治疗疾病的方法。在 21 世纪上半叶采用预防接种、杀菌灭虫和抗菌药物三大法宝来防病治病,使传染病和寄生虫病的发病率和病死率显著下降。因此,生物医学的功绩是巨大的,它对今后医学科学的发展仍将起着重要作用。随着现代化的发展,生产和生活消费行为的进一步社会化,使公共卫生和社会保健问题变得日益突出,人类保护健康和与疾病斗争日益突破个人活动的局限,成为全社会关注的问题,医学的发展从个人分散的医疗活动转变为社会分工协作进行的系统医学活动,即需要国家、社会的参与,采取相应的社会措施。人类活动的全球化已使严重影响人类健康的传染病和非传染病跨越国界,成为全世界应该共同防范的问题。

但是,生物医学模式本身存在着不可弥补的缺陷,这些缺陷在于将注意力主要放在人体的生物学过程上,只从生物属性上来认识人体的结构和功能,认识疾病的病因、变化和防治。在生物医学看来,人体只是细胞、器官的相加组合,和一般动物、植物等生物相同,从而忽视了人和人发展。医学发展的结果揭示出了生命过程中许多内在的联系和共同本质,使人们逐步认识到人是一个完整的整体,人的健康与疾病不只是局部器官、组织的变化,而且也受心理因素和社会因素的影响。研究人的健康与疾病必须从更广泛的联系上着手,应深入到社会这一层次,从"自然人"到"社会人"去认识。这样就把医学科学推向一个更广阔、多层次、立体化、网络化的系统中,这个系统不仅包括生物学的,而且包括心理、社会、环境、信息和人文的多维范畴,各层次间既有横向的相互作用,又有纵向的相互联系。

二、疾病谱变化的结果

疾病谱(disease spectrum)是指在整个疾病构成(disease constitution)中按疾病患病率(或死亡率)的高低而排列的顺序,是综合反映医疗单位卫生服务水平的重要指标之一,对了解某地区或医疗机构疾病种类及其变化趋势具有重要意义。由于社会的进步和医学本身的发展,尤其是抗生素和疫苗的发现,对绝大多数传染病和感染性疾病的有效控制,传染性疾病的发病率和死亡率明显下降,以及人口年龄变化、生活和工作方式、心理状态、环境污染和职业危害等因素的影响,20 世纪 50 年代以来,心脑血管疾病、恶性肿瘤、糖尿病、遗传性或先天性疾病等慢性非传染性疾病的患病率、病死率逐步上升,人类的疾病构成发生了根本的变化,我国人口主要死因为呼吸系统疾病、急性传染病、心脑血管疾病、消化系统疾病等。

（一）世界疾病谱的变化

通常，人们把疾病分为传染疾病和非传染性疾病两大类。过去严重威胁人类的单纯生物病原因素明显的急性传染病如鼠疫、霍乱、天花、黑热病等已被控制甚至消灭,在世界卫生组织的规划蓝图上,21世纪初要在全世界通过计划免疫消灭的传染性疾病还有麻疹、白喉、百日咳、破伤风、结核病等等。然而,令人震惊的是:在传染性疾病逐渐减少的同时,非传染性疾病却在逐渐增多、形成巨大威胁;社会心理多因素作用或影响明显的恶性肿瘤、心脑血管病、艾滋病、免疫病、遗传病及外伤逐步成为人类的主要疾病和主要死亡原因,全世界每年有数千万人死于这些疾病,发病率仍呈上升趋势。到20世纪90年代,前4位死因变为心脑血管疾病、恶性肿瘤、呼吸系统疾病和意外伤害。从而使医学的主要研究对象从传染病转变为重大的慢性及退行性疾病。传染性疾病大多是由于病菌、病毒、寄生虫等生物因素引起来的。很多研究表明,导致人们得非传染性疾病的原因,除了与理化和生物因素有关外,生活方式、心理紧张、环境污染、行为习惯等心理性、社会性因素也起着相当重要的作用,治疗也因此变得更为复杂。生活方式因素主要包括饮食结构不合理、吸烟、缺乏体力劳动、社会心理和紧张刺激等。至于环境因素,保健服务因素,基本上仍都属于社会因素的范畴。

世界卫生组织(WHO)《2014年全球预防控制非传染性疾病现状报告》指出,2012年共有3 800万人死于非传染性疾病,慢性病是全球死亡的主要原因,患病率和死亡率的不断上升以及高昂的医疗费用给社会经济带来沉重负担,口腔疾病是最常见的慢性疾病。《柳叶刀》杂志2016年公布了全球疾病负担研究(global burden of disease study 2016, GBD)的数据。2016年全球总死亡人数为5 470万,造成最多死亡人数的前三类死因为:缺血性心脏病948万;肿瘤893万;脑血管疾病812万。从2006年到2016年,全球缺血性心脏病的总死亡数增加了19.0%,死亡数从2006年的796万上升到2016年的948万。据此,可以认为缺血性心脏病是造成最多死亡人数的人类死因。2016年各个疾病的全球患病率统计恒牙龋齿患病率最高,全球发病率统计恒牙龋齿发病率为第二位,仅次于上呼吸道感染,同时乳牙龋齿发病率为第5位。据此,可以认为龋病是人类最常见的疾病,龋病是影响人类健康的第一疾病。

（二）我国疾病谱的变化

我们控制急性传染性疾病是早预防、早发现、早诊断、早隔离、早治疗。行之有效的治疗手段有疫苗、抗生素、"消杀灭"(消毒、杀虫、灭鼠)等,所以,传染性疾病有的已被消灭,有的得到基本控制,总的趋势是在减少。如建国初期我国尚有烈性传染病天花流行,由于大力推行普种牛痘疫苗,到1962年我国就消灭了天花,至1979年全球消灭了天花。据有关统计资料表明,慢性非传染性疾病所引起的死亡已占我国人口死亡数的2/3。也就是说,每3个死亡人口中,就有两个是死于癌症、脑中风、冠心病这一类非传染性疾病。因此,防治这些疾病,提高人民的健康水平,必须注重心理社会因素的消除,加强生活方式和环境的改善。单纯重视医疗服务和生物学因素的消除是达不到目的的,这就必然导致了生物-心理-社会医学模式的形成。20世纪80年代以前,在我国疾病构成中位居前列的是消化系统疾病、呼吸系统疾病、妊娠分娩相关疾病和传染病,而80年代以后位居前列的是消化系统疾病、呼吸系统疾病、损伤和中毒以及与妊娠分娩相关疾病。20世纪80年代成为疾病构成变化的一个分水岭。在疾病构成的总体水平上,传染病的比重下降,慢性疾病的发病比重增大,初步反映出发达国家健康转型的特点。同时,社会快速发展阶段的特点也在近年的"损伤中毒"跃居首位的现象中反映出来。疾病构成与人口特征和社会发展变化有密切的关系,我国的疾病构成变化情况与人口过程变化比较吻合,只是疾病构成的变化稍有滞后。其次,疾病在排位顺序发生变化的同时,体现出各种疾病的比重差异相对缩小和变化不大的现象。20世纪80年代后,疾病谱中各种疾病平分秋色的局面渐渐出现,各个病种比重差距减小,并有继续减小的趋势。某些疾病的排位有变化,但自身发病的比重变化并不大。这就是说,排序只是在一个方面体现了疾病的构成,但真正了解排序的意义已经不是前后的位次,更重要的是分析位次间的差距和进入排序中的病种的变化。以接受农村地区人口为主的县级医院住院患者前十位疾病构成数据分析,2001年可及医院的农村人口的疾病构成主要是损伤及中毒、消化系统疾病、呼吸系统疾病与妊娠有关的疾病及传染和寄生虫病。但病种的差距大于城市,这说明农村人口的疾病发生较为集中,影响因素也更集中,真正的疾病谱可能比城市窄。当然,用医院为基础的疾病构成统计还不能说明我国的健康转变已完成，我国面临着慢性病与急性病并存，非传染病与传染病共存的双重疾病负担，人口健康也相应面临着疾病的二重性挑战。

第四次全国口腔健康流行病学的抽样调查显示，12 岁儿童恒牙龋患率比 10 年前上升了 7.8%。5 岁儿童乳牙龋患率比 10 年前上升了 5.8%。儿童患龋整体呈现上升态势。此外，5 岁儿童龋齿中经过充填治疗的牙齿比例为 4.1%。12 岁儿童龋齿中经过充填治疗的牙齿比例为 16.5%。这一数据较 10 年前上升了近 50%，说明儿童家长对口腔卫生服务的利用水平在不断提升。老年人由于保留牙齿越多，越易患龋，根龋更普遍。我国人群龋均构成比呈现典型发展中国家特点。根据此次调查资料计算，我国的龋齿总数高达 20 亿颗以上，而这些龋齿中的 80% 以上都没有接受治疗。对这些龋齿全部进行充填治疗，将是一个巨大的工作量。这对我国口腔卫生服务资源提出了严重挑战。因此，强化早期预防，改善人民的口腔健康状况显得尤其重要。

三、卫生保健需求变化的结果

随着我国人口老龄化和慢性病年轻化的加速，健康服务需求激增，我国的医疗资源远远不能满足人民的健康需求，提高健康服务水平和效率是民生的热点。卫生保健（health service）是指卫生系统借助一定的卫生资源，向居民提供的医疗、预防、保健、康复等各种活动的总称。卫生保健需求（demand of oral health service）是指居民主观上愿意且在经济上有能力接受的口腔卫生服务的量。社会生产的发展使人们的生活需求不断提高，价值观念也发生根本的变化，比如我国实行改革开放以来，人们生活已发生了巨大的变化，全国绝大多数地区已解决了温饱问题，开始向小康过渡，少数地区已经实现小康。随着人民生活的改善，生活需求的提高，人们的保健需求也不仅限于治疗疾病，而更高地要求预防疾病、促进健康。

多年来，我国政府坚持为人民健康服务，把提高人民的健康水平、实现人人得享健康作为发展的重要目标。我国新时期的卫生策略出现了重大转变，提出"健康中国"的重大战略，健康中国战略的核心要义是以人民为中心，本质上是改善人民健康状况，实现人民健康全覆盖。其中也包括了控制和防治以慢性疾病为主要特征的口腔疾病，加强我国口腔卫生服务和口腔卫生政策建设，积极研究制定相关政策和措施，以保障深化与发展我国的口腔卫生事业，努力实现"人人享有口腔健康"的目标以提升国民口腔健康的整体水平。

第三节　医学模式转变对口腔医学的影响

当今世界的医学模式已经由生物医学模式转变为生物 - 心理 - 社会医学模式，标志着现代医学已进入一个崭新的发展时期，它不仅对整个医学体系产生重大的影响，而且对口腔医学教育和口腔卫生服务产生重大影响。巴德年认为医学模式的转变将引起医疗卫生工作主导、中心、基础、重点、依托及目标等方面一系列变化：①主导指从以疾病为主导转变为以健康为主导；②中心指从单个患者转变为各种群体以至全人群；③基础指从以医院为基础转变为以社会为基础；④重点指从诊断治疗转变为预防保健；⑤依托指从主要依靠医学科技和医疗卫生部门自身转变为依靠众多学科和全社会的参与；⑥目标指从疾病防治与身心健康转变为身心健全及其与环境的和谐一致。在现代医学模式下，进行传承和创新，建设具有符合现代医学模式需求的口腔医学特色和行业特征文化，才能提高核心竞争力，实现口腔医学的健康发展。

一、医学模式转变对口腔医学教育发展的影响

传统的口腔医学教育，是在生物医学模式指导下建立起来的体系，培养出来的学生只掌握生物医学的知识，只会用理工方法与技术，包括影像资料、组织变化来分析问题，而对制约和影响人体口腔健康和口腔疾病的各种心理、社会因素则知之甚少。在生物 - 心理 - 社会医学模式的背景下，对口腔医师的职业素质提出了更高的要求，当代口腔医师的职业素质面临着新的要求和挑战。根据生物 - 心理 - 社会医学模式，口腔医师不仅要关心患者的躯体，而且要关心患者的心理；不仅要关心患者个体，而且要关心患者的家属、关心患者的后代、关心患者的社会背景。

（一）口腔医学教育体系的改变

医学模式的转变必然地冲击着口腔医学教育体系的改变，对口腔医学教育提出新的要求。目前，我国现行的口腔医学专业的培养目标、培养学制、课程结构长期处于不稳定状态。不稳定的焦点是弱化临床医学和基础医学课程设置，还是强化临床医学和基础医学课程设置，而其问题的症结在于培养什么样的口腔医师。医学模式的转变需要构成一个以口腔医师、口腔技师、口腔卫生士、口腔护士等多个专业为基础的口腔医学教育体系，以使培养出来的新一代口腔医学人才，具有新的知识结构，适应医学模式转变及口腔卫生服务发展的需要。

（二）加强口腔公共卫生学教育

必须改变单纯传授生物医学知识的旧方式，而在教给学生掌握生物医学知识的同时，应加强口腔公共卫生学教育。为适应新的医学模式，首先在教育思想上必须改变临床口腔医学与口腔公共卫生学相分离的旧观念，充分认识口腔医学和公共卫生学的一体化关系。口腔医学和公共卫生学的相互渗透，使现代口腔医学领域兴起的口腔医疗服务管理、口腔健康教育、口腔社会医学、口腔医学史等越来越明显地成为口腔医学体系中不可缺少的一个组成部分。

口腔医学的临床课程不仅要讲病，而且要讲"病人"，要讲致病的心理、社会因素，学生既要学会临床诊断，会开药物处方，又要学会社会诊断，开社会处方，要全面加强口腔公共卫生战略观念教育，走出校门到社会上去参加口腔公共卫生服务实践，掌握调查研究群体口腔疾病的方法，组织高年级学生参加社区口腔健康教育与口腔卫生咨询服务。

（三）口腔医学教育模式的变革

医学模式的转变，必将导致口腔医学教育模式的变革。传统的口腔医学教育模式是多年形成的，它的特点是以学科为中心组织教学，目前这种模式仍在多数国家口腔医学教育中被应用。但由于它是建立在传授生物医学知识的基础上的，不利于培养学生的综合分析问题和解决问题的能力。近年来医学教育界正在探讨适应新的医学模式的医学教育模式，提出了"以问题为中心"教育模式，其特点是打破学科界限，以社会人群口腔保健需求等问题为中心组织教学。

在口腔医学教育的组织方法上，必须改变以往的专科封闭型教学模式为开放型模式，除增加上述口腔公共卫生学相关新课程外，还要在组织基础口腔医学和临床口腔医学教学时，使学生早期接触临床，接触患者。

（四）口腔医学教育内容的改变

口腔医学教育应该不仅仅要扩宽学生的专业知识，更应该致力于提高学生处理医患关系的能力。医患关系的和谐不仅有利于口腔医疗卫生事业的有序发展，更是社会安定和谐的保证。新的医学模式要求科学精神与人文精神共同发展，而医学人文课程的学习是提高学生医学人文精神，提升学生对生命的尊重与关爱的必要途径。口腔医学人文知识的学习有助于医师了解患者的诉求与就医意愿，能有效缓解医患矛盾，减少医疗纠纷事件，促进社会和谐。随着生物 - 心理 - 社会医学模式逐渐成为主流，医患之间构建一种以患者为中心的关系模式势在必行。该模式强调医患间是一种相互尊重的、对等的和合作的关系，要求医师不仅要关注疾病治疗本身，更要关注患者的情感、期望及其对疾病的理解；不仅要具备精湛的医学知识，还要有良好的沟通技能和人文素养，即尊重、平等和公正的态度，对患者"整体"（而不是疾病局部）的理解能力、与人共感的能力、倾听能力、信息传递能力、获取信息的能力、有效沟通能力和合作能力等。必须将人文素质教育融入口腔医学专业教学过程中，培养具有专业技能的高素质口腔医学人才。在改革与优化口腔医学人文课程体系时，应注重人文与口腔医学的交叉性、注重人文知识传授的实用性和序贯性，彰显口腔医学在口腔医学人文课程中的核心地位。

同时，这种医学模式对医师的人文素养和社会实践提出了更高的要求，大大促进了医学教育（在校教育和继续教育）从单纯重视医学基础知识和基本技能培养的生物医学模式指导下的人才培养模式向同时注重人文社会科学知识教育和注重复合型人才培养的模式转变。要求医师不仅要具备精湛的医学专业知识和技术，还需要具备良好的人文素质和沟通技能。医师应具备以下五种素质：第一，感性；第二，问题提出能力；第三，问题解决能力；第四，沟通能力；第五，教育能力。其中，感性被列为第一素质，主要是指"医疗者应具有对患者内心期待和要求的观察和感知能力"。医学以人为对象，医师在重视医学科学本身的同时，也需要体现人性的关怀，而且这种人性关怀往往会起到不可或缺的作用。在当今医学模式转型的背景下，传统的以疾病为中心的家长式医患关系模式也必然向以患者为中心的共同参与式医患关系模式转型。这些转型对医生的人文素养和社会实践提出了更高的要求和期待，即医师既要作为自然科学家掌握精湛的医学科学知识和技术，又要作为人文社会学家具备良好的人文素质和沟通技能，保证患者充分地参与到临床医学的诊疗过程中。

总之，生物-心理-社会医学模式要求口腔医学教育在培养人才的知识结构上，除传统的口腔基础医学、口腔临床医学知识外，还要增加有关的口腔预防医学知识，使新一代临床口腔医学人才的知识结构，能够更好地适应口腔医学科学和社会口腔卫生事业发展的需要。

二、医学模式转变对口腔公共卫生服务的影响

口腔卫生服务也进一步从单纯的医院内口腔医疗服务扩大到口腔健康促进、口腔卫生项目的院外口腔公共卫生服务，口腔公共卫生与社区发展密切相关、互相作用的关系更加明显。医学进一步社会化，成为一种社区的公共事业，纳入国民经济和社会发展计划。世界各地也在不同程度上强调口腔公共卫生服务，加强基层口腔公共卫生服务，重视研究社会、心理等因素对口腔健康的作用，提高人们的口腔健康水平。世界卫生组织更是持续地提出"人人享有口腔保健"的目标。因此，为了适应口腔卫生保健事业发展的需要，用生物心理社会医学模式作指导，为人们创造身心健康的良好生活和环境条件，以满足人们的需求，口腔医学从单纯的口腔医疗服务走向"以人为本"全面的口腔公共卫生服务。

社会的发展给口腔健康和口腔医学赋予了新的深刻内涵，口腔公共卫生服务的含义即是采用各种方法，以获得和维护理想的口腔健康。因此，它所涉及的服务范围无疑是非常广泛的，包括：①导致产生口腔疾病的因素，例如菌斑等；②促进口腔疾病发展的因素，例如患者的抵抗力低下、咬合创伤等；③因口腔疾病和畸形引起的继发病症，例如牙髓炎、牙松动、牙错位等；④干扰口腔健康恢复的因素，例如不良修复等；⑤造成口腔疾病复发的因素，例如口腔不洁等。

口腔公共卫生服务是在经济的快速发展、医学的不断进步、大众的口腔健康认识与需求逐步提高的基础上，提出的一个与临床口腔医疗服务有着显著区别的新理念。"口腔公共卫生服务"概念的提出，将对今后口腔疾病预防和控制，对口腔医疗和康复产生重大影响。同时，口腔公共卫生服务是一个系统工程，我国对口腔公共卫生服务的认识和重视都需要进一步深化和加强，对口腔公共卫生服务领域的相关政策法规和管理制度需进一步完善，当前我国口腔公共卫生服务还没有形成完整的体系，口腔公共卫生服务和口腔医疗服务面临着在管理上脱节，难以形成合力，为人民提供有效的口腔公共卫生服务。

三、医学模式转变对临床口腔医学服务的影响

广泛存在于全世界的口腔疾病，已引起人们越来越多的重视，有必要将口腔医学的重点从治疗服务转向保健和预防服务，对于保健和预防服务的重视，也并不意味着可以放松探索新的临床医疗方法，口腔疾病的治疗目的在于恢复口腔功能与结构，需要高新技术。而口腔保健和预防方法，是从维护口腔健康出发，通过简单易行的技术，防止口腔疾病的发生与发展。

有调查表明在北欧国家，例如丹麦在儿童牙科门诊治疗中预防处理占全部就诊患者的50%以上。预防性矫治及预防性处置成为当前临床口腔医学的发展趋势。在我国临床口腔医疗服务工作，患者的就诊需求也发生了明显变化。医学模式的转变决定了医患双方必须重新审视医患关系。即需要把医疗中的人际关系作为社会关系进行重新把握。社会实践证明，生物-心理-社会医学模式的普及，将医疗的焦点从单纯对"疾病"治疗转向了对身患疾病的"人"的治疗，将医学伦理与实践拓宽到人的心理、家庭、社会、行为和环境等方面，取得了更好的效果。

在提供日常临床口腔医疗服务时，不应忘记口腔保健和预防的措施。对就诊患者，在制订诊疗计划之际，同时把口腔预防保健计划有机地结合起来，开展相应的口腔保健和预防业务，是当今社会发展所要求的。口腔保健和预防知识的普及，加强对基层口腔专业人员的培训，控制饮食和重视局部氟化物的应用等对龋病的预防已取得成功的经验。通过临床保健和预防服务，不仅能使

患者获得长期口腔健康,还能获取良好的社会和经济效益。因此,在对患者的口腔疾病诊治中,结合患者的具体情况,同时进行口腔预防保健,这样的口腔健康保健体系,更将符合社会发展的需要,更能确保患者的口腔健康和全身健康。

在过去的30年中,口腔保健和预防服务的增长对口腔医学产生了重要影响。许多发达国家的龋病发生率已经下降了30%～50%,这对临床口腔医学已产生了显著影响,可以预期,通过氟化物的局部应用和窝沟封闭的使用,这种趋势今后还将继续并增长,随着社会日益重视到口腔保健和预防服务,各方面的努力将会增长,在口腔医师的配合下,有可能使传统的口腔医疗服务,从"钻洞补牙"转变为"预防与观察"和"牙科美容"。

理想的口腔健康的实现,对上述诸问题必须遵循一定的原则,制定出口腔保健和预防的总体计划,在此原则指导下,临床开展各种口腔保健和预防项目,才能有效地控制口腔疾病的发生发展。其原则是:

(一)教育和诱导患者维护口腔健康的主观能动性

在人的一生中难免不受到龋病、牙周病不同程度的危害,用控制菌斑的方法来防治这两种疾病,在临床上已取得了显著的效果。然而实现一个包括患者个人自身维护的预防保健计划,不是一件轻而易举的事情,因控制菌斑需要长期的自身维护,必须经常、持久地进行。因此,宣传教育患者,启发其主观能动性极为重要,让患者懂得为什么要这样做、其目的意义如何、效果怎样等。患者有了清楚的认识、正确的态度,才能主动与口腔医师配合,自觉落实家庭自我口腔保健计划,否则,任何周密的卫生保健计划都只是空谈。

(二)提高患者对疾病的抵抗力

口腔健康有赖于致病因素和对疾病抵抗之间的平衡,一个成功的龋病治疗及日后的维护,同增强患者的抵抗力密切相关,抵抗力高的患者,纵然有多种的致龋因素存在,也可把龋病控制在适当的程度内。所以,合理的营养,提供足够的维生素和微量元素极为重要。注意食用含糖、黏性食物后的口腔卫生,也是应特别强调的一个方面,局部用氟对牙齿的抗龋也具有很大的效用。

(三)口腔功能重建

牙齿或牙周组织患龋病和牙周病后,通常会对咀嚼等口腔功能造成损害,临床治疗的基本目标即是要终止疾病发展,恢复牙齿和牙周组织健康,重建其丧失的功能。

(四)口腔健康的维护

若要成功地控制龋病、牙周病的慢性感染,则必须建立一个保持口腔健康的维护系统,即所谓召回系统(recall system),就是对经治疗过的患者,按期通知回来,检查有无口腔疾病的再次发生,与此同时,还应引导患者继续实施有效的家庭口腔保健和预防维护。对口腔疾病的控制方法,大部分是掌握在患者或患儿的家长手中,口腔医师的指导、帮助,更有助于患者长期持续做好口腔保健和预防维护。

四、医学模式转变对口腔医学研究发展的影响

口腔医学是生命科学的重要组成部分,是一个应用科学,在科技、文化、经济、社会发展中具有重要的作用,又与社会所有成员密切相关,深受人们关注。口腔医学要解决的许多重大问题也是当代科学的难题、科研的重点,没有最新科学理论的指导和众多高新技术的支持,是无法进行的。特别随着健康、卫生概念的不断扩大,与社会环境和自然环境关系日益密切,口腔医学涉及自然科学和社会科学的许多学科。它需要集中多学科的人员、理论和技术来进行研究。将来的口腔医学绝不是口腔医学家的一统天下,而是一个跨学科、跨行业,人才密集、知识密集、技术密集的大学科,是生物、医学、数学、物理、化学、工程、计算机、心理、社会等多学科专家的共同天下。医学模式转变对未来口腔医学科研队伍的知识结构和人员配备带来全新的观念。口腔医学将更加注重与临床医学、生物医学工程学、组织工程学等多学科的杂交与融合,推动口腔医疗数字化、微创化、功能化、个性化理念的不断深入与发展。

五、医学模式转变对大众口腔医疗需求的影响

随着我国国民经济的不断发展、大众生活水平的普遍提高、口腔医学知识的普及和人民群众

对健康的日益重视，对我国现有体制下口腔卫生服务体系的服务水平、医疗质量都提出了更高的要求。社会大众逐渐认识到口腔健康是健康的重要组成部分，是提高生活质量的必要条件，致使口腔保健成为健康生活的一个重要组成方面，对口腔预防保健和口腔卫生保健用品的需求量不断增加。

为掌握我国居民口腔健康状况，国家卫生计生委组织中华口腔医学会等单位开展了第四次全国口腔健康流行病学调查，根据调查结果显示：居民口腔健康素养水平逐渐提高，居民口腔健康知识知晓率为 60.1%，有 84.9% 的人对口腔保健持积极态度，但每天两次刷牙、使用含氟牙膏等口腔健康行为形成比例仍有较大提升空间。由于食糖量等因素影响，我国儿童患龋情况呈上升趋势，但尚处于世界较低水平。12 岁儿童平均龋齿数为 0.86 颗，12 岁儿童恒牙龋患率为 34.5%，儿童家长对口腔卫生服务的利用水平有所提升。老年人口腔健康状况好转，65～74 岁老年人存留牙数为22.5 颗。中年人牙石和牙龈出血检出水平较高，牙周健康状况有待提高。随着口腔公共卫生和医疗水平不断提升，龋病、牙周病、牙齿缺失等口腔常见病的防治状况已得到改善。口腔健康状况与个人饮食习惯、口腔保健行为、口腔卫生服务利用等多方面因素密切相关。为提高人民群众健康素养和健康行为能力，2017 年，国家卫生健康委联合国家体育总局、全国总工会、共青团中央和全国妇联共同启动了第二阶段全民健康生活方式行动，大力推广以减盐、减油、减糖，健康口腔、健康体重、健康骨骼为主要内容的健康生活方式专项行动。进一步强化口腔健康教育与口腔疾病防治干预措施，引导群众养成口腔健康行为。

据我国各地多次口腔健康调查累积表明，目前，我国龋病患病率为 30%～40%，牙周疾病患病率为 50%～60%，牙列缺失、缺损检出率为 10%～20%，牙颌畸形检出率为 30%～50%，累计各种不同程度口腔疾病患者占人口总数的 80% 以上，几乎很少有人终身不患口腔疾病。龋病是与社会发展、饮食结构改变密切相关的疾病，在 20 世纪 60～70 年代，龋病曾一度在欧美国家的儿童中患病率达 90% 以上，曾被戏称为"文明病"。不少口腔医学专家预测，随着我国经济、社会的发展，人口生活水平的提高，龋病在近期内还会有上升的趋势。在 21 世纪，口腔疾病仍然是我国一个最有广泛性和普遍性的健康问题，必须引起政府和全社会的高度关注。

（李　刚　赵铱民）

参考文献

1. 蒋炳武. 医学概论. 北京：清华大学出版社，2013.

2. ENGEL G. The need for a new medical model, a challeuge for biomedeic he. Science, 1977, 196: 129-135.

3. 刘典恩，吴炳义，王小芹. 生态医学模式及其主要特征探析. 医学与哲学，2013，34（1 A）：14-17.

4. 张伟. 生物 - 环境 - 人文医学模式. 医学与哲学，2015，36（10 A）：91-93.

5. GHAEMI S N. The rise and fall of the biopsychosocial model. The British journal of psychiatry, 2009, 195: 3-4.

6. 戴东. 我国疾病谱的变化及健康问题. 丹东医药，2009，（3）：28-31.

7. Global, regional, and national incidence, prevalence, and years lived with disability for 310 diseases and injuries, 1990-2015: a systematic analysis for the Global Burden of Disease Study 2015. Lancet, 2016, 388（10053）: 1545-1602.

8. 王兴. 第四次全国口腔健康流行病学调查结果报告. 北京：人民卫生出版社，2018.

9. 习近平. 决胜全面建成小康社会夺取新时代中国特色社会主义伟大胜利——在中国共产党第十九次全国代表大会上向大会作的报告. 北京：人民出版社，2017.

10. PATERNOTTE E, VAN DULMEN S, VAN DER LEE N, et al. Factors influencing intercultural doctor-patient communication: a realist review. Patient Educ Couns, 2015, 98: 420-445.

11. CHEN Y, ZHAO Z N, Liu L K. Important doctor-patient communication ability for Chinese medical students. Asian Pac J Cancer Prev, 2015, 16: 4143-4143.

12. 孔祥溢，王任直. 加强新型医学模式的人文教育. 基础医学与临床，2017，37（7）：1064-1067.

13. 赵铱民，陈吉华，孔亮. 口腔医学新进展及展望. 解放军医学杂志，2010，（8）：912-915.

14. 李刚. 口腔公共卫生学. 西安：第四军医大学出版社，2015.

第七章　医学与美学

　　医学的研究对象是人体，作为医学分支的口腔医学的研究对象是人体的颌面部、口腔和牙齿。容貌美是人体美中最为人们所关注的部分，而颌面部、口腔和牙齿是人体容貌美的重要组成部分。因此，口腔医学和美学这两个不同的学科之间存在内在的密切联系。一名优秀的口腔医师，不仅需要学习和掌握口腔医学相关知识和技术，还需要学习和掌握美学基本知识、基本原理，掌握颌面部、口腔和牙齿的美学标准和美学规律，增强美学意识，培养审美修养，提高审美能力。

第一节　口腔医学与美学

一、美学的含义与品质

　　人们常说："爱美之心，人皆有之。"美有自然美、社会美、科技美、艺术美、形式美等美的形式。东汉学者许慎在其所著的中国第一部系统分析汉字字形和考究字源的字书《说文解字》中，从字源学的角度对"美"进行了诠释。从"美"的汉字构成来看，"美"可以解释为"羊大为美"，美是羊和大组成。"美，甘也。从羊，从大。羊在六畜主给膳也。美与善同义。"美的含义是羊的肥大、味美，大而肥的羊是被认为美的。肥大的羊的外形和肥美的羊的味觉给人以感官的美感。这是从物质层面和感知层面对美的含义的解释。

　　但从字源学上，"美"又可以解释为"羊人为美"，"美"的组成是人带着羊头跳舞。"美"字和"舞"字和"巫"字最早是同一个字，说明美和原始的巫术和祭祀礼仪活动有关。可以理解为这是从精神层面和社会层面对美的含义的解释。因此，根据两种从字源学对美学的解释，美具有双重属性，美既具有其物质属性和感知特性，同时又具有其精神属性和社会特性。正如我国美学家李泽厚在他的《美学四讲》一书中所写道："一方面'美'是物质的感性存在，与人的感性需要、享受、感官直接相关；另一方面'美'又有社会的意义和内容，与人的群体和理性相连。而这两种对美字来源的解释有个共同趋向，即都说明美的存在离不开人的存在。"对美感知的审美活动包括审美主体和审美客体。在审美活动中人具有双重地位。人既是审美的主体又是审美的客体。人一方面观察、评价美，同时人又按照自己对美的理解来塑造自身。

　　"美学"一词是20世纪初来自日语中的汉字，由日本学者中江肇民所译，是对英文aesthetics一词的翻译。aesthetics一词来源于希腊文，最初的意思是"对感官的感受"。1750年德国哲学家亚历山大•戈特利布•鲍姆嘉通（Alexander Gottlieb Baumgarten）在其《诗的哲学沉思》一书中首先提出这个概念。他把这个本来指感觉的希腊字转用于指感性认识的学科。鲍姆嘉通被认为是美学的创名人和美学之父。很多学者认为：虽然中文翻译为"美学"，但更准确的"美学"应该是"审美学"，是指研究人们认识美、感知美的学科。但因为已经约定俗成，还是称之为"美学"。我国著名美学家何迈教授在他主编的《审美学通论》一书中写道："审美学就是研究审美主体审美活动规律的学问。从特定意义上说，美学就是审美学，而审美学也就是应用美学。"美学是多元化的，人们可以从不同的角度、层次、途径、方法出发去认识和定义美学。美学可以根据多元化的不同形态分成以下类别：哲学美学、理论美学（科学美学）和实用美学（图7-1）。哲学美学是从哲学的角度对美进行探讨，柏拉图、康德、黑格尔等哲学家都对美学进行了深入的探讨。而与医学和口腔医学相关联的医学美学和口腔医学美学属于实用美学的范畴。

二、口腔医学美学

那么医学和美学,特别是我们所从事的口腔医学和美学,这两个不同的学科之间有什么内在的和本质的联系呢?医学的研究对象是人,口腔医学研究的对象同样也是人。医师在对患者的诊疗活动中不仅要关注患者所罹患的疾病本身的治疗和控制,更要关注作为诊疗主体的患者的需求和感受。正如中文中的"患者"或"病人"一词,"人"是主体,医师诊断和治疗的是患病的人,而不仅仅是疾病本身。

美国心理学家马斯洛在其需求层次理论中将人类需求像阶梯一样从低到高按层次分为五种,分别是:生理需求、安全需求、社交需求、尊重需求和自我实现需求(图7-2)。人体美,特别是颌面部、口腔和牙作为主要组成的容貌美,可以对人类实现其社交需求、尊重需求和自我实现需求等高级需求产生重要的影响作用。没有人体美、容貌美,人类就很难实现社交需求、尊重需求和自我实现需求的满足。因此,医师在医疗工作中除了疾病的治愈以外,对患者人体美、容貌美的塑造也是一个非常重要的治疗目标。

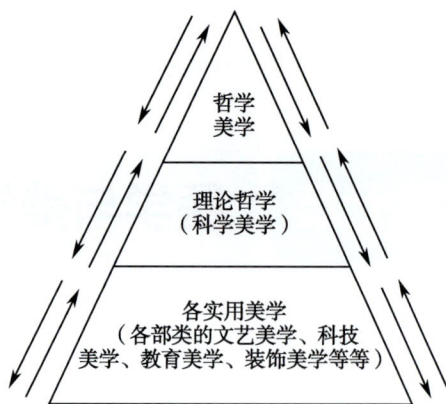

图7-1 美学的类别

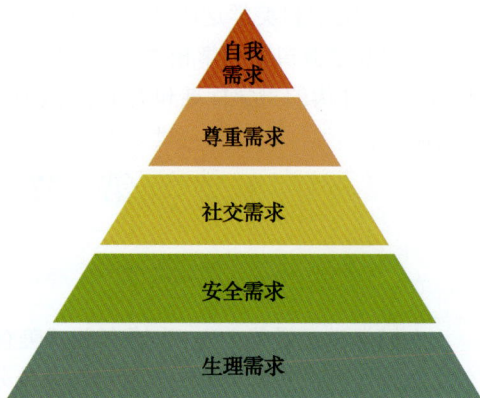

图7-2 马斯洛的人类需求层次理论

随着社会的发展和人民生活水平的提高,医学模式从传统生物医学模式(biomedical model)逐渐向生物-心理-社会医学模式(biopsychosocial model)转变。患者的就诊需求也逐渐从最基本的疾病治疗向功能修复以及美学塑造转变。人们对"健康"的认识发生了转变,人体的健康不仅是没有疾病,还需要有良好的人体功能以及人体美的表现。

患者对人体美的需求,在口腔医学中更具有特殊性和必要性。口腔医学是研究口腔及颌面部疾病的病因机制、诊断分析及其预防和治疗的一门科学。口腔医学所研究的牙、口腔以及颌面部的美是人体美中容貌美的最重要组成部分,口腔和眼睛一样是人能够表达情感和情绪的重要器官,人体美首先体现于口腔颌面部。随着社会的发展,随着人们对美观需求的提高,牙、口腔和颌面部的美观成为患者就诊越来越重要的主诉问题。牙体缺损、牙变色、牙缺失、牙颌畸形、颌骨畸形等严重影响患者的美观,对其治疗的目标不仅是治愈疾病和恢复功能,更重要的要重建美观。因此,口腔医学的各个分科,如口腔颌面外科学、口腔正畸学、口腔修复学、牙周病学、口腔种植学、牙体牙髓病学等都包含了重要的美学内涵。

人们对牙齿美的追求由来已久。在我国古代诗文中就有很多关于这方面的诗句。《诗经·卫风·硕人》中描写女子庄姜的美貌:"手如柔荑,肤如凝脂,领如蝤蛴,齿如瓠犀,螓首蛾眉,巧笑倩兮,美目盼兮。"其中的"齿如瓠犀"就是描写牙的整齐和洁白。《庄子·盗跖》篇中写道:"唇如激丹,齿如齐贝",描写了口唇的红艳和牙的整齐洁白。《汉书·东方朔传》中"臣朔年二十二,长九尺三寸,目若悬珠,齿若编贝。"其中"齿若编贝"就是描写整齐洁白的牙列。曹植在他著名的《洛神赋》中有"云髻峨峨,修眉联娟。丹唇外朗,皓齿内鲜,明眸善睐,靥辅承权。"其中"丹唇外朗,皓齿内鲜"就是对口唇和牙齿美的描述。牙齿美、口腔美和颌面部美是人体美的最重要组成部分,口腔疾病的治疗中对美有更高的追求,口腔医学和美学有着内在的密切联系。

将口腔医学和美学结合最早始于20世纪20年代美国的"好莱坞牙医学",创始人物有Charles L.Pincus和Ronald E.Goldstein等。口腔医学和美学的交叉联合而形成的交叉学科在西方称为"美学牙科学(aesthetic dentistry)",在日本叫作"齿科审美学"。口腔医学和美学的交叉结合在我国称为"口腔医学美学"或"口腔美学"。从西方的牙医学发展成为口腔医学是我国口腔医学发展的特点和进步。我国的口腔医学在研究范围上不仅局限于牙齿,更是扩大到口腔以及颌面部器官,以及整个口颌系统,我国的口腔美学也是这样。口腔美学是以口腔医学为基础,以美学为导向,在满足健康和功能的基础上,维护、修复和塑造牙、口腔和颌面部美观的一门学科。

1989年4月,我国首家省级医学美学研究组织安徽省医学美学与美容学会及其口腔美学学组在合肥成立,安徽医科大学口腔系孙少宣等率先提出了"口腔医学美学"(stomatologic esthetics)的概念。1990年11月,口腔美学的全国性学术团体——中华医学会医学美学与美容学会口腔学组在武汉成立,使我国的口腔医学美学研究走上了有组织、有目标的规范化道路,首任组长孙少宣,副组长郭天文、潘可风。中华医学会医学美学与美容学会口腔学组的成立,标志着我国这门新学科走上了有组织有目的的发展轨道。1994年10月,全国第一次中华医学会口腔医学美学美容学术大会在青岛召开,关于口腔医学美学的学术研究、学术交流蓬勃发展。1991年北京医科大学口腔医学院(现北京大学口腔医学院)孙廉主编了我国第一部关于口腔美学的专著《美学与口腔医学美学》。1994年安徽医科大学孙少宣出版了《口腔医学美学》。随后潘可风、郭天文、施长溪等出版了多部关于口腔美学的学术专著。我国口腔美学的基础研究和临床研究也蓬勃发展,王兴、张震康等采用X线头影测量、云纹影像等现代科技手段,研究了我国美貌人群的颌面结构特征和规律,为正颌外科、整形美容等提供了十分有价值的美学指标和美学参数。潘可风、邱蔚六等根据口腔医学美学审美的基本原理,对陈旧性面瘫的整形术,设计了一种简单易用的审美评分标准,作为临床鉴定面瘫病情程度和评价整形手术疗效的一种方法。

近年来,随着社会经济和文化的发展,患者的口腔美学诉求迅速提高。随着科学技术的发展,口腔新材料和新技术不断涌现,为患者口腔美学的塑造提供了各种先进方法和手段。我国的口腔美学得到了更为蓬勃的发展。为顺应我国口腔美学的发展,2015年中华口腔医学会成立了专门的口腔美学学术组织——口腔美学专业委员会,以规范引领我国口腔美学的发展。口腔美学作为一个以患者的口腔美观为治疗目标,多学科理论和技术交叉融合的新的学科已经开始走向口腔医学学术舞台。口腔医学是一个治愈患者口腔疾病的学科,口腔医学是一个修复患者口腔功能的学科,口腔医学更是一个塑造患者口腔美学的学科。

第二节 口腔医学的美学实践

口腔患者就诊的诉求主要可以分为三大类:口腔疾病的治疗、口腔功能的修复和口腔颌面部外在美观的重建。口腔疾病的治疗包括针对各种口腔炎症、肿瘤、发育畸形等疾病的诊断和治疗,如牙髓炎、根尖周炎、牙周炎、颌面部炎症、颌面部肿瘤、颌面部创伤等。口腔疾病的治疗是口腔患者最基本的就诊需求。在口腔炎症、肿瘤、创伤等疾病治疗的基础上,口腔功能的修复成为口腔患者另一个重要的就诊需求,如修复患者口腔的咀嚼功能、发音功能、吞咽功能等。而随着社会经济和文明的发展,随着医学模式从传统生物医学模式逐渐向生物 - 心理 - 社会医学模式的转变,患者对口腔颌面部美观的要求大大提高,口腔颌面部美观的改善和重建成为患者越来越重要的就诊需求。口腔医师的医疗目标不仅要治愈患者的口腔疾病,修复患者的口腔功能,还要重建患者的口腔美和颌面美。中华口腔医学会口腔美学专业委员会将这类主观上患者以改善口腔美观为主要就诊诉求,客观上患者牙齿、牙列或颌面部与美学标准存在明显差异的疾病定义为"口腔美学缺陷"。

口腔颌面美学缺陷是否称为"疾病",是否需要治疗,临床上不能一概而论,应视病因及患者的自身认知而定。先天性缺陷,如唇面裂肯定是疾病,后天性继发畸形,如外伤及手术后畸形等,肯定也属于"疾病"。对口腔内牙体及牙列畸形等,则视畸形程度和患者自身来定义是否是疾病。有时患者对轻度畸形并不在意,也不渴望治疗的就不一定认定为疾病,但当患者十分在意,并可甚至因此引起心理障碍时也应当看作为疾病。

一、口腔美学缺陷的分类

影响患者牙、口腔和颌面部美观的口腔美学缺陷疾病主要分为以下4种类型:

1. 牙齿硬组织美学缺陷　包括牙齿形态美学缺陷和牙齿颜色美学缺陷两个亚类：

（1）牙齿形态美学缺陷：由于各种病因造成牙齿的结构、形态异常，影响患者牙的外形美观。这类美学缺陷主要包括由于龋病、外伤、发育畸形、磨损、酸蚀症等导致的牙体缺损（图7-3）。

（2）牙齿颜色美学缺陷：由于各种病因导致的牙齿颜色的异常，影响患者牙外在的美观。这类美学缺陷主要包括死髓变色牙、牙面白垩斑样病损、四环素牙、氟牙症等。牙体颜色美学缺陷经常和牙体形态美学缺陷同时并发存在（图7-4）。

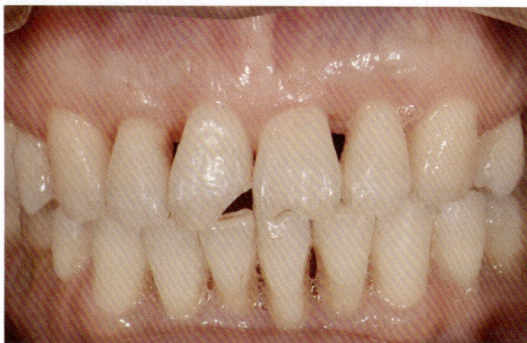

图7-3　上中切牙牙体缺损患者

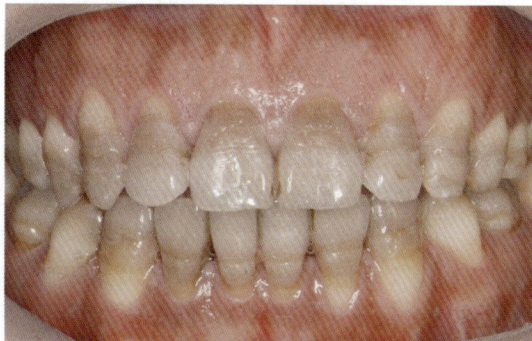

图7-4　四环素牙

2. 牙周软组织美学缺陷　由于各种病因导致的牙周软组织出现形态、颜色等异常，影响患者的口腔美观。这类美学缺陷主要包括牙龈炎、牙周炎、牙龈退缩、牙龈增生及露龈笑等（图7-5）。

3. 牙列空间美学缺陷　由于各种病因导致的牙列的形态、排列和完整性发生了异常，影响患者的口腔美观。这类美学缺陷包括牙缺失导致的牙列缺损和牙列缺失，牙位置和排列异常导致的错𬌗畸形等（图7-6、图7-7）。

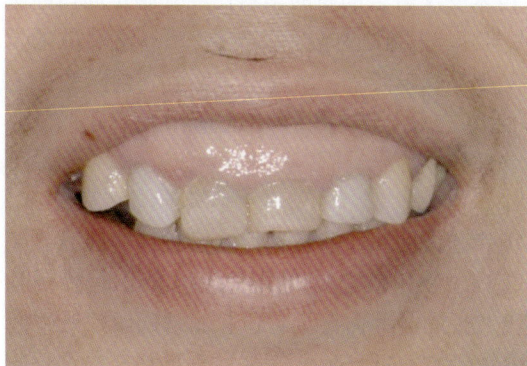

图7-5　露龈笑患者

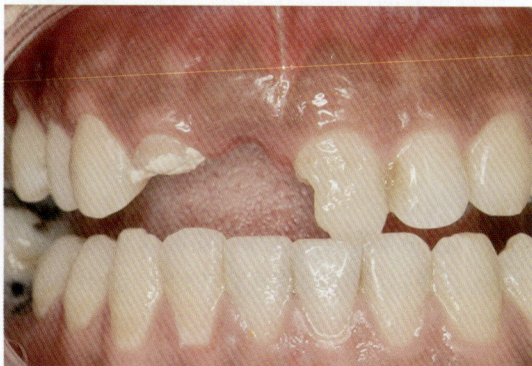

图7-6　外伤导致的右上中切牙缺失

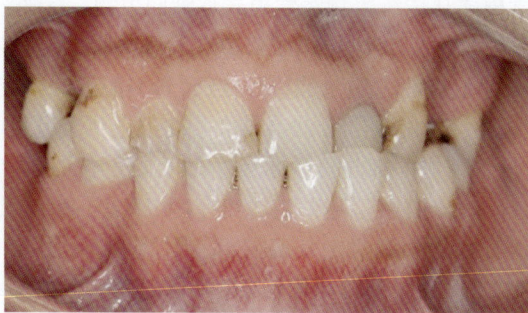

图7-7　牙齿排列不齐，下颌前突，前牙反𬌗

4. 颌面部美学缺陷　由于各种病因导致的颌骨、颌面部软组织的异常。这类美学缺陷包括颌骨畸形、唇腭裂畸形、颜面部皮肤软组织畸形、肿瘤术后或外伤导致的颌面部软硬组织缺损等（图7-8、图7-9）。

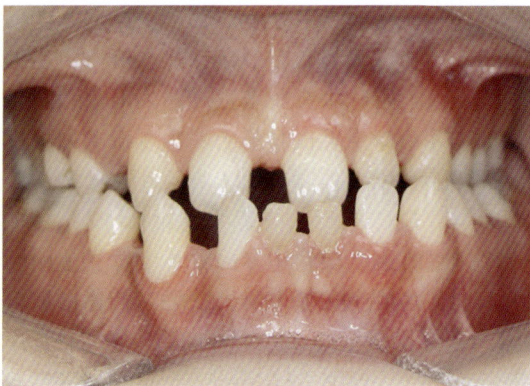

图 7-8 前牙反𬌗，下颌前突

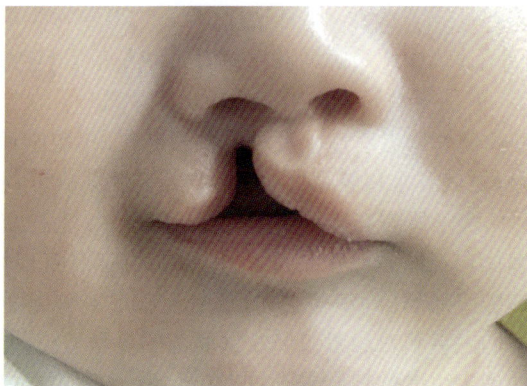

图 7-9 单侧唇裂

二、口腔美学缺陷的治疗

1. 牙齿硬组织美学缺陷的治疗

（1）牙齿形态美学缺陷的治疗：由于龋病、外伤、磨耗、发育畸形等导致的牙体缺损，造成患者牙体形态的美学缺陷，是口腔临床的常见病和多发病，也是非常常见的口腔美学性缺陷。针对牙体形态美学缺陷的治疗，临床上可以采用直接法的树脂充填体或者间接法的修复体进行修复，恢复牙齿的形态、结构、美观和功能。间接法的修复体包括贴面、全冠、嵌体、高嵌体、桩核冠等。制作修复体的材料有全瓷、树脂、烤瓷熔附金属等，其中全瓷材料由于其良好的美学特性，是目前最常用的制作牙体缺损美学修复体的材料。

（2）牙齿颜色美学缺陷的治疗：死髓变色牙、牙面白垩斑样病损、四环素牙、氟牙症等会造成牙冠颜色的异常，影响患者的美观。临床上可以采用漂白、树脂贴面、全瓷贴面、全冠等方法改善牙冠颜色，恢复牙体美观。

2. 牙周软组织美学缺陷的治疗

牙周软组织美是口腔美和牙美的重要组成部分。牙周炎症会导致牙龈颜色、形态和质地的异常。牙龈增生或者牙龈退缩也会导致牙周软组织美学异常。应针对不同原因进行牙周治疗。露龈笑是口腔临床常见的口腔美学缺陷性疾病，表现为患者微笑时上前牙牙龈在唇下的暴露量超过 2～3mm。露龈笑的病因很多，有上唇长度和动度异常、上前牙牙龈被动性萌出延迟、上前牙和牙槽骨过长、颌骨发育异常等。临床上对于露龈笑的患者要根据病因进行具体治疗，包括唇肌整形手术、肉毒素注射、正畸矫治、牙周手术、正颌外科手术等。

3. 牙列空间美学缺陷的治疗

牙缺失造成的牙列缺损和牙列缺失导致的牙列空间美容缺陷，这类患者可以通过种植义齿、固定义齿、可摘局部义齿，或者全口义齿等修复方法修复缺失牙的形态和功能。牙位置和排列异常导致的错𬌗畸形，主要是口腔正畸学的治疗范围，这类患者可以通过使用各种正畸矫治器改善牙的位置和排列，从而达到牙齿、牙列、颜面部的美观。伴有骨性畸形的患者可以通过正畸和正颌外科联合治疗改善牙的排列。

4. 颌面部美学缺陷的治疗

由于颌骨在空间中的位置或形态的异常，导致患者面容畸形和咬合关系的异常，称为牙颌面畸形，可以通过正颌外科手术进行矫正。肿瘤或外伤导致的颌骨和口腔颌面部软组织缺损可通过修复、重建外科手术、种植义齿等进行修复。唇腭裂畸形可通过唇腭裂整形手术进行修复治疗。颌面部皮肤色素痣、瘢痕、皱纹等颌面部软组织美学缺陷可通过整形美容技术进行治疗。

以上 5 类口腔美学缺陷常常是多发的，患者可以同时罹患数种口腔美学缺陷。如患者可以同时出现牙形态美缺陷、牙颜色美缺陷、牙周软组织美缺陷和牙列空间美学缺陷等。这时需要结合患者的主观要求和客观美缺陷，建立最终美学的治疗目标，通过美学分析和美学设计，制定多学科治疗方案和治疗程序，口腔正畸、牙周病学、口腔修复、口腔种植、牙体牙髓病学等多学科融合、交叉、合作，最终完成患者口腔美学性缺陷的治疗。

第三节 口腔医师的美学修养

随着患者对口腔美观要求的提高，口腔医师在医疗工作中对患者口腔美的塑造变得越来越重要，这就要求口腔医师要培养自身的美学修养，提高审美能力，掌握口腔美学塑造的理论和技术。

美学既有其客观性，又有其主观性。人在审美活动中具有双重地位，既是审美主体，又是审美客体。一方面观察、评价美，同时又按照自己对美的理解来塑造自身。从事口腔美学重建工作的口腔医师，作为审美主体，患者及其口腔和颌面部作为审美对象和审美客体。口腔医师要根据患者的主诉和对患者口腔及颌面部的美学检查，综合患者主观的美学要求和客观的美学问题，发现和确定患者的口腔美学缺陷，并针对患者具体的美学目标进行修复重建。因此，口腔医师不仅要学习美学基本知识、美学基本规律，掌握口腔美学标准和美学参数，同时还要提高自己的美学修养和审美能力。患者既是审美主体又是审美客体。当患者作为医师的治疗对象时他是审美客体，但当对自我的美学问题进行描述和对美学治疗结果进行评价时他又以审美主体而出现。因此，口腔医师还要了解患者的审美心理，更好地把握患者的美学诉求，从而达到患者满意的美学治疗结果。

口腔医师要提高自身的审美修养。美包括美的内容和美的形式，美的内容是美的内涵，美的形式是美的内容的外在表现。在我国古代，美与善经常是指一个含义，《论语》中讲"里仁为美"。子张问："何谓五美？"孔子回答说："君子惠而不费，劳而不怨，欲而不贪，泰而不骄，威而不猛。"这里的美都是指"善"。口腔医师要学好口腔美学、做好有关口腔美学的工作，首先要加强内心道德的修养，养成良好的医德医风，做到心灵美。在完善心灵美的基础上，在医疗工作中做到环境美、仪表美、语言美、行为美。口腔医师在学习口腔医学知识和技能的同时，还要加强文学、音乐、绘画等知识和技能的学习，培养自己的艺术素养，提高自身的美学修养。

要做好有关口腔美学的工作，口腔医师还要锻炼和提高自身的审美能力。马克思有一句名言："对于非音乐耳朵，最美的音乐也没有意义。"口腔医师作为重建口腔美的审美主体，需要具有一双发现美的眼睛，提高自己的审美能力。为此，口腔医师需要学习和掌握美学基本规律，以及口腔美学标准和美学规律。

美的内容是通过美的形式表现出来的。形式美是指生活、自然界中各种形式因素，如色彩、声音、形体、质感等有规律地排列组合，并显示出某些共同的审美特征。口腔美的内容也是通过口腔美的形式来表达。形式美有很多重要的美学基本规律，如对称、比例等，口腔美学也必须遵循美学的基本规律。对称是指以一条假想的中轴线为基准，将两个以上相同或相似的事物加以对偶的组合形式。其类型有上下对称、左右对称、辐射对称三种。颌面部、口腔、牙列就是以面部中线左右对称。比如牙列中两中切牙之间的中线与面部中线一致，左右牙的形态、大小、颜色、排列基本对称。左右牙龈的位置、形态、曲线基本对称。比例是指某种整体与局部，或局部与局部之间的组合关系，符合某种特定的比例关系。例如人体美的比例关系中有著名的"黄金分割比例"。口腔美学中上颌前牙正面可视的临床牙冠宽度比例也基本符合黄金分割比例，侧切牙：中切牙和尖牙：侧切牙的比例均为 0.618。对于容貌美，我国古代有关于面部比例的"三庭五眼"之说。"三庭"是指发际点至眉间点、眉间点至鼻下点、鼻下点至颏点，将面部垂直向分为三个基本相等的部分。"五眼"是指面的宽度在眼裂的水平线上相当于五个眼裂的宽度，即左右外眦至左右耳的间距，两内眦间距，以及两眼内外眦间距五个部分接近相等。

美是主观和客观的统一，美的事物首先有其客观的美学存在。从事口腔美学工作的口腔医师要学习和掌握牙、口腔及颌面部的客观美学标准和美学参数。口腔医师要首先从客观上评价患者的口腔美学问题，再结合患者主观美学诉求，进行口腔美学分析和美学设计，最终确定患者的治疗方案。客观的美学标准和美学参数很多，包括颌面部、口腔、牙列、牙等各种美学参数和美学标准，如面部比例关系、唇齿关系、笑线、牙龈曲线等等。牙的颜色是其中非常重要的美学要素，符合美学的修复体需要具有模拟人自然牙的颜色特征。在临床工作中修复体的选色是非常重要的一项工作，口腔医师要学习和掌握颜色的基本原理，了解人自然牙的颜色特征，训练和提高自己对颜色的辨识能力。

颜色是非常复杂的一个物理现象,既具有其客观性、又受人的主观因素的影响。物体所表现出的颜色是由其反射出的可见光的波长决定的。不同波长的可见光在人眼中产生不同的颜色反应。物体的颜色受其物理性质、所处光源、周围其他物体的颜色以及人眼对颜色的感知能力等的影响。对颜色的描述方法很多,孟塞尔系统(Munsell system)是目前最常用的表色系统之一,临床上修复体的选色就是基于此系统。孟塞尔系统将物体的颜色由其3种视觉特性来描述:

1. **色调(hue)** 色调又称色相,是颜色的基本特性,是由物体所反射光线的波长决定的。孟塞尔系统中有10种基本的色调即红(R)、黄(Y)、绿(G)、蓝(B)、紫(P)5种主要色调和它们的5种中间色调:黄红(YR)、绿黄(GR)、蓝绿(BG)、紫蓝(PB)、红紫(RP)。

2. **饱和度(chroma)** 饱和度又称彩度,是指色调的深浅,即色调浓度的高低。饱和度最低为0,即无色。每种色调可达到的最大饱和度不同。自然牙的饱和度一般为0~7。

3. **亮度(value)** 亮度又称明度,是指物体反射光线的强弱。孟塞尔系统的亮度值由黑至白有0~10共11个等级。自然牙的亮度值一般为4~8。

入射光线照在自然牙牙冠表面会产生反射、透射、吸收和散射,这些现象综合形成牙的颜色。牙本质色是自然牙颜色的主要来源,釉质的厚度和半透明性可影响牙的颜色。自然牙的颜色主要有以下规律:①自然牙的颜色存在性别差异,女性牙色的亮度高于男性,而饱和度较低,色调偏黄;②上前牙中,中切牙亮度最大,尖牙亮度最小,但尖牙的饱和度最高;③颜色在同一牙面上也存在部位特异性,中1/3代表牙色最好,切端和颈部色受周围组织影响较大,牙中1/3亮度较大,而牙颈部饱和度最大,切端饱和度最小;④颜色随年龄而变化,随年龄的增长,牙色改变明显,亮度逐渐降低,而饱和度逐渐增加,牙色逐渐变深,由白黄到黄橙到棕橙,并出现磨耗、染色等特征色;⑤中国人牙色与欧美人有差异,中国人牙色偏淡,亮度较高,牙色分布范围较窄。

(谭建国)

参考文献

1. 李泽厚. 美学四讲. 天津:天津社会科学院出版社,2001.
2. 孙廉. 美学与口腔医学美学. 北京:北京医科大学中国协和医科大学联合出版社,1991.
3. 孙少宣. 口腔医学美学. 合肥:安徽科学技术出版社,1994.
4. 孙少宣,王光护. 口腔审美学. 北京:北京出版社,2004.
5. 杜晓岩,商维荣. 口腔医学美学. 北京:人民卫生出版社,2012.
6. 韩科,刘峰. 美容口腔医学. 北京:人民卫生出版社,2010.
7. 耿温琦,王收年. 外科正牙与美容. 北京:人民卫生出版社,2003.
8. 王兴,张震康. 中国人容貌美学三维颅面结构基础研究. 中华口腔医学杂志,1991,26(2):67-69.
9. 潘可风,邱蔚六. 从口腔医学美学角度设计陈旧性面瘫整形术疗效评价数量化的初步探讨. 临床口腔医学,1991,7(1):66-68.
10. 谭建国. 我国口腔美学发展的过去、现在和未来. 中华口腔医学杂志,2019,54(6):1-5.

第八章 医学与艺术

　　医学与艺术属于两个自成体系的学科领域，但又存在交集。医学是人学，健康所系，性命相托，仁心仁术。艺术是人学，明心见性，载道言志。二者都是人学，有共同的价值诉求。

第一节　医学与艺术的交集

　　医学生为什么要与艺术学科结缘，为什么要读一些文学与艺术作品，具备艺术修养或气质，学术界存在不少分歧。一些人认为关系不大，一些人认为天经地义，大医学家应该都是医学艺术家。外科手术有"生境、熟境、纯境、化境"四种境界，青年医师多在生境与熟境之间徘徊，而经验丰富的医师在纯境与化境之间自由翱翔，这份修炼达到了艺术大师的境界。因此，医师的成长过程是由技术化生存到艺术化生存的升华过程。

　　在西方知识体系中，科学、技术与医学是并列的。医学泰斗威廉·奥斯勒说，医学是一门不确定的科学与可能性的艺术。医学不只是一个发现真理的过程，也是一个审美的过程。医学生的成长不仅是一个知识积累的物理过程，而且是一个由意达悟，物与神游，即心有灵犀一点通，豁然开朗的艺术过程，需要临床历练。只有亲历了一次次疑难疾病的会诊，一台台复杂困难的手术，才能明白职业进步的引擎在于发散性的思维，困惑中的灵感捕捉、危难时的妙手相救、"下刀如有神"的大医妙悟，这些都可视为艺术化的技术创造与学术创新。

　　从生命哲学角度看，艺术能给人以全新的生命感，而非机械论的生物体，能提供一种不同寻常的认知通道，弥合科学与人文、技术与人性、生物与生命的裂痕。

　　从认知角度看，艺术思维是二阶思维，从工具思维到价值思维，从一元价值（生物）到二（多）元价值，身心二元，生物、生命两分，物象、心相、意象各异，追求形似到神似（离形得似），虚构与写实的平衡。好的文学与艺术都源于自然（生活）而高于自然（生活），在客体与主体、必然性与可能性、功利与审美之间保持张力，搭建了科学与人文、技术与人性、医学与美学对话的平台，开启了求真与求美、观察与凝视、科学与格致、物化与心灵化、实用与境界之间的从互斥到互洽的精神历程。

　　艺术展现了生命的另一面，从认识生命、干预生命回归到敬畏生命、对话生命，捕捉灵动的生命感。每一个生命（患者）都是唯一的，艺术性就是唯一性、不可复制性，反抗科学的僵化思维，常常表现为过度的标准化与重复性，人类疾苦、死亡的感受、感触、感悟将迥然有异。

　　从中国象形文字的寓意来看，人是一撇一捺，寓意着相互支撑，命是人、一、叩的组合，寓意着一个人在独自叩问生命的意义。生命中不仅蕴含着物质形态的生物，有神圣感、崇高感、尊严、美感、爱欲、意志、情怀、鉴赏力、感悟力，而且更是一份难以言说的艺术质感，其弹性、柔性、容涵性可克服生命认知中的单一化、僵化。医师眼里不能只有形态、功能，还应该透过艺术范畴，追求更大的精神容涵，如唯一性与多样性，必然性与可能性，主体性与客观性，真相、真理与真谛、真知。艺术追求钟灵毓秀，质疑绝对主义的真理观，赋予真理更大的诠释空间。

　　艺术作品启悟医学。艺术使人对痛苦、死亡的理解、领悟更加深刻，不仅是对于躯体的病变与恶化，而且是对待生命的姿态、爱的秩序、价值的位序。精神之美、造型之美、技巧之美的背后无一不在传递着神圣、崇高的意象，并且在躯体与心灵、世俗与脱俗、物质与精神、真相与假象、真理与谬论、具象与抽象、经验与超验、外在体验与内在体验、理性与感性之间架起一座桥梁,由此产生敬畏、悲悯、仁慈、关怀的职业情怀。摆脱科学主义、生理主义、技术主义的迷失,艺术之眼的奇特与艺术思维的奇诡也是通往医学发现、发明和创新的阶梯。

毫无疑问,神圣艺术与神圣生命、神圣医学之间有着相互映照的关系。医学与艺术不仅可通过结合,还可通过对话、观摩,形成一种价值引领。艺术可以为医学所用,作为一种诊疗手段,如观画测病、音乐疗法、喜剧疗法、书法养生等。同样,医学也可为艺术所用,身体可作为装置,医院场景、器物可作为素材。医学与艺术可以相互对话,相互汲取生命感悟,从而迸发艺术灵感与创造力。此外,艺术修养、艺术批评、艺术鉴赏力对于医学生的精神发育与思想境界的开启具有重要作用。

医学常常与艺术结伴而行,医师内心有着强烈的艺术张力、审美张力,从艺术中汲取营养。达·芬奇(Leonardo di ser Piero da Vinci)(图8-1)的绘画笔记里有大量不完全是艺术的解剖图,尤其是胎儿发育的解剖图,记述胎儿的生理发育。英国大英博物馆创始人汉斯·斯隆(Sir Hans Sloane)医师(图8-2)自幼喜爱自然与科学探索,后来成为医术高明的临床医师,行医足迹英伦三岛及西印度群岛与非洲。1753年斯隆医师以93岁高龄谢世,留下75 975件珍贵的古玩、古物收藏品,还有大批植物标本以及数以万计的藏书资料。斯隆留下遗言,将这些藏品与藏书献给国家,向那些好学与好奇之士展示。经过6年的筹备,1759年1月15日,大英博物馆首次对公众开放。音乐大师柏辽兹(Hector Louis Berlioz)早年遵父命学医,1821年赴巴黎医科学校学习,但1822年便申请学习并开始创作歌剧,因此失去家庭资助。1826年柏辽兹进入巴黎音乐学院学习音乐,1828年完成学业,从此世界上多了一位伟大的音乐家。阿尔伯特·史怀哲(Albert Schweitzer)诺贝尔和平奖得主,伟大的人道主义者。1918年他赴非洲丛林行医,坚持52年。一流专业水准的管风琴演奏不仅是他灵魂高洁的滋养,更是道德献身的支撑和医院运营与发展的募款工具。诺尔曼·白求恩(Norman Bethune)医师不仅是一位国际主义战士,高尚、纯粹、利他的楷模,也是一位画家,他的《自画像》《结核病历程》《午夜手术室》受到收藏家的热捧。

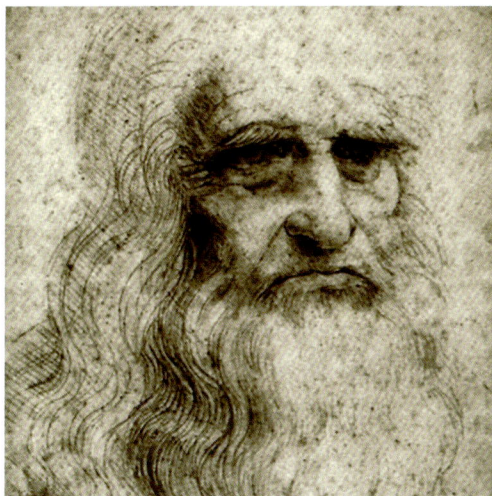

图8-1　达·芬奇自画像

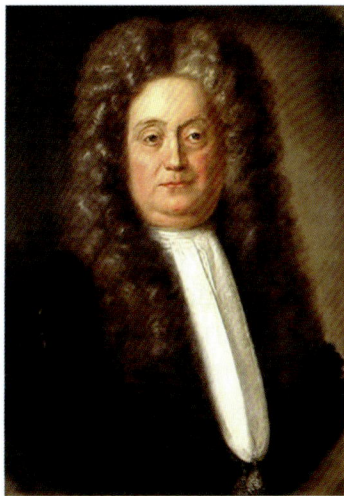

图8-2　汉斯·斯隆(Sir Hans Sloane)画像

医师一旦接触艺术,就接纳了一份艺术家的特质、诗人的气质、画家的禀赋,或展现出不凡的美学追求,或崇尚艺术的创造空间,或追求艺术化生存发展,或听命于理想人格、优雅人生的召唤,将艺术作为人性牵引的力量,理解人类苦难的一个路径,思考爱如何降临? 苦难何以拯救? 灵魂何以安顿? 医师的职业总是与理性的思维,严谨的逻辑联系在一起,少有浪漫的想象和热烈的情感。但随着现代医学模式的转变,要求医师不能仅把患者看作一个简单的生物体,更重要的是要了解患者的社会角色,人生经历和内心世界,实施人文关照,才能更深刻地理解疾病的发生、发展和转归,从而制订出合理的治疗方案。

艺术和医学是相通的，其桥梁是人文精神。艺术使医师情感更真实，更诚恳善良，审美更高雅，品质更高洁，从而提高与患者沟通的能力，而这正是医学大家的基本素质。医师不仅要去除患者身体的病痛，还要以深刻的同情、高尚的品质、博大的胸怀感染患者，以抚慰他们心灵的创伤。无疑，医学需要科学思维的严谨，也需要艺术思维的浪漫。科学使我们充实、进步，艺术能帮助我们冲破职业中的知识板结与价值堰塞，提升生命的境界和职业幸福指数。

艺术可以使医师变得优雅，丰富其精神世界，持续不断的艺术熏陶能在无形之中使人变得更高雅。因此，现代医学教育中的艺术教育不容忽视，一件优秀的艺术品就是一堂医学人文课。2015 年起，哈佛大学医学院开始让医学生接触艺术，如文学、戏剧、舞蹈，目的是让医学生变得更富有同情心，更善于创新思维。无独有偶，耶鲁大学医学院要求学生去博物馆观察油画，以提高学生的观察力和同情心。在哥伦比亚大学，医学新生要完成 6 周的医学文学方面的阅读、写作训练，包括医疗小说（剧）的写作，讣闻写作，视觉手记，以及一个学年的叙事医学训练，通过平行病历的书写走进患者的心灵深处，培养医学生的共情、反思能力，继而缔结医患情感、道德、价值共同体，建立和谐、友善的医患关系。波士顿大学医学院与艺术学院联合将 300 件艺术品带到医学院开展医学教育。这些课程设计的目的是将艺术作为桥梁和工具帮助医学生更好地理解人的生存境遇，以及人际交往中的真善美与爱恨情仇，喜怒哀乐与悲欢离合。

1964—2013 年间《美国医学会杂志》（*JAMA*）的封面编辑 Therese Southgate 坚持将艺术作品作为 *JAMA* 的封面，并附文解读作品。她认为医学杂志封面艺术作品，体现了医学与艺术都有认识自然和感悟生命的任务，医学与艺术都有共同的物质对象，包括物质本身，以及艺术家和医师都需要一种相似的对灵魂、精神的高质量要求，以及对生命及人文的渴求与热爱。

医学与艺术最主要的相似之处是二者都要求做到不仅要观察事物，而且要带着热情（亲和力）观察事物，从错综复杂的事实、线索、色彩表象或细节中提炼出本质和真相，表象（细节）与真相（精粹）的关系需要甄别，这就是艺术家与医师在认知上的共同点。

第二节 口腔医学中的艺术特质

除了防治疾病外，口腔医学还是制作美、恢复美，回应患者审美诉求的医学。口腔科医生通过对美的完美追求实现职业生涯的艺术完整性，达到技术化生存、艺术化生存、智慧化生存的统一。如果说基础医学求真（科学化、技术化）务实，临床医学求真（科学化、技术化）骛善（道德化），口腔医学求真、求善、求美（艺术化），这是真善美的统一，医疗干预与生活方式干预的统一，更是心灵美与形象美的统一。

口腔患者的就医诉求多元，既有病理性，也有功能性，既有救死扶伤诉求，也有美白自信的希冀。因此，口腔科医师的工作既体现雪中送炭，也是锦上添花。与其他医学专业相比，口腔医学诊疗的内涵有巨大的差异，从危及生命的口腔颌面部创伤、肿瘤，到累及许多人的口腔慢性病，如龋病、牙周病；从口腔科急症，如牙疼到口腔异味；从缺失牙的修复到牙列不齐正畸治疗等。口腔卫生健康的维护与口腔疾病的诊治没有绝对界限，预防与治疗相互交融，患者有病找口腔科医生诊治，没病可找口腔科医师保健。所以，口腔医学的属性很丰富，其生物性和机械性、社会性和人文性兼备，并无孰轻孰重，口腔科医师既是医师，也是技师、艺术造型师、口腔卫生宣教者等。

人类史是与疾病抗争的历史。从口腔医学角度而言，人类史也是一部"牙痛史"，中国古代诗词中就有不少关于牙痛的描绘。陆游诗中描写"龋齿虽小疾""头痛涔涔齿动摇""齿摇徐自定""当堕未堕齿难留""牙齿漂浮欲半空""三齿堕矣吾生休"。这些生动细腻的诗句，不难想象诗人一生所经历的牙病史，从小病到大病，从牙松动到牙脱落。但由于古时候口腔医学的落后，对牙病的预防和治疗水平较低，因此诗人灵动的诗句也只是停留在自哀自怜，惜时感怀上。古人也有许多美妙的诗句来表述牙美与人美的审美关联，如杜甫《城西陂泛舟》中的"青蛾皓齿在楼船，横笛短箫悲远天"，韦应物《拟古诗十二首其二》中的"娟娟双青娥，微微启玉齿"，都将洁白健康的牙齿与年轻美貌的女子勾勒于同一画面。在古人的文学作品中，用来比拟美牙的色泽和质地的文字有雪、冰、玉、霜、贝等，其想象力丰富令人感叹。

我国文字中有许多以齿作为偏旁的字或词，常与美丑、善恶有关，如用龅牙、龇唇历齿描述容貌丑陋的人，用龃龉（指上下牙齿对不上）比喻嫌厌不合、意见不一，用龌龊形容肮脏不洁。成语中的齿也极具人际好恶的隐喻，如：用唇亡齿寒、唇齿相依形容双方息息相关，荣辱与共，用不齿于人指被人看不起，用没齿之交比喻一辈子的交情，其中没齿是终身的意思，用令人齿寒形容让人失望到极点，愤怒到极点以至于牙齿都感觉寒冷。这些口腔与美丑的关联绝非偶然（图8-3），这是因为口齿正好位于人类容貌的敏感区。

研究证实，在颜面部审美吸引力中，唇齿仅次于头发和眼睛，占第三位。因此，口腔医学所关注的对象中存在着大量的美学现象和规律，是人类视觉重心的集中区域。近年来蓬勃兴起的口腔美学临床实践就是例证，在治疗口腔疾病的同时，还要充分考量和满足患者对容貌美、牙齿美、牙颌唇齿协调美（红白美学）等的诉求，口腔医学已不再是传统意义上的镶拔补，而是多学科交叉，集防病治病、矫治畸形、恢复甚至创造牙列美和容貌美的一门具有艺术特质的医学学科。

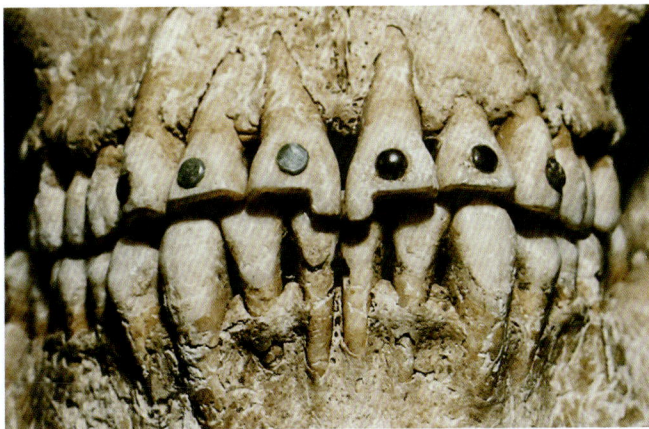

图8-3 公元9世纪，玛雅人颅骨的牙齿上镶有翡翠和绿宝石作为饰物，说明古人已关注牙齿的美

荷兰画家格雷特都的画作《牙科诊所》（图8-4），牙科诊椅旁的桌子上怵然摆放着人颅骨标本和小提琴，牙科医师除了研修颅骨和牙列的解剖构造，还时时练习小提琴，也许这样才能找到一种指尖的娴熟与韵律感，拔牙患者也会由此更加信任牙师，来就诊时还不忘给医师朋友带一篮鸡蛋以示感谢。如今，医师的文艺气质也可以增加患者对其的信任。汪曾祺先生去看牙，遇到一位比他年轻的牙医，心中有一些忐忑，但当他看到牙科治疗椅旁边放着一本折了角的纪德的名作《地粮》时，心中便升起一份敬慕，原来的不安也渐渐消退了。纪德在这本书的序言中写道：这是一位患者所写的书，作者把生命当作行将失去的东西，而又猛力地想把它抓住的企图。这种由文学作品开启的共鸣是医患信任的基石。

口腔医学教育和临床实践中，嵌入美学基本原理、审美法则、审美心理等方面的内容十分必要，口腔科医师不仅要看病，还要看人，不仅要"审丑"，更要审美，要把维护和重塑患者牙颌面的功能和形态美、健康美作为己任。要求口腔医师在全面了解牙齿与颜面部的美学关系、牙科美容技术以及患者审美心理的基础上，不断提高自身的艺术修养和审美情趣。在四川大学华西口腔医学院早年的教学中，就专设美术及口腔素描等课程，我国老一代口腔医学专家中，如王翰章、郑麟藩、孙廉等都有很高的绘画、摄影和音乐造诣。医者与艺术对话，可以从中得到生命的感悟，激发灵感与技术的创造力，有助于将理性主宰的真实空间，生物学的条分缕析与感性、悟性和艺术化融汇在一起，实现科学与审美的交融（图8-5～图8-9）。口腔医学中的科学与审美如何融合是一个待解的命题，需要口腔医学生在未来的职业生涯中不断求索。

中国古代审美中有明眸皓齿的美学追求，一对明眸能传神，一口皓齿藏娇羞，构成了颜面部充满诗意的美丽三角。在这里，皓如冰雪，白如丝帛，白得有韵致，白得有气质，而非白如井盐，枯槁无华。不是仅仅换（种）了几颗牙，矫正了几颗牙，洁了几次牙那么简单，口腔诊疗中治疗与美的

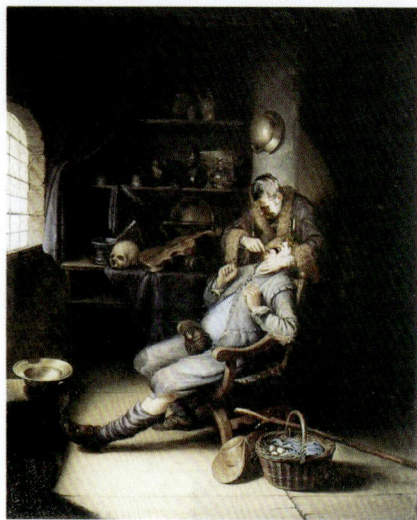

图 8-4 油画《牙科诊所》，作者格雷特都（荷兰）

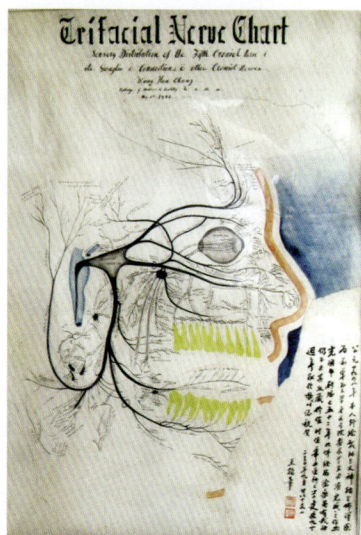

图 8-5 四川大学华西口腔医学院王翰章教授于 1948 年完成的博士毕业作品，手绘三叉神经分布彩图

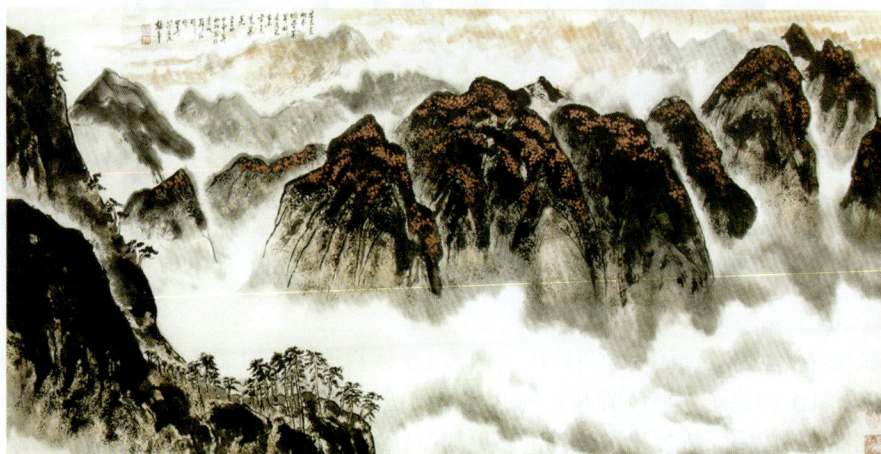

图 8-6 国画《色染山林》，作者四川大学华西口腔医学院王翰章教授

融合，既需要医者的艺术积淀与投射，也需要患者的艺术感受与领悟，两相交融，才叫完美。同样，口腔局部肿瘤的治疗，不能只限于手术切除病灶，抑制癌细胞生长（放化疗），阻断其转移，重建咬合、咀嚼及吸吮功能（功能修复手术），还有形象、气质的修复（美容修复手术），自信、尊严的重塑（心理疏导、信仰疗法）。而后者对于患者至关重要，是他们继续活下去的理由，重返社会、回归家庭不可或缺的降落伞。从这个意义上看，口腔医学的最高境界是回到美学，使生命摆脱疾苦与死亡，实现再生。

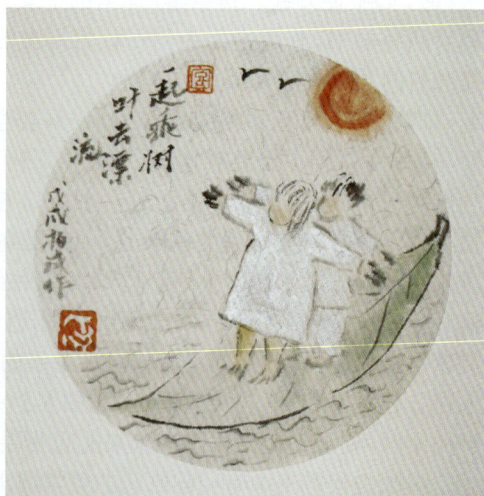

图 8-7 国画《一起乘树叶去漂流》，作者中山大学光华口腔医学院包柏成教授

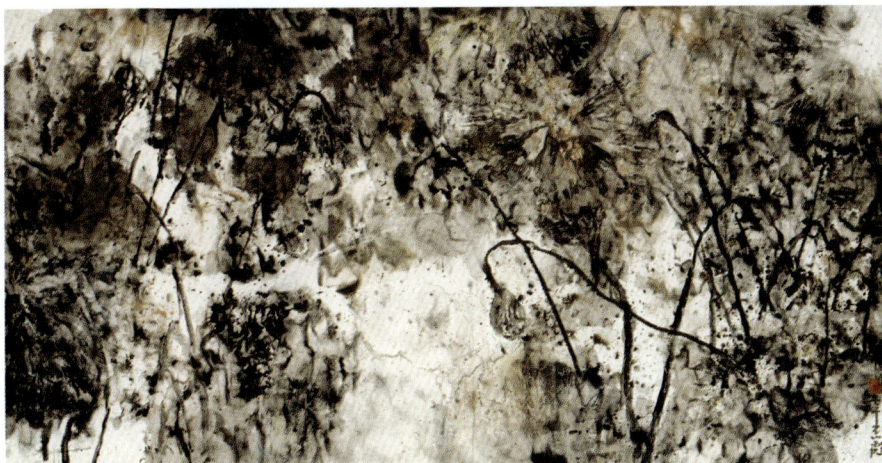

图 8-8 荷花系列 03 纸本水墨收录于《1949—2000 新中国美术史》,作者陈惠彪先生

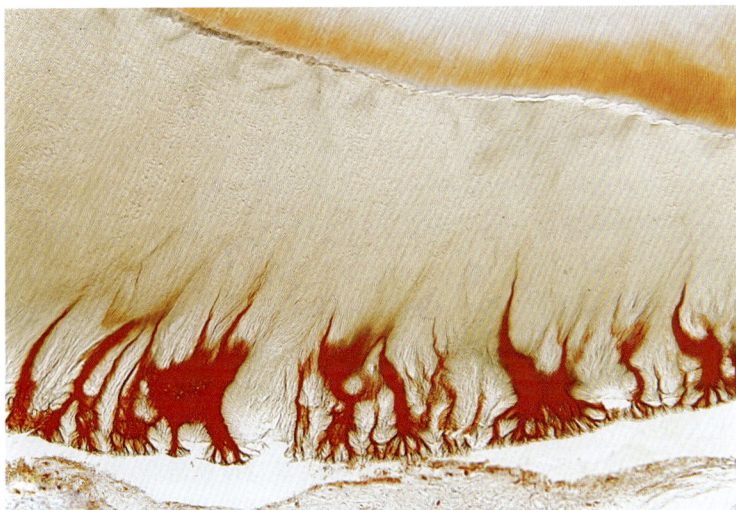

图 8-9 沙漠秋色,拍自牙齿脱钙火棉胶切片(×40),作者北京大学口腔医学院李铁军教授

第三节 审美境遇与场所精神

场所精神(Genius Loci)系由挪威学者 Christian Norberg-Schulz 提出(1979 年),可理解为对一个地方的认同感或归属感。口腔医院、口腔诊所不仅是患者就诊的场所,也是医患之间缔结情感、道德、价值及审美共同体的空间。审美愉悦是患者克服疾苦、焦虑,摆脱死亡恐惧的舒缓剂,还是医患信任的基石,艺术的感知、感受、感悟会滋养受伤的躯体与灵魂。场所精神的本质是开启生命甘泉,由艺术抚慰抵达共情悲悯,由呼吸艺术实现生命咏叹。医院是哲学家的摇篮,人在病中,品尝痛苦煎熬的滋味,体会熔炉般的生命。遭逢危重病症,常常感叹生死无常,一些人洞彻生死,感悟到了人生真谛;一些人向死而生,在生命悬崖边会尤其渴望悲悯与慈悲、和解与宽容、恩宠与勇气。艺术叙事可以使公众理解医学,理解生老病死,更加敬畏生命,更有勇气。艺术叙事还可帮助医者重新确立职业理念,体验优雅人生,开掘幸福的甘泉。

现代医院里,患者可体验的空间意识分为:

1. 第一空间 诊室、手术室、治疗室、检验室,是医疗行为的发生场所,在这里接触的大部分是直接责任医护人员,这里更强调专业感、神圣感、责任感。

2. 第二空间　特定专科病区，如住院部，是患者与家属的医疗活动区域，在这里接触的大部分是非责任医护人员，这一空间更强调友善与尊重、公平。

3. 第三空间　医院其他区域，如散步步道与休闲区域，在此接触的大多是服务及管理人员，这一空间更突出友善、舒适与便利。无论哪个空间，其基调是专业感、友善、尊重。在这里，躯体得到治疗、照顾，心灵得到关注、安慰。

医院的空间特色具有二元张力，在公共空间却要谈论私密话题，在陌生情境却要缔结亲密关系，素不相识却要以生命相托。医院环境的接触强度很高。一般而言，人际交往的接触强度有一定的过渡期，是由低到高的，但医疗活动属于快速递进的高强度接触，常常在尚未建立信任之时就进入敏感话题的交谈。这个过渡期需要艺术性的抚慰。

医院空间作为公共空间还具有三个特点：①必要性，患者非来不可，自由地进进出出，每次都希望顺顺当当；②自发性，没有人逼迫，也没有特定的指向性，由自我选择，逐步过渡到乐意选择某一家医院；③社会性，空间感受可以改变医患的交往密级，艺术感受决定场所品位。根据环境组织原理，群体感受影响个体感受，个体感受汇成群体感受，无声胜有声，不用解读，可以意会，不用言说，可以感受。

良好的就医环境应该有三个维度：①看到了什么？是否赏心悦目（花艺、油画、雕塑、书法、摄影作品）；②听到了什么？是否如醉如痴（背景音乐、友善交流的场景）；③闻到了什么？是否沁人心脾（花香味、药香味）。当然，医师的精神气质与职业行为也是医院环境的一部分。场所精神是医院环境气场与医者人格气场的交融，旨在营造良好的氛围，改善患者的消极情绪，缔结审美共同体，继而拓展为情感共同体、道德共同体、价值共同体。场所精神建构医患之间的三重信任：职业道德信任、人格信任与技术信任。场所精神预先导入道德与人格信任，为技术信任奠定了基础，为快速沟通预留了空间，使患者能认同医者的紧张、忙碌、辛劳，接纳医者的快速处置，甚至原谅忙碌中的小差错、小失误。

斯坦福大学心理学家菲利普·辛巴杜（Philip Zimbardo）于1969年进行过一项实验，他找来两辆同样的汽车，将一辆停在纽约布朗克斯区，另一辆停在加州帕洛阿尔托的中产阶级社区。他把停在布朗克斯区的那辆车车牌摘掉，顶棚砸开，结果当天这辆车就被偷了。而停在帕洛阿尔托的那辆一个星期也无人理睬。后来，他用锤子把那辆车的玻璃敲了个大洞，结果几小时后车不见了，即"破窗效应"理论。环境越神圣、优雅，患者的顺应性、满意度就越高；相反，环境越纷乱，患者的躁动、抗拒情绪越容易滋生。因此，当医院的厅廊与音乐、绘画、雕塑相遇，可体会到温暖、放松与环境的优雅、舒适。

艺术品可以提升正向三度（吸引力），包括生理舒适度、心理好感度、社会认可度。同时，也可以弱化负面三感（排斥力），即陌生感（产生逃避心理）、冷漠感（萌生放弃意识）、不安感（另择良医）。如果负面三感得不到缓解，就会逐渐积累、升级，发展为冲突。在艺术环境中，医师也可体会到职业的高雅，生命的神圣。

艺术具有象征功能，透视着个体的修养、生命姿态、道德立场、情感，音乐、绘画、雕塑展示优雅，也呼唤优雅。医院品位、医者追求是构成医院文化底色与气质的有机组成部分。艺术生活也是伦理生活，具备灵魂修补与修炼功能，追逐天籁之声、沉浸美妙之境，就会滋生出对丑陋行为的厌恶与拒绝。艺术具有鲜明的教化功能，把人类信仰和德慧通过审美感受给人以教化，不仅有利于智力、理解力、领悟力的开发，而且有利于各种非智力因素（如自制、恩宠、勇气）的培养，以及性格、情操的塑造。同时艺术有着强大的审美功能，对美的事物的感性认识，而不是理性认识。人们对音乐美、绘画美、雕塑美的追求是非功利性的、朦胧的，可能不知道作者是谁，不了解艺术作品的主题，依然陶醉。欣赏和愉悦是在纯粹的凝视、聆听中接受其气象与神韵。艺术作品的娱情功能、实用功能也不容忽视，不仅给人们带来身心愉悦，性情逸放，个性释放，也是保健和治疗的手段。无论在古中国或古希腊，还是在中世纪的阿拉伯，都曾用音乐、文学、喜剧治病，修复躯体、心灵的创伤，在艺术鉴赏活动中咀嚼忧患，排遣忧郁，抚平忧伤，抵达优雅。

临床上，患者就诊时存在恐惧心理，究其原因，大多源自儿童牙病诊疗体验的不良心理投射。许多儿童对于牙科诊所的印象是一个"恐惧"地方，满目都是各种钻、钳、钩，充斥耳畔的是高速磨钻的刺耳声音，即使牙病无法忍受也不愿踏进口腔门诊。成年之后，还心有余悸。因此，对于初次就诊的患儿，尤其需要艺术化、童趣盎然的环境缓解其紧张情绪。油画《第一次看牙》展现了一位慈祥的牙医为患儿拔牙时的情景（图8-10），画面上牙医满脸笑容，形象亲和，将牙科器械藏在背后没有直接展示给患儿。如果再配上曲调舒缓的儿歌或小夜曲，以及孩子们喜欢的儿童绘本，效果会更佳。优化口腔诊所的环境为口腔病患儿提供一个心理脱敏的就医体验，也为就医打开了一扇轻松愉悦的窗户。因此，近年来，许多口腔医院、诊所都在场所境遇与场所精神上倾注了不少努力，优化了患者的就医体验，也改善了医患之间的交往体验，提升了患者的满意度、忠诚度。

（王一方　李铁军）

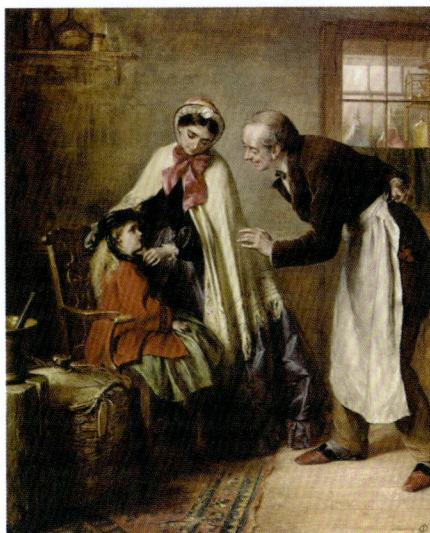

图8-10　油画《第一次看牙》，佚名（1866年）

参考文献

1. 何伦. 医学与艺术：临床医学和医学人文学关系探讨. 医学与哲学, 2004, (25)12: 29-31.

2. 王恬. 纽约大学医学院文学、艺术与医学素材库建设及启示. 医学与哲学, 2012, (33)12: 60-62.

3. 申逸彬. 艺术与人文科学：医学教育新的组成部分. 复旦教育论坛, 2003, (1)2: 81-82.

4. 梁进. 运用艺术发展医学生的临床观察技能和模式认知技能. 复旦教育论坛, 2007, (5)1: 94-96.

5. 邵池, 潘慧. 高等医学院校艺术教育新武器——"视觉思维策略"教学法. 高等医学教育研究（电子版）, 2018, 8(1)60-63.

6. 吴曦, 吴江生. 论医学与艺术的关系——兼论高等医学教育中艺术教育的地位和作用. 医学与哲学：人文社会医学版, 2015, (36)6: 88-90.

7. 胡婷婷. 艺术在临床医学中的价值：自我完善与人性服务的必由之路. 医学与哲学：临床决策论坛版, 2013, (34)1: 1-3.

8. 包柏成. 试论美术对口腔医学审美实践的积极意义. 广东牙病防治, 2006, (14)4: 260-263.

9. 李铁军. 生命之美：显微摄影写意集. 北京：人民军医出版社, 2014.

10. 周学东, 唐洁, 谭静. 口腔医学史. 北京：人民卫生出版社, 2013.

学习笔记

第九章

医学心理学与心身医学

心理学（psychology）是探讨人的心理现象的一门科学，是研究心理现象发生、发展和变化规律的学科。医学心理学（medical psychology）是心理学与医学的结合，研究心理因素在人体健康及疾病预防、发生、发展、诊断、治疗及护理过程中的作用，关注疾病对心理的影响，以及心理因素在疾病和健康中的作用。作为口腔医师，具备一定的医学心理学知识，了解患者的心理状态和心理需求，对提升自身修养，提高治疗质量和建立和谐医疗关系，都具有重要的意义。

第一节　医学心理学基本知识

心理学源于希腊文。从萌芽、成形、发展至今，其内含在不断发展和完善。早期认为心理学是内部的感觉、表象和情感。到 20 世纪 20 年代，心理学被定义为"关于精神活动的科学"。20 年代末到 60 年代，心理学被定义为"可观察的行为科学"。60 年代之后，心理学定义为研究行为和心理过程的科学。《现代汉语词典》第 7 版中心理学定义为"研究心理现象客观规律的学科"。《牛津英语词典》将 psychology 定义为"the scientific study of the mind and how it influences behavior."，即对内心及其如何影响行为的科学研究。中国学者认为心理学是研究心理现象发生、发展和变化规律的学科。

一、心理学基本知识

人的心理活动是大脑的属性之一，没有脑的正常生理机能，人的心理活动就不可能正常存在。同时，心理活动又是客观世界的主观能动反映，没有客观世界的存在，心理活动就没有了产生的源泉。人的心理活动主要有：

1. **认知**　指人们获得知识或应用知识的过程，或信息加工的过程，是人的最基本的心理过程。认知包括感觉、知觉、记忆、思维、想象和语言等。人脑接受外界输入的信息，经过头脑的加工处理，转换成内在的心理活动，进而支配人的行为，这个过程就是信息加工的过程，也就是认知过程。思维是认知核心。

2. **情绪与情感**　是人们对客观事物的一种反映形式，客观事物是产生情绪、情感的源泉。客观事物与人的需要之间的关系，又决定了人对客观事物的态度，人对这种关系进行反映的形式则是体验和感受。当客观事物满足了人的需要和愿望时，就会引起人的诸如高兴、愉快、满意、爱慕等积极肯定的情绪和情感；当客观事物不能满足人的需要和愿望时，会引起生气、苦闷、不满、憎恨等消极否定的情绪和情感；当客观事物只能满足人们一部分需要时，则会引起诸如喜忧参半、百感交集、啼笑皆非等肯定与否定、积极与消极相互交织的情绪与情感。

3. **意志**　指人们自觉地确定目标，有意识地支配、调节行为，通过克服困难以实现预定目标的心理过程。意志作为人的重要的精神力量，对人的活动有着最直接的影响，通过行为表现出来的。

4. **需要与动机**　需要是动机的基础，动机是行动的原因，二者有密切的联系。当具有特定的目标时，需要才会转化为动机，而动机则是行动的驱动力。需要是个体对生理和社会的客观需求在人脑的反映，是个体的心理活动与行为的基本动力。动机是引起和维持个体的活动，并使活动朝着一定目标发展的内部心理动力。动机和人们的需要有着密切的联系，需要是动机的基础和根源,动机是推动人们活动的直接原因。当人的需要具有某种特定的目标时,需要才转化为动机。

5. 人格　是一个人的整个精神面貌,具有一定倾向性、稳定的心理特征的总和,包括人的思想、态度、兴趣、气质、人生哲理以及体格和生理特点等。人格由许多心理特征所组成,这些心理特征相互影响,相互制约组成个体复杂的人格结构体系,使人的内心世界、个体动机与外显行为之间保持和谐一致。否则将会导致人格分裂的病态特征。

二、医学心理学的发展

医学心理学是心理学的一个分支,是应用心理学的重要研究领域,属于医学、心理学及其他社会科学的交叉学科。1852 年德国学者 B.H.Lotze 在《医学心理学》著作中首次提出,其论述仍采用哲学的概念。1879 年德国学者 William Wundt 在莱比锡大学创立了世界第一个心理学实验室,采用客观的实验方法来解释人的心理现象,标志着科学心理学的诞生。1883 年美国心理学会奠基人G.S Hall 在约翰霍普金斯大学创办了美国第一个心理研究实验室。1917 年北京大学陈大齐教授创立了我国第一个心理学实验室。20 世纪 30 年代,美国成立了心身医学会。第二次世界大战以后,医学心理学发展更为迅速,研究和应用领域不断扩大。1976 年在美国耶鲁大学举行的行为医学会议上提出了"行为医学"(behavior medicine)。1978 年提出"健康心理学",代表着心理学进入到公共卫生领域。到目前为止,医学心理学在欧美国家仍不是医学或者心理学的一个分支,而只有相关的其他学科,如临床心理学。医学心理学是其相关理念、方法传入我国后,结合我国实际国情形成的具有中国特色的一门心理学或医学分支学科。

三、医学模式与医学心理学

医学模式是对健康、疾病观念的哲学思考,是医疗工作者对待疾病与健康关系、对待患者态度、治疗理念的综合体现,影响着医学教育的设置,医疗模式及诊断行为的实施,疾病的预防,健康的维护等诸多实际问题。

健康中国战略提出医学研究重心的前移,从以疾病为中心转变为以健康为中心,从疾病医学转化为健康医学,注重生理、心理、社会、产业、文化整体因素,系统全面地理解健康与疾病的关系。诸多疾病除生物因素外,还与社会心理因素关系紧密;某些看似无疾病征兆的状态并不能代表其一定处于健康状态,人们逐渐认识到要用系统整体的观点来看待疾病与健康的关系,生物 -心理 - 社会医学模式开始受到普遍的认可,并被广泛接受。医学模式的这一转变对医学心理学的研究提出了更高要求,也为医学心理学的发展开辟了新的道路。

四、医学心理学的研究对象和方法

医学心理学是医学和心理学交叉融合的学科,既包含心理学的研究内容,也包含医学的研究内容。从医学的角度来看,医学心理学研究疾病诊疗过程中出现的心理现象及所产生的行为变化及规律。医学心理学研究心理因素在人体健康及疾病预防、发生、发展、诊断、治疗及护理过程中的作用。因此,医学心理学要研究诊疗过程中心理及行为特征的变化和规律;心理及相应社会因素对疾病预防、发生、发展、诊治、护理的作用规律;心理评估方法在疾病的预防、诊断、治疗与护理中的作用;结合心理治疗手段达到治病和预防保健的目的;诊疗过程中患者的心理变化特点及心理护理方法的运用;心身之间的变化机制;诊疗过程中良好医患关系的建设方法研究;健康服务体系构建的心理社会因素机理研究等丰富内容。目前医学心理学主要的研究分支包括了临床心理学、心身医学、行为医学、神经心理学、健康心理学、保健心理学等。

医学心理学作为一门多学科交叉学科,自然科学和社会科学的属性兼具,包含多学科知识和方法,且研究对象具有抽象性因素,给方法的使用带来了一定难度。综合医学心理学领域的研究,主要有观察法、调查法、测验法、个案法、相关法和实验研究法。

1. 观察法　在自然状态下或者适当控制条件下对个体或者群体进行的有意识有组织的观察、记录和分析研究。这里的个体或者群体被观察的内容是外显的,是对被观察内容的直接观察,如面部表情、动作行为等。观察法的好处是简单易行，同样缺点也很明显，观察结果的主观性和偶然性难以避免，同样受观察者兴趣和能力的影响。

2. **调查法**　通过调查表、晤谈、问卷等方式间接收集研究对象各项心理表现特点的方法。调查法最大的特点是不受时间、空间限制，调查范围易于扩展，样本量大。缺点是接受调查者反馈信息受其主观影响大，可能存在有意识或者无意识的回避或者改动，特别是涉及隐私的方面，因此容易影响结果的真实性。

3. **测验法**　利用被业界广泛认可具有较好信度和效度的标注化测评工具测量和评定个人的能力、态度、性格、情绪等特定心理品质的手段和方法。它通常要求测验者必须严格遵守测评工具的规范要求、具备专业的知识储备、能合理选择最佳的测验工具。目前测验法在医学心理学的研究中被普遍使用。

4. **个案法**　个案法是对某一特定个人或者群体进行深入详细调查研究，以期望得出一般性规律或者原则的研究方法。

5. **相关法**　考察两个变量间是否存在相关性的一种研究方法，但这种相关性不一定就是因果关系。

6. **实验研究法**　在可控制条件下，有意改变某个变量来测量记录相应的变化找出或者检验变量之间因果关系的一种研究方法，是科学研究中所采用的最普遍、最基本的方法之一。实验研究法可分为实验室实验法、现场实验法和临床实验法。实验研究法中实验设计非常重要，通常分为前实验设计、准实验设计和真实验设计。实验研究法对实验条件要求高、操作复杂、实施难度大，但也是证明变量间因果关系最有效的方法之一。

第二节　医学心理学的主要理论

医学心理学所依据的理论体系庞大而复杂，比较成熟而又被普遍接受的主要有精神分析理论、人本主义理论、行为主义理论、认知理论和心理生物学理论等。这些理论各自都有自身的理论体系和适用环境，也存在着一些还不够完善的地方。因此在应用过程中有时需要各种理论和方法构成互补。

一、精神分析理论

精神分析理论的代表人物西格蒙德·弗洛伊德（Sigmund Freud，1856—1939）（图9-1），奥地利精神病医师。在长期的临床实践中发现并创立了精神分析理论，对心理学和精神病学贡献巨大。弗洛伊德的重要贡献是提出了无意识理论并创立精神分析学说，该学说后来成为了心理学和精神病学的重要理论，而精神分析疗法被认为是现代心理治疗的开端。

二、人本主义理论

人本主义理论的主要代表人物有亚伯拉罕·马斯洛（Abraham H. Maslow，1908—1970）（图9-2）和卡尔·罗杰斯（Carl Ransom Rogers，1902—1987）。人本主义理论主张心理学必须从人的本性出发研究人的心理，把人的自我实现需要归结为潜能的发挥，把人的尊严、价值、创造力和自我实现需要放在重要的位置。人本主义理论主张以人为中心，在心理治疗上，倡导"以当事人为中心疗法"，利用人类天生的"自我实现"动机，将治疗的着眼点放在人的自我成长和自我实现上，充分发挥人自身的积极性和主观能动性来克服心理问题。

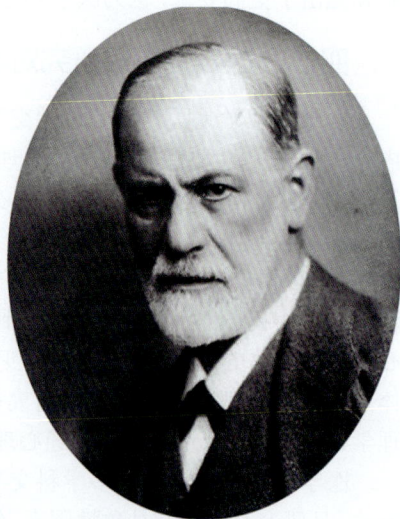

图9-1　西格蒙德·弗洛伊德（Sigmund Freud，1856—1939）

马斯洛认为驱动人类行为的内在动力是人的需求，人的需求分为五个层次，由低级到高级分别是：生理需求、安全需求、社会需求、尊重需求和自我实现需求，人只有在至少部分满足了低一层次需求后才会有满足高一层次需求的需求（见图7-2）。

罗杰斯认为人都有自我实现的需求，人在本质上是诚实、善良和可以信赖的。有时候违背这些原则是因为防御的需求而非出自其本性。罗杰斯认为人的自我有两层意思，即自我概念和理想自我。自我概念包括个体意识中知觉到的所有关于他的存在和他的经验方面的东西，是一个人对他自己的知觉和认识。实现倾向指的是整体的人，包括意识与无意识，生理与认知，自我实现是实现倾向的子系统，是指意识知觉到的自我实现倾向。罗杰斯积极主张"以当事人为中心"的心理治疗方法，首创非指导性治疗，强调人具备自我调整以恢复心理健康的能力。

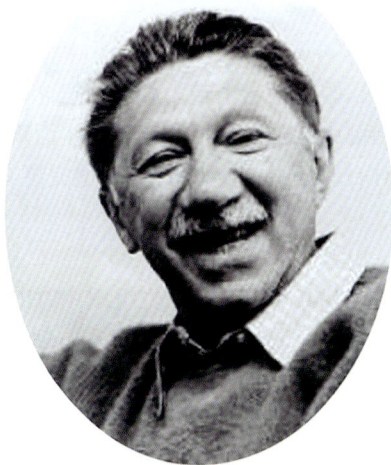

图9-2 亚伯拉罕·马斯洛（Abraham H. Maslow，1908—1970）

三、行为主义理论

行为主义理论是在巴甫洛夫条件反射理论基础上建立起来的，代表人物是美国心理学家约翰·华生（John Broadus Watson，1878—1958）（图9-3）、伯尔赫斯·斯金纳（Burrhus Frederic Skinner，1904—1990）和阿尔伯特·班杜拉（Albert Bandura，1925—）。

行为主义认为行为是指个体活动中可以直接观察的部分。行为主义者对人类本性的观点是：人是被环境和遗传决定的反应或有机体，人既是环境的生产者，也是环境的产物，人的行为是有规律的，人的行为是学习来的。

四、其他理论

1. 认知理论 认知是接受、编码、操作、提取和利用知识的过程，包括知觉、语言、智力、推理、问题解决、概念形成和创造性。认知心理学借助通信工程、信息论、计算机科学以及语言学的概念来解释人的认知过程。

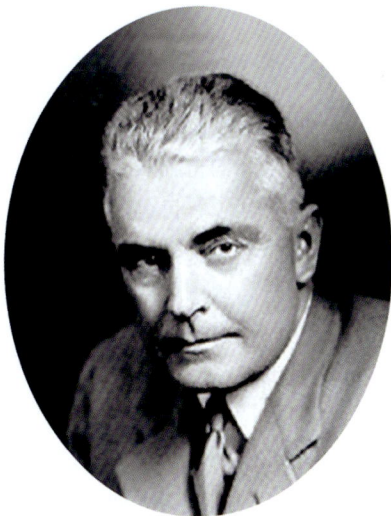

图9-3 约翰·华生（John Broadus Watson，1878—1958）

认知理论是研究由经验引起的变化是如何发生的一种学习理论，强调机体对当前情境的理解，然而人和动物具有不同程度的理解力。"心理问题"不一定都是由神秘的、不可抗拒的力量所产生，相反，它可以从平常的事件中产生，例如错误的学习，依据片面的或不正确的信息作出错误的推论，以及不能妥善地区分现实与理想之间的差别等等。

2. 心理生物学理论 心理生物学关注心理现象的生理基础，通过生理学方法去研究和解释心理现象，采用严格的实验设计、客观的测量手段和可靠的数据统计，准确地揭示心身之间的某些本质联系。另外由于技术的先进性，心理生物学的研究也更加具有前沿性。

心理生物学通过中枢神经递质，如多巴胺、去甲肾上腺素、5-羟色胺、乙酰胆碱、r-氨基丁酸、谷氨酸等的研究，揭示了神经递质在正常和异常的心理活动中的重要作用；通过对神经内分泌系统，如下丘脑、垂体在下丘脑-垂体-肾上腺轴，下丘脑-垂体-甲状腺轴，下丘脑-垂体-性腺轴的研究，发现其与正常和异常心理过程的产生和发展有关；通过神经免疫学，遗传学的研究，发现了精神疾病与基因遗传的关系等。此外，脑影像技术、神经电生理及其他现代科学技术的应用，也为探索各种复杂心理活动的生理基础提供了大量先进的研究手段。

第三节　心　理　健　康

　　健康是一个较为广泛的概念，随着人类社会的发展，健康的概念也在逐渐进步。传统观念认为健康就是无病、无伤、无残，而现代人们对健康提出了越来越高的要求，不仅要求躯体健康，还对心理健康、社会适应和道德完善有了更高的向往。

一、心理健康的概念

　　1948 年，世界卫生组织（WHO）提出了健康三维定义："健康，不仅仅是没有疾病和身体的虚弱现象，而是一种在身体上、心理上和社会上的完满状态"。1990 年世界卫生组织进一步对健康的定义作了补充，提出健康还应包括道德健康，健康是指人在身体健康、心理健康、社会适应健康和道德健康四个方面皆健全。可以看出，心理健康是构成全面健康的重要组成部分。

　　对心理健康进行准确定义是一个较为复杂的问题，涉及的范围广泛，包含了思维、情绪、兴趣、能力等各个方面，心理健康的概念在随时代、社会和文化等因素的影响不断变化。一般认为，心理健康指的是个人能够以积极、有效的心理活动，平稳、正常的心理状态，对社会、自然以及自我的变化具备良好的适应性，并能不断发展健全人格，提高生活质量，保持旺盛精力和愉快情绪。

二、心理健康的标准

　　马斯洛和米特尔曼提出的心理健康的十条标准，包括：

1. 有充分的自我安全感；
2. 能充分了解自己，并能恰当估价自己的能力；
3. 生活理想切合实际；
4. 不脱离周围现实环境；
5. 能保持人格的完整与和谐；
6. 善于从经验中学习；
7. 能保持良好的人际关系；
8. 能适度地宣泄情绪和控制情绪；
9. 在符合团体要求的前提下，能有限度地发挥个性；
10. 在不违背社会规范的前提下，能适当地满足个人的基本需求。

我国学者提出的心理健康的标准包括：

1. 智力正常，包括分布在智力正态分布曲线之内者以及能对日常生活作出正常反应的智力超常者。

2. 情绪良好，能够经常保持愉快、开朗、自信，善于从生活中寻求乐趣，对生活充满希望，一旦有了负性情绪，能够并善于调整，具有情绪的稳定性。

3. 人际和谐，能乐于与人交往，既有稳定而广泛的人际关系，又有知己的朋友；在交往中保持独立而完整的人格，有自知之明，不卑不亢；能客观评价别人，取人之长补己之短，宽以待人，乐于助人等。

4. 适应环境，有积极的处世态度，与社会广泛接触，对社会现状有较清晰正确的认识，具有顺应社会改革变化的能力，勇于改造现实环境，达到自我实现与社会奉献的协调统一。

5. 人格完整，人格的各个结构要素不存在明显的缺陷与偏差；具有清醒的自我意识，不产生自我同一性混乱；以积极进取的人生观作为人格的核心，有相对完整的心理特征等。

　　由于心理健康与不健康之间并没有绝对的分界。同时，心理健康又是一个动态过程，在特别恶劣的环境中心理健康的人也可能出现某些失常的行为。因此，判断一个人的心理是否健康，应当从整体上根据经常性的行为方式作出综合性的评估。

三、心理健康的维护

心理因素和社会因素在健康和疾病中具有十分重要的作用，不健康的心理可导致疾病的发生。长时间紧张的工作、经济压力、家庭矛盾等慢性应激产生的情绪压抑，可导致胃肠道功能紊乱、胃黏膜供血不足和胃酸分泌增加，最终引起胃黏膜被腐蚀、溃烂，形成胃十二指肠溃疡。躯体的疾病和痛苦又可反过来影响个体的情绪，影响个体的心理健康。因此，保持健康的心理，建立积极的应对方式和健康的行为方式，是保持心身健康的重要条件。

来自环境的变化及社会各方面的压力都会使得个体出现心理紧张，生活中需要不能得到满足，目的不能实现，使得个体出现挫折感或各种心理冲突，心理失去平衡，严重时可导致心理障碍，甚至精神崩溃。因此，心理健康需要维护和促进。

心理健康维护的目的是为了加强人们的心理健康和消除身心不健康因素，提高生活质量。心理健康维护的一般目标是治疗心理疾病及处理适应不良行为，并设法尽早发现疾病的倾向，及时矫正或预防疾病的发生；高级目标是保持并增进个人和社会的心理健康，发展健全人格，使每个人都有能力适应变动的环境，同时应设法改善社会环境及人际关系，以防止或减少心理不健康的发生。心理健康维护的主要途径有心理调适和心理咨询两类。心理调适指自我采用合适的方法来减轻自身压力、获取自信，重归快乐。心理咨询指寻求心理咨询机构的专业人员协助，通过专业的方法帮助自己解决心理问题。

第四节　心理障碍

心理障碍是指由于生理、心理或社会原因而导致的各种异常心理过程、异常人格特征和异常行为方式等。当一个人表现为没有能力按照社会认可的适宜方式行动，以致其行为的后果对本人和社会都是不合适的、并且其程度达到医学诊断标准时，即可被认为具有心理障碍。

心理障碍和精神疾病不同。心理障碍是人人都可能遇到的，如日常生活中因失恋、失败、冲突等情绪波动在一段时间内造成情绪失调、兴趣减退、生活规律紊乱甚至行为异常、性格偏离等。这些问题常可通过自我调节或求助亲朋、老师等获得调节或缓解。如果这些调节方法无效即需要寻求心理咨询师的帮助。而精神病则是指大脑的功能活动发生紊乱，导致认识、情感、行为和意志等精神活动不同程度障碍的疾病。精神病的病因有多方面的，如遗传性疾病、内分泌紊乱、器质性病变，以及个性特质及社会环境因素等。精神病患者的精神症状一般都比较严重，如妄想、幻觉、错觉、情感障碍、哭笑无常、自言自语、行为怪异、意志减退等，同时患者一般缺乏自知力，不承认自己有病，甚至拒绝就医。

一、认知障碍

认知是机体认识和获取知识的智能加工过程，涉及学习、记忆、语言、思维、精神、情感等一系列随意、心理和社会行为。认知障碍指与上述学习记忆以及思维判断有关的大脑高级智能加工过程出现异常，从而引起严重的学习、记忆障碍，同时伴有失语或失用或失认或失行等改变的病理过程。认知的基础是大脑皮层的正常功能，任何引起大脑皮层功能和结构异常的因素均可导致认知障碍。由于大脑的功能复杂，且认知障碍的不同类型互相关联，即某一方面的认知问题可以引起另一方面或多个方面的认知异常。因此，认知障碍是脑疾病诊断和治疗中最困难的问题之一。

二、情绪情感障碍

情绪情感障碍是指正常情感反应的夸张、混乱和减退。断定情感反应是否正常或病态，需根据以下三个条件，即情感反应的强度、持续时间的长短和是否与所处的环境相符。常见的情绪障碍有情感淡漠、情感高涨、情绪抑郁、情感倒错、情感爆发、病理性激情以及焦虑恐怖等等。导致情感障碍的主要原因是引发情感活动变化的外界活动及社会条件的急剧变化超过了人的心理活动可能忍受的范围。此外，在不同水平的神经结构和神经体液系统中第一个环节的故障、遗传、疾病及儿童时期的不良教育方式也可以造成情感障碍。

情绪或情感障碍的发生与违法犯罪行为有一定的关系，能够引发严重危害社会治安的行为。情感高涨和欣快症发作并伴有性欲亢进时，可出现性犯罪活动；情感爆发和病理性激情可以引发攻击伤害行为或损毁器物行为，甚至导致恶性杀人案件。

三、意志行为障碍

为达到预定目的，经过努力、克服困难而采取的一系列自觉行动称为意志或意志活动。其中每一有动机、有目的的行动谓之行为。意志行为障碍的主要类型有：意志增强、意志缺乏、意志减退、精神运动性兴奋、精神运动性抑制、冲动行为和自伤与自杀行为。

四、人格障碍

人格障碍指人格特征明显偏离正常，使病人形成了一贯的反映个人生活风格和人际关系的异常行为模式。这种模式显著偏离特定的文化背景和一般认知方式，明显影响其社会功能与职业功能，造成对社会环境的适应不良，患者为此感到痛苦，并已具有临床意义（中国精神疾病诊断标准第3版，CCMD-3）。CCMD-3将人格障碍分为偏执性人格障碍、分裂样人格障碍、反社会性人格障碍、冲动性人格障碍（攻击性人格障碍）、表演性（癔症性）人格障碍、强迫性人格障碍、焦虑性人格障碍、依赖性人格障碍、其他或待分类的人格障碍等9个类型。各个类型的人格障碍均有其各自突出的人格特征。

人格障碍妨碍了人的情感和意志活动，破坏了其行为和目的的统一性，并给人以与众不同的感觉，特别在待人接物方面表现得尤为突出。人格障碍通常开始于童年、青少年或成年早期，并可一直持续到成年乃至终生。但部分人格障碍患者的表现在成年后会有所缓和。

第五节 心 理 干 预

随着社会进步与发展，社会竞争程度越来越高，人的精神压力也越来越大。长时间的精神压力是触发诸多心理问题的重要诱因。现代社会中人出现心理问题比过去更为普遍。这些问题有时候通过自我疏解无法得到缓解或消除，需要寻求专业的心理咨询师或心理医师的帮助。一般的心理问题可以通过心理咨询获得指导和舒解，较为严重的心理问题则需要通过心理治疗来解决。目前，许多大学、中学等各级学校都设立了专门的心理咨询机构，目的在于解决学生们在学习、生活和情感中遇到的一些心理问题。

心理干预（psychological intervention）是指在心理学理论指导下有计划、按步骤地对一定对象的心理活动、个性特征或行为问题施加影响，使之发生朝向预期目标变化的过程。一般认为心理干预的主要方法是心理治疗与心理咨询，但随着医学心理学的发展，心理干预的内涵和范围也在不断变化和扩展。

心理咨询是通过来访者与咨询师建立的人际关系，咨询师运用心理学方法，帮助来访者认清自己的问题所在，提高来访者应对生活中的各种挫折、困难与不幸事件的能力，使来访者能够自己面对和处理自己人生中的各种问题，帮助来访者自强自立的过程。心理治疗是在良好的治疗关系的基础上，由经过专业训练的治疗者运用心理治疗有关理论和技术对来访者进行帮助的过程，以消除或缓解来访者的心理问题或心理障碍，促进其人格向健康、协调的方向发展。

心理治疗与心理咨询的特征和目的基本上一致，二者所采用的理念与技术也都是相通的，心理咨询更偏向生活事件，心理治疗则偏重医学问题。心理咨询与心理治疗的区别主要包括：

1. 心理咨询的工作对象在原则上更偏向于正常人，或是有一些心理健康问题的人；而心理治疗的工作对象在原则上更偏向于有心理障碍问题的人；

2. 心理咨询着重处理的问题聚焦于正常人所遇到的各种生活问题，比如人际关系，职场问题，婚恋情感，情绪调节等；而心理治疗的工作对象更偏向于性变态，神经症，心理障碍，行为障碍，接受心理医师治疗中的精神病患者或康复中的精神病患者等；

3. 心理咨询基本上是在非医疗的情境中开展，而心理治疗则多是医疗情境中开展；

4. 心理咨询的目标在于促进来访者的心理健康发展，即通过心理咨询，使来访者摆脱心理困扰，增强适应能力，充分开发潜能，提高发展水平；而心理治疗的目标在于纠正异常心理，即通过心理治疗，消除或缓解病理症状，恢复正常生活。

一、心理评估

心理评估是依据心理学的理论和方法对人的心理品质及水平作出判断的一种方法。所谓心理品质包括人心理过程和人格特征等内容，如情绪状态、记忆、智力、性格等。心理评估是心理干预的重要前提和依据，同时心理评估还可对心理干预的效果作出判定。

（一）心理评估的方法

心理评估的程序一般是根据评估的目的、收集资料、对资料和信息进行加工处理，最后作出判断。心理评估的方法主要有：

1. 观察法　通过对被评估者的行为表现直接或间接的观察或观测而进行心理评估的一种方法。观察法是根据人的行为是由其基本心理特征所决定的，因此是稳定的，在不同的情况下也会有大致相同的反应。在观察下得到的行为表现和印象可以推测被观察者的人格特征及存在问题。但也有人认为，观察时的情境十分重要，实际上人的行为反应离不开对情境的确认和调试，即有什么样的情景就会有相对应的反应。这两种看法都支持需要在情境中观察和了解人的行为反应及表现。

观察法可分为自然情境中的观察和特定情境下的观察两类。自然情境指的是被观察者生活、学习、或工作未被干扰下的原本状态。特定情境的含义有两个方面，一是平时很少遇到的、比较特殊的情境，另一个含义是心理评估者人为设置的、可以控制的情境。但观察法的使用有时会遇到伦理道德规则的限制。

2. 会谈法　主试者与被评估者面对面的语言交流也是心理评估中最常用的方法。会谈的形式包括自由式会谈和结构式会谈两种。自由式会谈的谈话是开放式的，气氛比较轻松，被评估者较少受到约束，使他们有更多的机会表述自己的想法。结构式会谈是根据评估目的预先设计一定的结构和程序，谈话内容有所限定，效率相对较高。一般可编制一个评估大纲或评估表，在会谈时逐项提问，再根据受试者的回答进行评定。

3. 调查法　当有些资料不可能从当事人那里获得，或从当事人那里获得的资料可信度不够时，就要从相关的人或材料那里获得或进行印证，这种方式称为调查法。调查法根据取向可分为历史调查和现状调查两类。历史调查主要是了解被评估者过去的一些情况；现状调查主要围绕与当前问题有关的内容进行。

4. 心理测验法　心理测验主要采用量表的形式进行。量表是由一些经过精心选择的，一般能较正确而可靠地反映人的某些心理特点的问题或操作任务所组成。测量时让受试者对测量内容作出回答或反应，根据一定标准计算得分，得出结论。

（二）心理测验的类型

心理测验根据其功能、测量方法，以及测验材料的性质等可以有不同的分类。

1. 根据测验功能分类

（1）智力测验：根据有关智力理论或智力概念经标准化过程编制而成的评估个人一般能力的方法，在教育、临床医学、司法鉴定、人事管理等诸多领域中使用较多。常用工具有比奈-西蒙智力量表、韦克斯勒成人和儿童智力量表、丹佛发育筛选测验（DDST）等。

（2）人格测验：假定每一种人格都存在个别差异，并且这些差异是可以测量的。人格测验的技术和方法很多，包括观察、晤谈、行为评定量表、问卷法、投射测验等，最常用的方法为问卷法，包括明尼苏达多项人格调查表、艾森克人格问卷、卡特尔人格测验、洛夏墨迹测验、主题统觉测验等。

（3）神经心理学测验：主要包括一些个别能力测验，如感知运动测验、记忆测验、联想思维测验等，还有一些成套测验，主要以H-R神经心理学测验为代表。

（4）评定量表：用于评价精神症状及其他方面的评定量表，如抑郁量表、焦虑量表、生活事件量表、认知功能量表、生活质量综合评定量表、心身健康调查表等。

2. 根据测验方法分类

（1）问卷法：测验多采用结构式问题的方式，让被试者以"是"或"否"或在有限的几种选择上作出回答。

（2）作业法：测验形式是非文字的，让受试者进行实际操作。多用于测量感知和运动等操作能力。

（3）投射法：测验材料无严谨的结构，如一些意义不明的图像、一片模糊的墨迹或一句不完整的句子。要求受试者根据自己的理解随意作出回答，借以诱导出受试者的经验、情绪或内心冲突。投射法多用于测量人格，如洛夏测验、TAT 等，也有用于异常思维的检测，如自由联想测验、填词测验等。

3. 其他分类　根据一次测验的人数分为个别测验和团体测验，根据沟通方式分为言语测验和非言语（或称操作）测验等。

（三）心理测验的基本原则

心理测验涉及人的更高级的心理功能，使用不当将会产生不良后果，因此，在实践过程中应用心理测验时，应遵循以下原则：

1. 标准化原则　测量应采用公认的标准化工具，方法要严格根据测验指导手册的规定执行。

2. 保密原则　关于测验的内容、答案及记分方法只有作此项工作的有关人员才能掌握，不允许随意泄露。

3. 客观性原则　指对结果的解释要符合受试者的实际情况，下结论时不能草率从事，应结合其他方法全面考虑。

（四）信度、效度及常模

心理测验的标准化目标是减少测量误差，使测量结果可靠和有效。标准化心理测验的技术指标主要有信度、效度及常模等。

1. 信度　指一个测验工具在对同一对象的几次测量中所得结果的一致程度。它反映工具的可靠性和稳定性。

2. 效度　指一个测量工具能够测量出其所要测东西的真实程度。它反映工具的有效性、正确性。

3. 常模　指某种测验在某种人群中测查结果的标准量数，即可比较的标准，目前大多数标准化测验采用标准分常模。有了常模，一个人的测验成绩才能通过比较而得出是优是劣，是正常还是异常。

（五）评定量表

评定量表多是以实用为目的的，理论背景不一定严格，多是在一些问卷的基础上结构化、数量化而发展起来。但评定量表简便易操作，可用作筛查工具（而不作诊断用）。评定量表不像心理测验那样控制严格，非专业工作者稍加训练即可掌握。评定量表的形式有他评的，也有自评的。在医学心理学中常用的评定量表有许多种类，如精神症状评定量表、与心理应激有关的生活事件量表、应对方式量表和社会支持量表等。

二、心理咨询

心理咨询是指运用心理学的方法，对心理适应方面出现问题并企求解决问题的来访者提供心理援助的过程。来访者就自身存在的心理不适或心理障碍，通过语言文字等交流媒介，向咨询者进行述说、询问与商讨，在其支持和帮助下，通过共同的讨论找出引起心理问题的原因，分析问题的症结，进而寻求摆脱困境解决问题的条件和对策，以便恢复心理平衡、提高对环境的适应能力、增进身心健康。

随着现代化的工作和生活节奏越来越快，人们所面临的压力和困境越来越多，而心理咨询可以帮助人们挖掘心理潜力，提高自我认识、走出心理阴霾。比如情绪情感问题、心身疾病、儿童发展中的心理问题；青春期身心发展的不平衡；社会适应问题；性心理知识咨询；男女社交与早恋等；青年独立性和依赖性的矛盾；友谊与恋爱；成就动机与自我实现性问题；择偶与婚姻；人际关系；择业、失业与再就业；中年及更年期人际冲突、情绪失调、工作及家庭负荷的适应；家庭结构调整；更年期综合征等；老年社会角色再适应；夫妻、两代、祖孙等家庭关系；身体衰老与心理衰老；老年性生活等问题都可以通过心理咨询得以缓解和帮助。

三、心理治疗

心理治疗是一种专业性的方法。实施这种方法的人必须受过专门的心理学训练、精通人格形成和发展的理论以及行为改变理论和技能。心理治疗是在专业的理论和实践架构下进行，包括此种专业活动的法律法规认可，治疗场所和程序遵循相应的规范，并受行业规范的监管。因此，心理治疗属于一种高度专业的活动，其基本要素有以下几点：

1. 治疗者必须是经过正规培训，掌握了一定的专业理论和技能，具有合法身份的专业人员。

2. 心理治疗需要安排一定的程序来进行，如治疗者对心理治疗实际操作过程的具体安排等。

3. 心理治疗是建立在密切的治疗关系基础上的职业行为，稳定、深刻、亲密和信赖的治疗关系是治疗有效的重要因素。

4. 心理治疗需要运用心理学理论和技术，以科学的心理学理论为指导进行规范化治疗。

5. 心理治疗的目的是通过引导患者对内心世界的探索、认识，适当的情绪宣泄和认知矫正，激起和维持其学习新经验和改变的愿望，增强自我效能感并促进其持续的自我成长，从而转变痛苦的、适应不良的心理、行为甚至躯体症状，恢复健全的心理、生理和社会功能。

四、心理干预的方法

心理治疗和心理咨询在方法种类上有些类似，均属于心理干预方法，但在专业知识和方法的应用上强度和深度有所不同。常用的心理干预方法主要有：

（一）精神分析疗法

精神分析法又称为心理分析法，是基于弗洛伊德精神分析学说，通过自由联想、移情、对梦和失误的解释等来治疗和克服婴儿期的动机冲突带来的影响的一种方法。精神分析疗法通过探讨患者的深层心理，识别潜意识的欲望和动机，解释病理与症状的心理意义，协助患者对本我的剖析，解除自我的过分防御，调节超我的适当管制，善用患者与治疗者的移情关系，来改善患者的人际关系，调整心理结构，消除内心症结，促进人格的成熟，提高适应能力。其主要措施有以下几种：

1. **自由联想** 来访者脑子里不管浮现出什么想法都需要说出来，即使来访者认为这些想法多么荒唐、多么微不足道、对现有伦理道德多么不相符，都不要有任何顾虑和约束，如实说出浮现在脑子里的所有内容。

2. **阻抗克服** 阻抗是指咨询者表现出联想不够自如，说话中断，吞吞吐吐，或故意避开一些问题，甚至与咨询者辩解或辩论。原因是咨询者不愿把潜意识里的内容表现出来，怕触动自己的痛处。阻抗的出现是一个无意识的过程，也是发现咨询者防御机制的重要线索。

3. **移情分析** 在咨询中咨询者把咨询师当做情感发泄的对象的现象叫移情。弗洛伊德认为移情是来访者早年与父母关系的再现，是一种未成熟的心理的体现。并不是对咨询师的真正态度，是咨询者把早年的经验移植到咨询师的表现。移情也分正性移情和负性移情。在移情中来访者往往把咨询师当做特殊的人物，这时候咨询者可能对咨询师依赖增强，要求甚多，在治疗师面前像个小孩，甚至异性来访者对治疗师产生爱恋等。

4. **梦的分析** 梦不是偶然形成的联想，是通往潜意识的桥梁。让来访者毫无保留的述说自己的梦境，然后从做梦者的表面内容深入到隐含内容，去解释梦中的符号，找出它的象征意义，从而挖掘出做梦者潜抑在无意识里的心理矛盾，从而帮助来访者真正解决其致病情结。

5. **解释领悟** 咨询师根据分析情况对来访者给予解释和提醒，但一些问题的提醒一般仅一次是不够的，来访者的很多问题都在生活里显示出来，所以咨询师根据来访者生活上的变化，恰当的时候给予提醒。持续帮助来访者解决冲突。在这种长期的治疗中通过提醒和帮助使来访者逐渐认识到自己的问题所在。

（二）人本主义疗法

人本主义方法的基本假设是人自身具有解决自己问题的能力，也有解决问题的资源。因此，作为咨询者必须注重来访者自身的建设性以及健康的一面。把来访者所直接面临的现实场面作为咨询的重点，重视来访者对自身的感觉。治疗的目标是使来访者通过观察自身来求得成长和完善，不需要治疗者过多的干预和指导就可以产生变化，求助者需要给出的是理解、真诚、支持、接受、关系和积极的评价。以人为中心疗法即属于人本主义疗法中的一种。

（三）行为疗法

行为疗法是建立在行为学习理论基础上的心理治疗方法。行为疗法是依据条件反射学说和社会学习理论，以减轻或改善来访者的症状或不良行为为目标的一类心理治疗技术。行为主义认为人的问题行为、症状是由错误的认知与学习所导致的，主张把心理治疗的着眼点放在来访者当前的行为问题上，注重当前某一特殊行为问题的学习和解决、以促进问题行为的改变、消失或新的行为的获得。具体治疗方法有系统脱敏疗法，冲击疗法，厌恶疗法，行为塑造法，松弛疗法，生物反馈疗法等。

（四）认知疗法

认知疗法是一组通过改变思维或信念和行为的方法来改变不良认知，达到消除不良情绪和行为的短程心理治疗方法。其中心是认知重建，患者通过指导下倾听自己的自言自语，学习新的内部对话，以及学习行为改变所需的应对技术，以达到改变错误认知，回归正常思维状态的目的。认知疗法对抑郁症、焦虑症、恐怖症，社交恐怖症，以及道德颓废、堕落，罪恶感等症状较有效。

（五）森田疗法

日本学者森田正马先生1919年创立的心理疗法，主要适应证是神经症。森田疗法的主要方式是"顺应自然"。其含义是顺应自然地接受自己的症状和不良情绪，对症状不去抵抗，自己的行动和态度也不要受症状的干扰，转移注意力去努力做自己该做的事，像正常人那样生活、学习和工作。

（六）暗示和催眠疗法

暗示疗法是指利用语言或非语言的手段，引导求治者顺从、被动地接受医师的意见，从而达到某种治疗目的的一种心理治疗方法。暗示疗法通过言语或非言语手段暗示患者不加主观意志地接受一种观点、信息或态度，以消除某种症状或加强某种治疗效果。

催眠疗法是运用暗示的方法使患者进入一种特殊的意识状态，控制患者的心身活动，从而解除和治疗患者的心身问题的心理疗法。此时患者会不加批判的接受医生的暗示指令，从而达到治疗的目的。

催眠疗法和暗示疗法有着密切的关系，处于催眠状态的人暗示性会明显提高，即医师是在催眠状态下对求治者进行暗示。

第六节　医　患　关　系

医患关系已成为社会公众普遍关注的问题，其成因是多方面的，包括医疗资源分配、医疗保险、媒体导向、医疗机构自身的不足等一系列原因。但作为一名面向大众的口腔医师，需要了解自身和患者的处境和心理状况，采取合理的态度和措施，并及时有效地应对、缓解和避免医患之间发生的矛盾和冲突。

一、医患关系模式

医患关系是一种特殊的人际交往关系，指医师与患者在健康与疾病问题上建立起来的真诚、信任、彼此尊重的人际关系。医患关系的好坏对提供医疗关怀、提高医疗质量、改善疾病预后和健康结局都有直接和间接的影响。

医患之间的交往存在着两种形式，一种是言语形式的交往，即利用语言来传递信息；另一种是非语言形式的交往，包括动作和躯体的两个方面，如面部表情、身体姿势、眼神与手势等。因此，医务人员不仅要提高自己的语言修养，认真倾听患者的言语表述，还需要注意自己的仪表、动作、手势与表情，并注意观察患者的非言语表现。

医患之间的交往发生在技术水平和非技术水平两个水平上。在技术水平上，医务人员凭借自己的技术性的医学知识，为患者作出诊断与治疗。在非技术水平上，医患间的交往和一般社会关系中的交往一样，相互联系、相互影响。这两种水平的交往是相互影响的。良好的非技术水平交往有利于医师与患者在技术水平上的交往。

二、医患沟通

作为一名医师，需要具备善于与患者进行良好互动和交流的能力。这种交流包括了情感层面交流、文化层面交流和知识层面交流三个层面。通过良好的医患交流，可达到建立良好的医患关系、提高治疗依从性作用，让患者理解所告知的预后、并合理支付诊疗费用。同时也可以对医师获得完整准确的病史资料、制订正确的治疗方案、对患者进行健康指导、对患者提供人道主义关怀，良好的医患沟通还可以起到避免或化解医患之间医疗纠纷的作用。

医患之间良好的沟通需要使用正确的沟通方法，一般要求做到以下三点：

1. 选择正确的沟通形式，根据患者的情况及不同的目标，医师需要选择正确的沟通形式，包括言语沟通、书面沟通、非言语沟通等；

2. 选择恰当的沟通场所，可根据情况选择如床旁、医师办公室、专门的接待室或心理治疗室等；

3. 采用合适的沟通技巧，在沟通和交谈中应体现出对患者的尊重、聆听与共情，沟通目标要明确，适当控制沟通中的信息交换，并把握沟通的语言、语调和语速等，沟通中还应照顾到患者的文化背景和宗教习惯等，并注意观察确认与患者建立了相互的信任。

医患沟通是一种技能，也是一门艺术。只有医学科学的知识和专业技能而缺乏沟通技能，是不能成为好医师的。在医师的职业生涯中，不断学习和提高沟通的水平和沟通的效能，对每一位医师都是非常重要的。

三、医师的心理状况

由于医师这一职业的特殊性，使得医师不仅要承担解除病痛的责任，还有给患者希望和安全感的心理作用。临床工作中医师常具有以下心理状况：

1. **知识优越感**　作为一名医师，经历了长时间的医学知识学习和技能训练，具有医学知识上的专业优势，和患者在医学知识方面严重不对等。医师容易认为患者在医学方面是门外汉，什么也不懂，从而产生知识上的优越感，若在和患者互动过程中将这种优越感显露出来，容易使患者产生在被治疗过程中自身处于"黑箱"之内的感觉，容易滋生恐惧和焦虑的情绪。医师应当牢记患者对诊断、治疗方案和措施等具有知情权，这种权利是不可剥夺的。因此，医师有责任对患者的病情、检查和治疗方案等进行合理的解释和告知，这对缓解患者的紧张情绪和争取患者对治疗的积极配合有极大的好处。

2. **应激与焦虑**　医师的工作需要每天面对众多被病痛折磨的患者，同时又负担着解除这些患者病痛的责任，责任重大且工作繁忙，时刻处于一种应激紧张状态。近年一些严重的医患冲突事件让医师自身的安全需求受到威胁，也易导致紧张和焦虑的情绪。在这种状态下若不能良好控制自己的情绪，容易失去患者的信任，与患者发生矛盾。

3. **忽视交流**　大多数情况下，基于在医学知识上的优势地位和工作繁忙导致心情焦虑，医师与患者在有关疾病本身、检查治疗方案以及疾病的预后等方面常有交流不足的问题，容易让患者产生疑虑和不信任，甚至对医师的诊断结果和治疗方案产生质疑。

4. **忽略关怀**　患者在罹患疾病后，不仅身体上产生痛苦，心理上也会发生各种问题。如明显的失落感、无助感、不安全感，甚至产生恐惧、激动、愤怒等情绪。医师在治病时也容易把注意力集中在躯体疾病上，忽略给予患者心理上的关怀和满足患者的安抚需求。

四、患者的心理状况

患者来求医,除了寻求躯体疾病治疗外,心理状况也会因疾病而发生较大的改变。一般来说,前来求医的患者常会有以下几种心理特征:

1. 应激状态　对于患者来说,生病本身就是个体内环境应激源所引起的应激,特别是急性病。由于对疾病的恐惧,患者向陌生的医护人员寻求帮助,对必要的检查、生疏的环境和规章制度均会感到紧张和焦虑。若遇医护人员态度冷漠、敷衍或技术不熟练,患者会潜意识地产生排斥、抵制、甚至发生争吵、肢体冲突和人身侵害等行为。

2. 期望与信任矛盾　患者来医院就诊是为了解除疾病带来的苦痛。由于疾病的复杂性和目前人类对疾病认知的局限性,医师能彻底把握疾病的诊断和治疗结果并不容易。为了准确诊断,常常在诊治过程中需要采取多种方法来判断和印证,甚至出现漏诊误诊等误判状况在所难免,治疗过程中出现病情突变或措施失误等情况也时有发生。这些现象都属于医学这种特殊职业难以避免的问题。但患者及家属不了解和理解医师这一职业的特殊性,对疾病治疗结果期望值过高,以为医师都能手到病除,一旦治疗结果不满意,容易认为是医师不负责任或玩忽职守所致。加上有的患者受到某些不当信息或不良事件的影响,对医师的信任度下降,进一步加深了这种矛盾,形成一种对医师的高期望、低信任状态。

3. 移情作用　移情主要指将过去生活中重要的情感、态度和体验转移到别人身上,当这种情感达到一定的强度时,人就容易会失去理性和客观的判断力。如患者在过去的就医过程中有过不愉快的经历,或者生活中遭遇过不公待遇等,都有可能将不满的情绪转移至医师身上,不知不觉地对医师产生不满或防范情绪。这种情绪如果受到一定的刺激而加剧,即可转变为情绪发作。同时,医师有时也可能发生移情作用,如将过去和别的患者发生的不快感受转移到新来的患者身上,产生防范对立情绪。

4. 消费心理　随着消费者权益意识的崛起,社会上产生了将医疗服务归入一般消费行为的不当认识。按照一般商品和服务消费的规则,付钱购买产品或服务是一个对等的买卖交易过程,患者带着顾客就是上帝的观念来就医,觉得支付了钱就应该获得满意的服务和彻底的治愈。持这种观念的患者不知道目前医学在有些疾病治疗方面的局限性,不顾医师和患者是共同对付和战胜疾病的命运共同体这一事实,不了解医师所做的工作具有"有时治愈,常常帮助,总是安慰"的特点。带有消费观念来医院求医的患者常常对治疗效果和服务态度要求都比较高,一旦不满意即可能以消费者权益受损为由指责或投诉医师,甚至和医护人员发生语言或肢体冲突。

五、缓解医患冲突的方法

作为一名医师,除了在日常工作中精益求精,尽力为患者解除病痛,让患者早日恢复健康并满意而归外,还应当注意到以下6种方法,以最大努力去避免与患者或患者家属发生语言甚至肢体上的冲突:

1. 细心观察　由于现代社会节奏快、压力大,心理障碍和精神疾病的发生率在上升。在不少医患冲突中,患者或其家属或多或少是有一定心理和精神障碍的人,比如具有躁狂、冲动、偏执、多疑等人格特征。因此医师在对患者进行诊疗时,应当通过和患者的对话、观察患者的表现和行为,对患者的心理特征进行一个初步的判断,以便在诊疗过程中采取相应的防范和应对措施。

2. 了解需求　患者到医院就诊是因为身体疾患需要获得医师的帮助。但不同状况下患者的需求和目的并不完全一样。比如在安装义齿时,有的患者要求高档材料,有的患者要求价格低廉,有的患者愿意尝试新技术,有的患者喜欢传统修复方法。医师对患者的这些需求需要预先了解清楚,做到心中有数,并根据医疗条件和医学知识给予患者适当的选择和合理的解释。不了解患者需求又没有合理解释,医师只根据医学原则所做的治疗方法选择容易让患者产生误解,或对医师所选择的治疗方案的动机产生猜测,同时,医师也未尽到告知义务,属于一种未足够尊重患者知情权的做法。

3. 合理沟通　合理沟通是处理医患关系中十分重要的一环。医师尽量以温和、关心、尊重和

学习笔记

通俗的语言向患者表达诊断结果、治疗方案等。应避免用冷漠、粗糙和不耐烦的方式和患者交流，以取得患者及家属的基本信任，争取患者及家属最大限度的理解和配合，这样可以起到避免引起激烈冲突的作用，也可以缓解有些患者本来就持有的不满情绪。

4. 同情安慰　患者因身体疾病或痛苦来医院就诊，不仅需要对生理上的疾患进行治疗，同时由于患者面对疾病时的无助和恐惧，也需要医师给予人文关怀。由于医师受到过专业知识的培训并具有专业经验，给出的解释和结论对患者来说具有一定的权威性，更值得信赖。作为医师首先应当具有爱心，对患者的痛苦保有一份同情，给患者多一些解释和安抚，使患者缓解对疾病的焦虑和恐惧，更好地配合治疗。

5. 避免冲突　当发现患者或家属不能克制自己的情绪时，应尽量避免与其发生正面冲突，医师不要被患者或家属一些过分的语言激怒而产生过激情绪。因为患者或家属在应激和焦虑状态下其思维是非理智和非正常的，正面冲突只会导致冲突进一步激化和扩大。因此尽量以温和的语气与其对话，避免采用过激的语言、态度和行为，有意识地将矛盾控制在可控的范围内。

6. 寻求协助　当医师通过自己的努力无法缓解和控制患者或家属的激烈情绪时，应及时寻求外力帮助，以避免冲突事件激烈化或出现其他意外。此时可寻求同事、医务部门、保卫部门人员出面协助调解或制止。当患者或患者家属有暴力伤人倾向时应及时回避并立即报警。

第七节　心身医学与心身疾病

心身医学是研究心理因素与人体健康和疾病之间关系的科学。广义指研究人类健康和疾病中的生物、心理以及社会因素相互影响的医学，心身医学的内容涉及了医学、生物学、心理学、教育学、社会学等多学科，是当前国际上一门引人瞩目的新兴交叉学科。

一、心身医学的概念和发展

心身医学（psychosomatic medicine）由德国精神医师亨罗斯于 1918 年正式提出。1939 年美国精神病学家邓伯出版《美国心身医学杂志》，并在 1944 年成立美国心身医学会。1948 年，世界卫生组织（WHO）就在其成立宣言中，把人的健康定义为"身体、心理和社会上的完满状况"。这个宣言对医学带来了两个转变方向，一是医学注重社会宏观状况对人健康的普遍影响，由此产生了"医学社会学"。二是重视个体健康的系统化，从生物、心理、社会角度全面系统地考察病人个体，由此产生了心身医学。研究发现，由心理因素导致的身体疾病是造成现代人死亡率升高的重要原因。心身医学也由此得到医学界越来越高的重视。所以，具备这门新兴学科的一定知识，对口腔医师是十分必要的。

二、心理应激

一般来说，心身疾病的发生和发展与心理应激和情绪反应有关。心理应激指的是个体在应激源刺激下，通过认知、应对、社会支持和个性特征等诸多因素的影响或中介，最终以心理生理反应表现出来的作用过程。应激在本质上是个体对环境威胁或挑战的一种适应过程。应激源是生活事件，应激结果是适应的和不适应的心身反应，而应激过程受个体的多种心理因素影响和制约。

1. 应激源　指的是引起应激反应的外来刺激，通常是指向机体提出适应或应对要求、进而导致充满紧张性的生理和心理反应的刺激物。

2. 应激中介　外部刺激转变为应激反应需要有一个中介机制，包括心理中介与生理中介两个方面。

3. 应激反应　指个体因为应激源所致的各种生物、心理、社会、行为方面的变化，又称为应激的心身反应。应激反应包括生理和心理反应两个方面。

4. 应激后果　应激的后果常见有 3 种转归：①适应，即个体通过调整自己的情绪、认知、行为，使之最终适应社会生存；②不适应，即个体出现一系列功能、代谢紊乱和结构损伤，并出现精神障碍和心身疾病；③亚适应，个体的生理及心理水平表现为亚健康状态。

三、心身疾病

心身疾病指的是在心理和社会因素作用下，健康机体在没有受到生物学因素的影响下，出现了一系列的生理功能变化，并在此基础上发生与精神和情绪变化有关的特定的躯体疾病症候群。

心身疾病的发病率在人群中非常高，约为 $10\%\sim60\%$，在门诊与住院患者中约有 $1/3$ 患有心身疾病。像原发性高血压、消化性溃疡、神经性呕吐、偏头痛、支气管哮喘、慢性疲劳等都是常见的心身疾病。在口腔医学领域，特发性舌痛症、咀嚼肌痉挛、复发性阿弗他溃疡等都被认为是心身疾病。

心身疾病的发病过程包括心理应激（stress），和心身反应两个主要环节。心理应激对身体的影响主要是通过植物性神经系统、神经内分泌系统和免疫系统三个途径。植物性神经主要调控人体脏器的自主活动，包括交感神经系统和副交感神经系统。过于激动的情绪容易使交感神经过度兴奋而导致冠心病；焦躁过度的心理则易通过副交感神经而导致胃酸分泌过多，导致胃溃疡。心理应激反应还会导致神经内分泌系统失调，导致甲亢、糖尿病等病症。免疫系统功能的减弱则会造成人体抵抗外界病源的能力降低，而且内部的免疫监督也会减弱，使癌细胞增殖扩散的风险增大。

心身反应与人的心理特征、社会特征有关。首先是人格上的差异，如性格冲动急躁、攻击性强的人很容易得冠心病；而性格内向、消极，且情绪不稳定的人则易患支气管哮喘；得溃疡病的患者往往有被动、顺从、过度关注自己的性格特征；性格固执，爱怨天尤人的人患偏头痛的风险较大；而惯于自我克制的人则更容易得癌症。此外，个人经历与体验，看待问题方式和社会支持系统也是造成心身反应不同的重要因素。比如一位平时学习成绩优秀的学生，遭受的考试失利的精神打击，要比习惯了得低分的学生严重得多，前者患心身疾病的风险也就大得多，如慢性疲劳和神经过度紧张等。

以上这些因素都的相互联系，相互影响，共同导致了个人心身疾病病情的强烈差异性。比如，孤僻的人格容易导致社会支持系统的弱小，从而加快心身疾病的形成。而通过有意识地加强社会支持系统，也能改善一个人的人格，从而加强他抵御外在心理刺激的能力。

心身疾病的临床诊断有以下几个重要指标：①有明显的躯体症状和体征；②发病原因以心理社会因素为主，而且病情随着患者情绪与人格特征的不同而有明显的差别；③采用单纯的生物学治疗效果不理想。

心身疾病的治疗原则是心身同治。

（一）心身疾病治疗的目标

1. 消除心理和社会的刺激因素　如不良的家庭环境、紧张的人际关系等，使患者在相对平和、温馨的生活环境中恢复正常心态，减弱致病的外在刺激。

2. 消除自身心理因素　帮助患者改变认知模式、培养正常心态，从内在角度消除患者致病的心理因素。

3. 消除生物学症状　采用有效的生理和心理治疗方法缓解或消除患者的躯体症状。

（二）心身疾病的治疗方法

心身疾病的症状表现在躯体方面，而在病因方面都有心理因素，心身疾病可以由心理病因产生躯体症状，也可以因躯体症状而产生或加剧精神症状。因此，心身疾病治疗需要遵循"心身同治"的原则，在对躯体疾病进行有效治疗的同时给予心理方面的治疗。

（谭　静　李　伟）

参考文献

1. 姚树桥，杨彦春. 医学心理学. 6版. 北京：人民卫生出版社，2013.
2. 郝伟，于欣. 精神病学. 7版. 北京：人民卫生出版社，2013.
3. 李心天，岳文浩. 医学心理学. 2版. 北京：人民军医出版社，2009.
4. 姜乾金，医学心理学——理论，方法与临床. 北京：人民卫生出版社，2012.
5. 郭念锋. 国家职业资格培训教程·心理咨询师（基础知识）. 2012修订版. 北京：民族出版社，2012.

6. 张静，朱琳. 医患关系紧张的原因与对策. 医学与社会，2017，38（8）：44

7. 尚鹤瑞，心理学视觉下的医患关系. 医学与哲学（人文社会医学），2008，29（4）：354.

8. 潘芳，吉峰. 心身医学. 2版. 北京：人民卫生出版社，2013.

9. 刘瑶，张伯华. 心身医学概论. 合肥：安徽大学出版社，2004.

第十章

口腔健康教育与口腔健康促进

第一节　全身健康、全民健康与口腔健康

一、全身健康与口腔健康

（一）从人文角度看待全身健康

健康在不同的历史阶段有不同的含义，随着人类社会的不断进步和医学事业的不断发展，人们对健康的认识也逐步深入。在古代英语中，健康有"强壮""结实"和"完整"的意思，即"健康就是没有疾病"，这种认识显然比较局限，没有考虑到"人文因素"。

在 1978 年世界卫生组织（World Health Organization，WHO）的"阿拉木图宣言"中指出："健康不仅仅是没有疾病或衰弱，而是身心健康、社会幸福的完美状态"。这个概念就体现了人类生命活动的生物、心理、社会这三个基本方面。1977 年美国恩格尔（Engel）提出，应该用"生物 - 心理 - 社会医学模式"取代"生物医学模式"，并指出："生物医学模式"仅关注导致疾病的生物化学因素，而忽视社会、心理的维度。

所以，医学模式转变后我们看待全身健康将更多地关注"人文"的视角，意识到健康受到各种因素的影响，包括环境因素、行为与生活方式、卫生保健服务、生物遗传因素等。

（二）从人文角度看待口腔健康

1965 年，WHO 指出"牙齿健康是牙齿、牙周组织、口腔邻近部位及颌面部均无组织结构与功能性异常"。这个定义还仅局限在口腔局部的结构和功能。

随后在 1981 年，WHO 制定了口腔健康的标准是"牙齿清洁、无龋洞、无疼痛感，牙龈颜色正常、无出血现象"。由此标准可以看出 WHO 也开始关注人的主观感受"疼痛"，并强调牙周疾病的表现"出血"以及预防的根本"牙齿清洁"。

WHO 在 2007 年再次修订口腔健康的标准："无口腔颌面部慢性疼痛、口咽癌、口腔溃疡、先天性缺陷如唇腭裂、牙周（牙龈）疾病、龋病、牙齿丧失以及影响口腔的其他疾病和功能紊乱。"从世界卫生组织对于"口腔健康"标准的修订思路也可看出，越来越注重人文色彩，更多地以"人"为出发点，而非以"疾病和症状"为出发点。

（三）口腔疾病与全身慢性病的关系

口腔是全身器官的一部分，口腔疾病不仅影响口腔器官功能的发挥，有时也可以引起或加重全身其他器官的病变，对全身健康造成影响，导致生命质量下降。

口腔疾病与全身各个器官的健康，有的是双向关系，二者互为影响；有的是相互关联，口腔疾病作为引起或者加重系统性疾病的共同危险因素，从而影响全身健康。

1. **口腔疾病与消化系统疾病**　一定意义上说，口腔作为消化道的入口，是消化系统的一部分，对于食物的消化吸收发挥重要功能。食物消化吸收的第一步是将食物通过牙齿的充分咀嚼，使其粉碎，以利胃肠的进一步消化吸收。龋病和牙周炎是失牙的主要原因，牙齿的缺失，明显降低口腔的咀嚼功能，从而加重胃肠道的功能负担，造成消化不良。

口腔疾病与胃肠道疾病有一定关联。慢性胃炎、胃、十二指肠溃疡以及胃癌常常是由幽门螺杆菌引起的。牙菌斑是幽门螺杆菌的贮存库，牙周炎患者牙周袋内的幽门螺杆菌检出率很高。幽

门螺杆菌有可能通过牙具、唾液等途径传播，因而要强调用餐卫生，以免交叉感染。严格的牙周治疗可使牙周临床情况改善，牙菌斑中的幽门螺杆菌减少，胃中幽门螺杆菌的根治率也提高，可以更有效地控制与幽门螺杆菌相关的慢性胃炎或胃溃疡。

2. 口腔疾病与心血管疾病　口腔感染可引起急性或亚急性感染性心内膜炎。心瓣膜有器质性病损的患者，当出现牙及牙周组织的急慢性感染，或者因接受拔牙和牙周洁治等口腔操作而出现暂时性菌血症时，血流携带草绿色链球菌等细菌定居在受损的或异常的心瓣膜内，可以引起细菌性心内膜炎。

牙周炎是心血管疾病的危险因素，与先天性遗传特性和传统性危险因素一起相互作用，促进动脉粥样硬化的形成、发展及脱落，乃至发展为心血管疾病。加强口腔卫生，预防和及时治疗牙周疾病，有助于降低罹患心血管疾病的风险。

患有风湿性心脏病、先天性心脏病和有人工心脏瓣膜者，接受口腔治疗当天应服用抗生素，治疗前用过氧化氢或氯己定溶液漱口，以减少口腔内的细菌，预防暂时性菌血症和感染的扩散。发生心肌梗死、脑血管意外 6 个月以内或不稳定性心绞痛状态的患者，不做拔牙、常规牙周治疗或其他的创伤性治疗，需要时在心电监护下仅做应急处理。

3. 口腔疾病与呼吸系统疾病　口腔健康的维护与某些呼吸系统疾病的预防有关。口腔易于定植呼吸道的病原体，长期需要家庭护理的老年人，如果护理不当，吸入口咽部病原体，容易得肺炎。

口腔细菌、口腔卫生不良、牙周炎是影响肺部感染，特别是高危人群的院内感染性肺炎的重要因素。因此，口腔卫生维护在高危人群，如在 ICU 的住院患者以及高龄患者的护理中显得特别重要。

4. 口腔疾病与代谢性疾病　口腔疾病与糖尿病之间具有较为明确的双向关系。糖尿病患者罹患口腔疾病，特别是牙周疾病的风险明显增加，且更为严重，并在年轻时即可发生，牙周炎被列为糖尿病的第六类并发症。

口腔疾病的防治与糖尿病的有效控制相关。牙周感染会改变宿主内分泌代谢状态，从而影响血糖的控制及发生糖尿病并发症的风险。牙周基础治疗不但使牙周炎症状明显改善，而且可以提高胰岛素的敏感性，改善糖尿病患者的血糖控制，使糖尿病用药量减少。

5. 口腔疾病与孕妇和胎儿保健　母体牙周病与早产和低出生体重儿可能有一定关联。有研究报告，患有严重牙周炎的孕妇，出现早产和低出生体重儿的危险性较健康人明显增加，大于吸烟和酗酒对新生儿的影响。口腔疾病的治疗和口腔健康的维护有可能降低早产和低出生体重儿的发生率。孕妇应做到每天 2 次有效刷牙，定期进行口腔检查，并及时治疗牙周疾病。口腔的保健不仅要在婴儿期开始，对孩子出生以前的孕妇就需要采取必要的措施。

6. 口腔疾病与大脑功能　咀嚼系统的正常功能活动有赖于神经系统高度精确的协调控制。同时，咀嚼又对脑功能乃至全身健康产生一定影响。用功能性 MRI 检测人咀嚼时大脑的功能运动，显示脑的广泛区域是激活的，提示咀嚼活动在维护脑的功能活动方面具有重要作用。咀嚼口香糖可增强某些脑区的活动，明显提高供氧水平。咀嚼运动还能促进脑的认知活动，甚至阻止痴呆的发展。

老年人长期牙齿缺失会导致记忆力减退，阿尔茨海默病的发病率上升。预防和及时治疗牙病，保存或恢复患者的咀嚼器官，行使正常的咀嚼功能对于维护大脑功能是非常重要的。

7. 口腔的慢性感染与癌症　慢性感染已被明确认为是癌症的重要病因。感染幽门螺杆菌以后，罹患胃癌的风险明显增加。清除胃内幽门螺杆菌感染，是降低胃癌发病率的重要手段。

人乳头状瘤病毒（HPV）感染与子宫颈癌的发病密切相关，同时也是口腔、口咽癌的病因之一。美国的一项研究显示，70% 的新发口咽癌患者感染了人乳头状瘤病毒，超过了烟草，成为首要的致癌因素。我国居民的生活方式与美国居民有所区别，但人乳头状瘤病毒感染的问题仍应引起高度重视。

8. 口腔疾病与心理健康　口腔颌面部既是重要的功能器官，又直接体现人体的容貌外观。口腔颌面部病变，既不同程度地影响口腔颌面器官的各种功能，又损及面部的容貌，影响患者的社会活动，自然也影响患者的心理健康。心理因素又是诱发和加重某些口腔疾病的重要因素。因此，口腔疾病和心理健康之间形成相互影响的双向关系。

　　精神神经因素是某些口腔疾病的重要病因，如颞下颌关节紊乱病的发病以及病情的程度，常常与患者的精神和心理状态相关。因此，缓解患者紧张的神经精神状态，调节心理平衡，是治疗颞下颌关节紊乱病的重要环节，也是预防颞下颌关节紊乱病的因素之一。心理压力过大是诱发口腔溃疡的一个重要因素。调节生活节奏，减轻紧张、焦虑情绪，放松心情，是减少口腔溃疡复发的重要措施。

　　夜磨牙的病因中，心理因素占据重要位置。患者常表现为精神紧张、心理压力过大，或情绪忧郁。除了调整咬合关系等局部治疗外，通过多种方式摆脱心理压力、稳定患者情绪，是治疗夜磨牙症的重要环节。

　　牙颌面发育畸形是常见的口腔颌面部畸形，随着年龄的增长，患者对于容貌美的要求越来越迫切，由此带来的心理障碍更显突出。唇腭裂及牙颌面畸形患者不仅容貌不佳，还有语音功能障碍，一些患者有过被伙伴或同学嘲笑的痛苦经历，性格变得孤僻内向，不愿与别人交往和参与社会活动。而经过序列治疗以后，外观和功能得到明显改善，性格也往往发生明显变化，患者重新建立起对生活的信心。因此，有人将规范的唇腭裂牙颌面畸形序列治疗称之为"重生行动"。

　　一些较晚期的口腔颌面部恶性肿瘤患者，手术以后可能遗留严重的颌面部缺损，由此带来的面容毁损，可能给患者造成巨大的心理压力，甚至酿成家庭、社会的悲剧。而口腔颌面缺损的功能性重建或完美的手术或赝复体修复，能帮助这些患者恢复生理功能，提高咀嚼效率，同时预防面容毁损或恢复颜面容貌，重塑美好生活。

　　在口腔疾病诊治过程中，对于上述疾病患者，既要全面了解病情的状态，也要掌握患者的心理状态，在治疗设计和诊治的全过程中体现生物 - 心理 - 社会医学的模式，才能提高疾病的诊治水平。

二、全民健康与口腔健康

（一）控制慢性非传染性疾病在全民健康中的重要地位

　　慢性非传染性疾病的广泛流行已经成为全球关注的社会发展问题，非传染性疾病也是全球死亡的主要原因之一。2015 年 1 月 20 日，世界卫生组织在日内瓦发布的《2014 年全球非传染性疾病现状报告》（以下简称《报告》）指出，非传染性疾病是 21 世纪的主要卫生和发展挑战之一，既导致患者承受痛苦，也危害各国社会经济，特别是低收入和中等收入国家。2012 年，全世界共死亡 5 600 万人，其中 3 800 万（68%）死于非传染性疾病，1 600 万为 70 岁以下的过早死亡。非传染性疾病导致死亡中的 3/4（2 800 万）以及大部分过早死亡（82%）发生在低收入和中等收入国家。《报告》指出，减少全球非传染性疾病负担比什么都重要，也是实现可持续发展的必要条件。非传染性疾病造成的过早死亡大多是可以预防的，而每年仅需投资 112 亿美元就可减轻全球非传染性疾病负担。按照低收入和中等收入国家目前情况继续发展估算，2011—2025 年非传染性疾病导致的累计经济损失将达 7 万亿美元。不采取行动的巨大代价远远超出预防的费用，所以要积极控制慢性非传染性疾病的发展，这在全民健康的维护中占有重要地位。

　　我国慢性病患病率仍持续快速升高，公共卫生服务和居民健康知识知晓率仍然较低。据原卫生部公布的第 4 次国家卫生服务调查结果，截至 2008 年，全国慢性病病例数已达到 2.6 亿。在过去的 10 年间，平均每年新增近 1 000 万例慢性病病例。另外，我国卫生资源总体不足，资源配置不合理，农村地区问题更加突出。我国的卫生资源城市占 80% 以上，农村仅占不足 20%。我国财政医疗和卫生支出的绝对值和占财政经常性收入的增幅均逐年增长，但占我国医疗卫生总费用的比例也在逐年快速下降。根据原卫生部《2009 年我国卫生事业发展情况简报》、财政部《中国财政基本情况（2008）》和 2010 年温家宝总理的《政府工作报告》中数据，1978—2009 年，我国医疗卫生总费用从 110.2 亿元增长到 16 118.8 亿元，但 2003—2009 年，国家财政医疗卫生投入仅从 831 亿元增长到 1 277 亿元，我国依然是全球个人负担较重的国家。

　　2015 年的一篇系统综述对 2010 年全球疾病负担进行研究，结果显示恒牙的未治疗龋是世界范围内最为流行的疾病，24 亿人患病，乳牙的未治疗龋是第 10 大流行病，全球 6.21 亿儿童患病。龋病是第 4 位广泛流行且需要治疗的慢性病，因此作为常见的口腔慢性非传染性疾病"龋病"，也需积极控制，且在全民健康中占有重要地位。

128

（二）国家对口腔疾病防治的重视

多年来国家对口腔疾病防治工作较为重视，从全国"爱牙日"的设立和开展相关活动，以及国家财政支持口腔防治项目"儿童口腔疾病综合干预项目"，另外在"国家基本公共卫生"项目中也包括了口腔健康检查的内容，国家还相继发布了多个卫生相关政策文件，其中都提到了口腔相关的内容。

1. **全国爱牙日活动** 1989 年，由原国家卫生部、全国爱国卫生运动委员会、国家教育委员会、文化部、广播电影电视部、中华全国总工会、共青团中央、中华全国妇女联合会、中国老龄问题全国委员会九部委共同发起，确定每年 9 月 20 日为全国"爱牙日"（卫医字〔89〕第 18 号文件）。宗旨是通过爱牙日活动，广泛动员社会的力量，在群众中进行牙病防治知识的普及教育，增强口腔健康观念和自我口腔保健意识，建立口腔保健行为，从而提高全民族的口腔健康水平。1989 年首届"爱牙日"的中心宣传口号是："人人刷牙、早晚刷牙、正确刷牙、用保健牙刷和含氟牙膏刷牙"，明确强调了含氟牙膏在龋齿预防中的作用，并把推荐使用含氟牙膏刷牙的建议加到每年"爱牙日"的口腔卫生保健宣传教育活动中。以后每年爱牙日活动都会有一个主题和中心口号，全国各地均开展形式多样的口腔健康促进活动。

2. **儿童口腔疾病综合干预项目** 为了提高儿童口腔健康水平，原卫生部、财政部从 2008 年起设立了中国中西部儿童口腔疾病综合干预项目，支持在项目地区建立儿童口腔卫生工作机制，开展儿童口腔健康教育、基层口腔卫生专业人员培训，对适龄儿童进行口腔健康检查和窝沟封闭等。从 2013 年起项目增加了对东部地区开展儿童口腔疾病综合干预项目的指导工作。各级政府对儿童口腔疾病综合干预项目给予了高度重视，部分地区还落实了配套经费，扩大了项目覆盖面。此项目的实施体现了我国政府对儿童口腔健康的重视，并探索了适合我国的儿童口腔保健工作模式，对提高儿童口腔健康水平具有重要意义。通过几年的实施，各地在项目运行和管理机制、儿童口腔健康教育、儿童口腔疾病预防适宜技术推广等方面积累了大量经验，项目的管理机制、工作内容和流程得到不断完善。

3. **国家基本公共卫生服务** 国家基本公共卫生服务是我国政府针对当前城乡居民存在的主要健康问题，以儿童、孕产妇、老年人、慢性疾病患者为重点人群，面向全体居民免费提供的最基本的公共卫生服务。开展服务项目所需资金主要由政府承担，城乡居民可直接受益。2018 年，国家基本公共卫生服务内容已经扩大到 14 项具体措施，其中健康检查记录表中也包括了口腔健康检查的内容，国家经费财政补助提高至每人 55 元。

4. **国家发布多个相关政策文件** 习近平总书记在 2016 年 8 月召开的全国卫生与健康大会上发表重要讲话，强调指出，"没有全民健康，就没有全面小康。"要把人民健康放在优先发展的战略地位，以普及健康生活、优化健康服务、完善健康保障、建设健康环境、发展健康产业为重点，加快推进健康中国建设，努力全方位、全周期保障人民健康。这一重要讲话为我国新时期的卫生和健康战略指明了方向。国家先后发布了多个相关政策文件，且涵盖了口腔健康相关内容，这也标志着我国政府对口腔卫生工作的重视。

2016 年 10 月 25 日，中共中央、国务院发布了《"健康中国 2030"规划纲要》，其中提出推进全民健康生活方式行动，强化家庭和高危个体健康生活方式指导及干预，开展健康口腔、健康体重、健康骨骼等专项行动，到 2030 年基本实现以县（市、区）为单位全覆盖。并提出"加强口腔卫生，12 岁儿童患龋率控制在 25% 以内"。

2016 年 12 月 27 日，国务院印发了"十三五"卫生与健康规划，指出"十三五"规划期间口腔卫生相关的任务包括：将口腔健康检查和肺功能检测纳入常规体检，并将重点人群的口腔疾病综合干预纳入重大疾病防治项目中的慢病综合防控中；深入推进以减盐、减油、减糖、健康口腔、健康体重、健康骨骼为重点的全民健康生活方式行动，并将此纳入爱国卫生与健康促进项目中的"全民健康生活方式"项目；加快健康产业发展，鼓励社会力量发展口腔保健等稀缺资源及满足多元需求的服务。

国务院办公厅印发的《中国防治慢性病中长期规划（2017—2025 年）》中提出推进全民健康生活方式行动，开展"三减三健"（减盐、减油、减糖、健康口腔、健康体重、健康骨骼）等专项行动；并加大牙周病、龋病等口腔常见病干预力度,实施儿童局部用氟、窝沟封闭等口腔保健措施,12岁儿童患龋率控制在30%以内;重视老年人常见慢性病、口腔疾病、心理健康的指导与干预。

第二节　口腔健康教育与口腔健康促进的人文基础

一、口腔健康教育与口腔健康促进的人文内涵

(一)健康教育和口腔健康教育的概念

1. 健康教育的概念　健康教育(health education)是一门自然科学和社会科学相互渗透的交叉学科,它吸收了医学、教育学、社会学、心理学、传播学等多种学科的内容而成为一门综合性学科。健康教育的定义较多,措辞上虽有不同,但是其共同点是体现了人文思想,强调健康教育的对象是有思想、有感情、有主动性的"人",健康教育是要通过信息传播和行为干预,增加公众的医学保健知识,树立健康观念,自愿采取有利于健康的生活方式。1981年WHO提出"健康教育是帮助并鼓励人们有达到健康状态的愿望,知道怎样做才能达到这样的目的,促进每个人尽力做好本身或集体应做的一切,并知道在必要时如何寻求适当的帮助。"这个经典定义就充分体现了人文关怀的思想,人文的理念就是强调人的思想性,尊重人、关心人、爱护人。

健康教育的目标也离不开人文关怀的思路,即健康教育是帮助人们寻求能够达到最佳健康状态的行为方式和生活方式。健康教育的目的是帮助人们理解健康的重要意义,以及与行为方式和生活方式的关系,以便做出有益于健康的选择,并成为其自觉的行为实践。健康教育的本质是教育人们能够对自己的健康负责并且对周围的人有一定的影响,这也充分体现了"以人为本"的人文思想。

2. 口腔健康教育的概念　口腔健康教育(oral health education)是健康教育的一个分支,人文思想同样贯穿其中,在口腔健康教育中"人"的因素占有重要地位,如口腔健康知识的传播者和接受者都是"人",口腔健康教育的效果如何也取决于"人"的因素。

但是口腔健康教育不能代替采取具体的预防措施,它是帮助人们理解和接受各种预防措施所采取的教育步骤。例如通过口腔健康教育可以教给孩子和家长有效刷牙的重要性以及具体的操作方法,让孩子和家长有这方面的口腔保健知识和态度,但是最终如果孩子不付诸行动,不真正做到有效刷牙,还是维护不好口腔健康,所以健康教育中更强调有主观能动性的"人"的重要性。

(二)健康促进和口腔健康促进的概念

1. 健康促进的概念　1984年WHO提出:"健康促进(health promotion)是指为改善环境有利于保护健康,或使行为有利于健康所采取的行政干预、经济支持和组织保证等措施。"其中每个环节都得考虑人文因素,才能顺利实施。健康促进包括了健康教育、健康保护和疾病预防三部分,即健康促进是包括健康教育在内的一切有利于人类健康的政策、法规、环境及组织的集合,成为国家卫生服务的重要组成部分。

健康促进的领域包括五个方面:一是制定健康的公共政策,这不仅是卫生行政部门的职责,也需要各级政府和社会各界的共同参与,以利于人们更容易做出健康的选择。二是创建支持性环境,以保证社会环境和自然环境有利于健康的发展,需充分考虑人对环境的需求。三是强化社区行动,调动一切积极因素,帮助社区成员认识自身的健康问题并提出解决的方法。四是调整卫生服务方向,卫生服务的责任应该由个人、单位、社会团体、卫生专业人员、医疗保健机构、工商部门和政府等共同承担,建立有利于促进健康的医疗保健服务体系。五是发展个人技能,即通过健康教育等措施帮助人们提高选择健康的技能,自觉地保护自身健康和生活环境。

2. 口腔健康促进的概念　口腔健康促进(oral health promotion)是健康促进的一个分支,是指为改善环境使之适合于保护口腔健康所采取的行政干预、经济支持和组织保证等措施。包括保证和维护口腔健康所必需的条例、制度与法律,也包括专业人员协助有关职能部门将有限的资源合理分配。促进口腔健康有很多措施,例如:自来水加氟、食盐氟化及其他氟化物的应用、窝沟封闭、控制含糖食品的摄入及采用糖的替代品等。

（三）人文关怀在口腔健康教育和口腔健康促进中的体现

1. 人文关怀在口腔健康教育中的体现　WHO 在 1970 年提出："牙科健康教育的目的是使人们一生中都知道并保持牙齿和口腔健康。"该论述充分体现了人的主观能动性的重要性，它是以教育的手段调动人们的积极性，促使人们主动采取有利于口腔健康的行为，以达到建立口腔健康行为的目的。口腔健康教育就是要通过口腔保健知识的传播，帮助人们理解口腔健康的重要意义，并认识和寻求能够达到最佳口腔健康状态的行为方式，不仅有利于提高人们的口腔健康素养水平，也有利于医患沟通，节省医疗资源，在这过程中也充分体现了人文的理念，也是帮助人们预防和减少口腔疾病的有效手段之一。

2. 人文关怀在口腔健康促进中的体现　随着经济发展和社会进步，人们对于口腔健康的需求不再仅仅局限于"有病治疗"，还在于"无病保健"，人们如何获得这些口腔疾病预防的知识和技能呢？如何促进口腔健康呢？这就得依靠口腔健康促进活动创造相应的环境支持，包括行政干预、经济支持和组织保证等，通过普及口腔疾病的防治知识，采取预防措施，以提高人们的口腔保健水平，体现人文关怀。

（四）口腔健康教育与口腔健康促进的关系

1. 口腔健康教育是口腔健康促进的重要内容　口腔健康教育是口腔健康促进不可缺少的内容之一，任何口腔健康促进活动都应包括口腔健康教育的内容，通常是先通过多种形式的口腔健康教育活动进行组织发动，开发领导层，或提高公众的关注度和支持度，从而使口腔健康促进活动顺利开展。

2. 口腔健康教育是口腔健康促进的基础保障　口腔健康教育是为了增加人们的口腔保健知识，理解、接受并实施预防口腔疾病的措施；而口腔健康促进是从组织、经济方面创造条件，保证群体或个体得到适宜的预防措施。后者的开展需以前者为基础，有了良好的口腔健康教育效果，为更好地开展口腔健康促进提供坚实的基础和保障。

3. 口腔健康促进可以提升口腔健康教育效果　口腔健康教育的内容是口腔保健知识的传播，而口腔健康促进活动主要是营造支持环境，两者的结合是有效地实施口腔预防措施所必不可少的。

4. 两者的参与人群大部分相似，但主导者不同。 一般说来，领导者和决策者在口腔健康促进中起决定性作用，而口腔专业人员则主要在制定有效的预防策略和开展健康教育环节中起主导作用。在实际工作中，相互促进，相辅相成。

二、人文关怀在口腔健康教育与促进原则中的体现

口腔健康教育与口腔健康促进既有自然科学的属性，也有社会科学的特点，其概念方面的人文内涵在前面已经说明，此部分就其原则中的人文关怀进行阐述，具体体现在以下几方面：

（一）针对不同目标人群体现人文关怀

针对不同目标人群开展口腔健康教育与促进时，需要考虑不同年龄特点，提倡换位思考，充分考虑需求，以开展有针对性的口腔健康教育与促进活动。目标人群可分为妊娠期妇女、学龄前儿童、学龄儿童、中年人、老年人 5 类，分别介绍如下。

1. 妊娠期妇女　妊娠期妇女处于特殊的生理阶段，其更多的关注点放在新孕育的宝宝身上，经常忽略自身口腔保健，对未来要出生的婴幼儿口腔保健也知之甚少。妊娠期妇女常见的口腔疾病是牙周疾病（牙龈炎、牙周炎、妊娠期龈瘤）。由于妊娠期的特殊状况（呕吐、反酸等），有可能导致龋病易发或高发。另外，妊娠期疾病和用药都可能影响胎儿的生长发育，使一些常见的牙体牙髓病、口腔颌面部炎症和感染等的治疗也受到一些限制。

因此，针对妊娠期妇女的口腔健康教育和促进更需要人文关怀，不仅涉及常见口腔疾病的预防，还应增强妊娠期妇女的口腔保健知识和理念，加强对口腔保健的认识和重视，提高其自身口腔健康水平并促进胎儿颌面部的正常发育。

2. 学龄前儿童　学龄前儿童是患龋的高峰期，我国 3 岁儿童的乳牙龋患病率已经达到 50.8%，说明口腔保健关口还需要进一步前移。乳牙外伤常发生于 2 岁以后的幼儿，多为前牙，一般是由跌倒引起。儿童口腔不良习惯应尽早戒除，如吮指、咬下唇、吐舌、口呼吸等，否则会造成上颌前

突、牙弓狭窄、牙列拥挤等颌面部畸形。

家长在学龄前儿童口腔保健中起了主导作用，所以针对学龄前儿童的口腔健康教育和促进活动时，需要针对家长这一重要的目标人群开展活动，提高家长对儿童口腔保健的重视，教给家长帮助孩子养成良好的口腔卫生习惯和健康饮食习惯，并注意预防牙外伤和戒除不良习惯。

3. 学龄儿童　学龄儿童主要口腔疾病为龋病、牙周病（牙龈炎、牙周炎）、错𬌗畸形及牙外伤。大部分学龄儿童知道含糖食品的致龋作用，并认识到刷牙出血不正常；但对牙菌斑的认识不足，也不太了解含氟牙膏。学龄儿童通常每天进食含糖食品（包括加糖牛奶、甜点、糖果、碳酸饮料和含糖果汁）。绝大多数学龄儿童每天刷牙，但不及 1/3 的学生能做到每天至少刷牙两次。

在学龄儿童的口腔健康教育和促进活动中，家长的作用依然不可忽视，老师的作用逐渐增加。应加强正确口腔保健知识的传播，让学龄儿童掌握正确的刷牙方法，提高自我口腔保健能力。另外，还需建立健康促进环境，如禁止校内设置杂货店和校内吸烟，禁止学校将甜食作为奖品等。

4. 中年人　中年人常见口腔疾病包括：龋病、牙周病、口腔黏膜疾病和牙列缺损缺失。中年人的特点在于繁忙的工作与生活，对健康的关注时有欠缺，虽具备相应的口腔保健知识，但真正落实健康的口腔卫生习惯并不十分乐观，口腔卫生服务利用率不高。

因此，针对中年人的口腔健康教育和促进应通过形式多样的活动，引起中年人对口腔保健的重视，引导中年人将口腔保健知识和态度落实到口腔保健具体行为中，以提高口腔卫生服务利用率，促进中年人的口腔健康。

5. 老年人　随着年龄增长口腔疾病患病率增高，老年人口腔疾病种类较多，主要有龋病、牙周疾病、牙齿缺失或牙列缺失、牙齿磨损、牙本质敏感和食物嵌塞以及口腔黏膜疾病、口腔恶性肿瘤等。在口腔健康知、信、行方面，老年人一般比较有时间和精力重视口腔健康，但是获得口腔健康知识的途径和掌握的口腔保健知识比较有限，许多老年人的口腔保健行为不够正确。

所以，针对老年人的口腔健康教育要相对具体、有针对性，围绕老年人常见的口腔疾病展开，多介绍行为指导方面的内容，少讲具体的原理和背景，使老年人更容易接受。口腔健康促进活动可在社区开展，以方便老年人参加活动。

（二）设计合格的口腔健康教育资料

口腔健康教育的材料内容应具有科学性、趣味性、针对性和艺术性，这样才能增强口腔健康教育的效果。

1. 科学性　健康教育资料的内容应该用词准确，注意知识性，并符合科学性，这是体现人文关怀的基础。不一定体现最新的科研成果，但一定是公认准确无误的观点。特别是在借助大众传播媒介传播口腔健康知识时，更应严谨，不要将不准确又无科学论证依据的信息误传。例如：有的科普文章写"对六龄牙的保护"，虽然也从六龄牙的解剖特点上指出𬌗面窝沟多而深，菌斑易在此处积存，但又写道："六龄牙萌出后常因刷牙不认真而发生龋坏。"这就给读者一个不全面的信息，好像彻底地、认真地刷牙就可以预防六龄牙的龋坏。而事实上，六龄牙单靠刷牙是达不到预防龋坏的目的的，因为牙刷毛不能进入深窝沟清除菌斑。最好的预防方法是在第一恒磨牙萌出后对深窝沟进行窝沟封闭；同时建议使用氟化物来预防牙齿光滑面的龋，这样就较全面了。

2. 趣味性　对口腔健康教育资料的设计，也应有趣味性、思想性与艺术性，配有图片、动画等，可以增加健康教育资料的感染力。口腔健康教育的内容要精雕细琢，行文尽可能通俗易懂，且生动活泼，以便于受众理解和接受。医学知识专业性很强，有很多专业术语，口腔健康教育材料中不能生搬硬套。如针对儿童口腔保健的健康教育资料可以配有图片、拼音、儿歌、动画和游戏，可以吸引儿童的注意力，加深印象。如向公众讲解牙齿结构时，可以将牙齿比喻为大树，而牙周组织就是包埋树根的土壤，从而把口腔专业知识转化成简单易懂的容易被公众接受的科学常识。

3. 针对性　教材设计能够符合健康教育的对象特点，能够让受众理解和接受，符合针对性，即要适合特定年龄组的社会心理和不同人群的需求，充分考虑每个年龄组的人文需求。例如对青年人，特别是服务行业的青年人，可结合他们爱美的心理，讲清口腔卫生和健康在服务行业从业人员中的重要性，以及在社会交往中的作用，可以收到更好的效果，这些都是人文思想的体现。

4. 艺术性　口腔健康教育材料也应从公众要求美、健康、长寿的角度出发，表现出文、情、理三者结合的艺术性，充分考虑人文因素，才易于使公众接受科学的知识。另外，教育资料还应从社会文明、民族自尊、培养一代新人的高度出发，赋以深刻的思想性。教育资料应多从正面引导，防止单纯恐吓式的教育。以劝导吸烟者戒烟为例，应多讲不吸烟的好处，如不吸烟、戒烟会使你身体健康、精力充沛、皮肤富有弹性、青春常在，而防止单纯以肺癌、死亡，甚至骷髅画面来恐吓。

（三）口腔健康教育纳入全身健康教育

口腔健康教育也应纳入健康教育之中，口腔健康教育活动中的人文关怀也要和健康教育中的人文关怀相结合。过去健康教育很少涉及口腔健康教育，卫生保健人员缺乏口腔保健的基本知识，因此造成文化程度很高的人群口腔健康的基本知识却十分贫乏。目前由于我国口腔医务工作者不足，急需增加公众的口腔健康知识，以便提高他们自身口腔保健的责任感，逐渐摆脱"牙疼才就医"的被动局面，为从单纯治疗型向综合保健型转变打下基础。因此，在国家或地方的健康目标中，都应包括口腔健康目标。国家或地方综合性的保健规划中，都应明确规定口腔保健项目。

每一项口腔医疗和口腔保健服务都应包括口腔健康教育，也就是说，口腔健康教育应成为口腔保健服务不可分割的一部分。如果没有相应的口腔健康教育项目，则口腔保健项目较难持久与深化。窝沟封闭、氟化物漱口、局部涂氟等口腔保健和医疗项目都应有相应的口腔健康教育内容。对口腔保健有关规定、制度或项目的制定和执行人员都应进行口腔健康教育，使其能积极地参与有关预防项目，做好宣传与组织发动工作。

（四）口腔健康促进以一级预防为基础

口腔健康促进应以口腔疾病的一级预防方法为基础。按疾病自然发展史，预防措施可以从疾病发展的任何阶段介入，即预防贯穿于疾病发生前到疾病发生后和转归的全过程，根据各个阶段的特点与内容，预防策略可分为三级。

一级预防（primary prevention）是在疾病发生前所进行的预防工作，目的是阻止疾病的发生，维护社区群体的口腔健康，包括口腔健康教育及控制和消除相关危险因素。一级预防也是口腔健康促进的主要任务。二级预防（secondary prevention）主要在疾病发生的早期，早期发现、早期诊断、及时采取适当的治疗措施，终止疾病的发展进程或防止疾病的进一步发展，尽可能达到完全康复。三级预防（tertiary prevention）包括修复已形成的病损并防止可能的复发或并发症。

龋病的一级预防内容包括：①全身与局部应用氟化物：自来水加氟、学校水源氟化、服用氟化物制剂（如滴剂、片剂）、氟化物漱口后咽下、局部使用氟凝胶或氟涂料、使用含氟化物的洁牙剂、含氟溶液漱口；②窝沟封闭：对新萌出的易感恒牙应尽早封闭，如封闭剂脱落，应尽快重新封闭。

牙周疾病的一级预防内容包括：①有效地刷牙，早晚各一次，每次 2 分钟左右，提倡水平颤动拂刷法；②使用牙线、牙签清除牙齿邻面的菌斑；③使用化学药物或中药漱口，如氯己定，适用于特殊人群或某一时期；④定期口腔检查和洁治（每半年至一年一次）。

（五）口腔健康促进需要多部门合作

在口腔健康促进中，单纯靠口腔专业人员是很难顺利完成的，经常需要多部门的合作，这是口腔健康促进顺利实施的重要保证。很多省市在开展中国儿童口腔综合保健项目时，卫生部门和教育部门联合签发文件，有的地方由政府颁发。口腔项目办的成员通常由各地卫生、教育和医疗机构三方组成。另外，还需重视发挥行政领导和公共卫生机构领导的主导作用。一些重大的口腔公共卫生措施，如自来水加氟、食盐氟化等，以及社会经济、文化影响下的观念和习惯的改变，单纯靠个人力量是不能完成的，需要各级卫生行政部门来制定有利于口腔预防保健事业的重大政策。

第三节　口腔健康教育与促进实施中的人文要素

一、口腔健康教育方法及注意事项

口腔健康教育不仅仅是传播信息，如进行口腔卫生知识的科普宣传，还要从人文角度考虑，如影响健康行为的心理、社会和文化因素，传统的观念与习惯，个人或群体对口腔健康的要求、兴趣等，以确定首先进行的口腔保健内容与相应的教育方式。一般采取 6 种教育方法。

（一）个别访谈

就口腔健康问题和预防保健问题与患者、领导、家长、居委会成员和保健人员进行交谈和讨论。由于此方式是双向的信息交流，交谈的针对性强，讨论比较深入，效果好。尤其在开发领导层，对核心人物进行口腔健康教育时，采取此方式效果较好，但其缺点是受众较少，不宜过长时间，无法系统传播知识。

（二）椅旁健康教育

椅旁健康教育即患者就医时医师对患者或家属进行的有针对性的随诊教育，这不只是医师单向传授知识，而是有问有答的双向交流。在交谈中，医师或保健人员都要设身处地去理解与帮助患者，做他们的良师益友，而不以教育者自居。有学者曾经说"科普，让医师的身份更加完整"，也就是说一名合格的医师应该重视和做好对患者的有针对性的个性化椅旁健康教育。通过有效的椅旁健康教育可以使医患关系良性互动，例如患者如果了解了疾病发生发展的规律，就不会因为出现常见并发症而恐慌和担心，也不至于因此而去责怪医师。

（三）小型讨论会

组织小型讨论会，如座谈会、专家讨论会、专题讨论会、听取群众意见会等。参加者除卫生专业人员、决策者之外，应广泛吸收不同阶层的群众。如果准备推广一项口腔预防保健的新技术，则应组织讨论此项目的可行性，项目的推广价值、效益，公众接受的可能性及科学性等，这种会议要注意吸收不同观点的专业人员与新闻媒介参与。如果是一项具体口腔保健措施在学校中的实施，应该请校长、教师、家长与学生共同参加讨论。各种小型讨论会既是很好的教育方式，也是调查研究的好方法。

（四）大众传媒

借助大众传播渠道，如报刊、杂志、电视、电影、广播、街头挂图与橱窗等，传播新的口腔保健信息，反复强化口腔卫生知识，劝阻不健康的行为，如经常吃零食、不刷牙等。其优点是覆盖面大，传播广泛，能较快地吸引公众注意力，使之集中到有待解决的口腔健康问题上来。20世纪60年代，美国为了有效地预防牙周疾病，开展了"牙周电视运动"。由于人们牙周健康知识的增长，个人掌握了有效的口腔卫生措施，牙周情况普遍改善。再通过大众传播的渠道，将以上的信息传递给公众，鼓励人们更加重视牙周自我保健，取得了良好的效果。

（五）社区活动

组织社区活动，如组织街道居民和社会团体与单位（工厂、学校、机关）的活动，使人们提高对口腔健康的认识，激发兴趣，产生强烈的维护口腔健康的愿望。通常是帮助进行口腔健康调查，了解居民对口腔健康的需求，为制订计划打下基础，在制订计划的过程中有意识地对不同层次的人群进行教育，以增强目标人群对实施教育计划的责任感。这些大型科普宣传教育活动形式丰富多彩，可以调动多方宣传资源，有利于营造活动气氛，加强宣传效果。

（六）新媒体

各种新媒体越来越多的加入口腔健康教育的行列，而且影响力也与日俱增，因为人们早已不是生活在封闭的简单的信息传播时代，而是生活在一种开放式的、网络化和社会化的新时代。新媒体传播途径包括：微信公众平台、微博自媒体和各种服务平台等等。网络作为新时代获取信息的重要方式，其作用不可小觑。一方面，新媒体传播途径的传播速度很快，是其他途径很难比拟的。但是另一方面，新媒体传播的知识是碎片化的，不系统；内容质量也良莠不齐，大量未经筛选核实的信息充斥人们的视野，难辨真伪，容易造成不良的社会影响，一些不严谨不科学的信息也可能被快速传播，引起误导。

上述每种口腔健康教育的方法都有其优缺点，不能相互取代。在不同的情况下选择不同的方法，才能收到较好的效果。重要的是教育者对被教育者应始终体现真诚关怀。

二、不同年龄人群口腔健康教育的内容

不同年龄组人群的常见口腔疾病及患病特点不同，相应地不同年龄组人群需要关注的核心内容也会不同，开展口腔健康教育的内容也要有所区别。

（一）孕妇口腔健康教育的核心信息

针对孕妇开展口腔健康教育的核心信息需要区分孕前、孕中和分娩后三个阶段。

孕前需要强调，不带着牙病怀孕，内容包括：孕前口腔检查的必要性及孕期口腔保健的重要性；孕期口腔保健的特点及可能的措施；常见口腔疾病的病因、预防和治疗。

孕中需要说明，这个阶段是处理口腔问题的良好时机，内容包括：妊娠期口腔疾病治疗的注意事项；妊娠后期饮食和营养补充与牙齿发育；胎儿牙齿生长发育的相关知识。

分娩后需强调，宝宝的口腔需要妈妈的呵护，内容包括：正确的喂养方式；婴幼儿的口腔清洁；乳牙的萌出和护理；宝宝的第一次口腔检查。

（二）学龄前儿童口腔健康教育的核心信息

针对学龄前儿童开展口腔健康教育的核心信息应包括饮食指导、口腔卫生指导、氟化物防龋、防治错𬌗畸形和牙外伤、定期口腔检查等内容。

养成良好的饮食习惯会使儿童受益终生，宣教内容包括：减少餐间进食次数，尽量少吃零食；辨别易致龋食品和非易致龋食品。

养成良好的口腔卫生习惯十分重要，内容包括：帮助儿童养成刷牙习惯，采用圆弧刷牙法刷牙；父母负责保持儿童口腔卫生，至少每天一次帮助儿童清洁口腔。

合理使用氟化物预防龋病，非高氟区一般儿童推荐每天使用含氟牙膏，非高氟区龋易感儿童推荐使用含氟牙膏的同时接受专业用氟；可使用儿童含氟牙膏，每次用"黄豆粒"大小的量，父母监督减少吞咽。

帮助孩子积极防治错𬌗畸形和牙外伤，尽早戒除吮指、咬唇、吐舌、口呼吸等不良习惯，及时矫治错𬌗畸形；积极防治牙外伤，剧烈运动时应佩戴牙托保护，学会应急处理。

提倡学龄前儿童每3～6个月接受一次口腔检查，接受医师提供的专业口腔健康指导，早期发现、早期治疗口腔疾病；第一恒磨牙萌出后可进行窝沟封闭预防龋齿。

（三）学龄儿童口腔健康教育的核心信息

针对学龄儿童开展口腔健康教育的核心信息需包括基础知识、龋病、牙周病、牙外伤、错𬌗畸形以及口腔保健方法等内容。

牙齿基础知识包括牙齿的形态、结构和功能，介绍健康牙齿的标准，并树立"健康的牙齿伴终生"的理念。

龋病相关的知识包括：龋病的定义及表现，龋病的预防与治疗，以便让大家远离龋病。

牙周病的相关知识包括：牙周病的病因及预防牙周病的方法，提示有牙龈出血的时候不可小觑。

学龄儿童需要警惕牙外伤和错𬌗畸形的出现，内容包括：牙外伤的预防和应急处理，以及青少年错𬌗畸形的预防。

概括学龄儿童口腔保健的内容包括：养成良好的口腔卫生习惯和饮食习惯，以及注意定期口腔检查和局部用氟预防龋齿。

（四）中年人口腔健康教育的核心信息

针对中年人开展口腔健康教育的核心信息需要包括口腔卫生习惯、龋病、牙周病几方面内容。

良好的口腔卫生习惯是口腔健康的基础，核心内容包括：推荐使用保健牙刷；含氟牙膏帮助保护牙齿；坚持使用正确的刷牙方法（水平颤动拂刷法）；提倡选择牙线或牙间隙刷辅助清洁牙间隙。

龋病仍是中年人的常见口腔问题，核心内容包括：牙菌斑与牙石是口腔疾病的罪魁祸首；远离龋病的方法；龋病的危害和治疗方法。

牙周疾病是困扰很多中年人的问题，核心内容包括：牙周疾病与全身健康息息相关；预防牙周病的方法；提倡每年洁牙（洗牙）一次。

（五）老年人口腔健康教育的核心信息

针对老年人开展口腔健康教育的核心信息需要包括自我口腔保健、常见口腔疾病、义齿维护、定期口腔检查这几方面内容。

老年人的自我口腔保健方法包括：有效刷牙是口腔健康的基础；含氟牙膏可以帮助预防根面龋；牙间隙刷可以有效清洁牙齿邻面。

老年人的常见口腔疾病依然是龋病和牙周病，尤其是根面龋较多，且牙周疾病是老年人牙齿缺失的主要原因。

老年人的义齿是第三副牙齿，核心内容包括：及时修复失牙、及时更换义齿；义齿的使用、清洁与维护。

口腔恶性肿瘤也多见于老年人，应注意口腔黏膜状况，每年定期检查有无癌前病损等。

另外，定期接受口腔检查、及时治疗口腔疾病，内容包括：定期接受口腔检查的必要性；及时治疗口腔疾病可以减少痛苦和经济负担。

三、不同场所开展口腔健康教育的特点

在不同场所开展口腔健康教育时，由于口腔健康教育者的任务角色和定位不同，受众的常见口腔问题和需求也不一致，所以健康教育的形式也要有所区别。

（一）医疗场所的口腔健康教育

医疗卫生机构包括各级医院、基层医疗卫生机构、专业公共卫生机构等，可以是公立医疗机构，也可以是民营医疗机构。医疗场所要开展防治结合的工作，在进行常规诊疗工作之余，也要开展口腔健康教育活动，尤其是针对患者的椅旁健康教育，其针对性更强。

医疗机构要营造口腔健康教育的氛围，通过展板展示、播放视频、发放小册子等形式，向患者传播口腔保健知识。也可以通过定期组织讲座、咨询等活动，丰富医疗场所口腔健康教育的形式，提高教育效果。

（二）教育机构的口腔健康教育

教育机构包括幼儿园、小学和中学，适龄孩子大部分白天时间是在这些教育机构中度过的，所以在教育机构开展口腔健康教育活动对儿童的口腔保健起重要作用。

在教育机构开展口腔健康教育，可以多种形式相结合，例如针对学生开展口腔保健课程，将其纳入到学生常规保健课程体系之中。可以开设家长学校，给家长传授口腔健康常识，使家长对孩子的口腔健康更加关注，并帮助孩子清洁口腔或监督指导孩子有效刷牙。在教育机构也要营造口腔健康教育的氛围，例如采用展板展示、播放视频、发放小册子等形式，还可以组织知识竞赛、社会实践活动等开展丰富多彩的口腔健康教育活动。

（三）社区口腔健康教育

社区口腔健康教育的对象主要是中老年人，以老年人为主。我国人口老龄化发展的速度逐渐加快，据全国老龄委的统计，截至 2011 年底，我国老年人口（60 岁以上）约有 1.9 亿，占总人口的 14%，预计到 2050 年老年人口将达到全国人口的 1/3。

所以，在社区开展口腔健康教育时，形式要为老年人所喜欢和接受的。除了常规的举办口腔健康讲座、制作宣传展板、播放视频、发放小册子等形式以外，还可以组织一些口腔检查和咨询活动，也可以播放一些音频资料。可以结合主题日活动，开展一些适合中老年人的小组座谈或游艺活动，以丰富口腔健康教育的形式。

四、口腔健康促进的实施范例

口腔健康促进主要通过全民途径、共同危险因素途径、高危人群三大途径实施，下面介绍几个相关典型实施范例。

（一）全国爱牙日活动

全民途径是最能体现人文关怀，以及"人人平等享有"的原则。在社区中开展口腔健康促进活动时，选择一种预防措施使得该社区所有人群都能从中获益。例如自来水氟化防龋，通过调整自来水中氟的浓度达到适宜水平改变社区人们生活的环境，使社区中每个人能从自来水氟化项目中获得预防龋病的益处。

全国"爱牙日"活动是以全民途径开展口腔健康促进活动的典型范例。1989 年，确定 9 月 20 日为全国"爱牙日"，每年爱牙日活动都有一个主题和中心口号，全国各地开展各种形式的口腔健康促进活动。全国层面曾经开展的大型口腔健康促进活动有：口腔健康大世界、全国牙防新长征、

爱牙在每一天——口腔健康教育与促进巡回展、牙周健康促进行动等等。

（二）WHO全球口腔健康促进优先行动

许多不利于健康的因素，如不健康的饮食习惯、卫生习惯、吸烟、饮酒以及压力等不仅是口腔疾病的危险因素，也是其他慢性病的危险因素，因此需要口腔专业人员与全体医务人员一起，通过采取控制和改变这些共同危险因素的方法，促进人们的口腔健康和全身健康。

2003年世界卫生组织提出全球口腔卫生的健康促进优先行动，是共同危险因素途径的典型范例，包括以下内容：

1. 应用氟化物　WHO支持在发展中国家广泛应用含氟牙膏，特别希望为社会弱势群体提供价格低廉的含氟牙膏。

2. 调节饮食营养　调节饮食营养包括提供营养咨询，提倡母乳喂养健康促进行动，提倡减少饮用含糖软饮料，提倡健康饮食，预防口腔癌的发生。

3. 控制烟草　控制烟草包括制定远离烟草计划，以及采取戒烟控烟措施。

4. 在校园中促进口腔健康　在校园中促进口腔健康包括强化国家、教育和卫生部门的职能作用，开展学校口腔卫生项目，研究和提高学校口腔卫生项目水平。

5. 促进儿童和老年人口腔健康　儿童和老年人作为特殊人群和弱势群体，控制危险因素和提供口腔保健是关键。

6. 建设口腔卫生体系　包括人力、物力和财力的投入，社区卫生中心的建设，口腔卫生信息网络的建立等。

（三）中国儿童口腔疾病综合干预项目

人群中每个个体发生龋病的危险性是不同的，龋病的高危人群对整个人群的口腔健康影响较大，因此，在开展口腔健康促进活动时，要选择针对龋病高危人群的预防措施和方法，预防和控制高危人群的龋病，从而提高整个人群的口腔健康状况。例如对有深窝沟的适龄儿童开展窝沟封闭预防龋齿。

中国儿童口腔疾病综合干预项目是高危人群途径的典型范例，选择龋病高危人群"一老一小"中的"儿童"开展项目。因为我国儿童龋病患病率高，口腔健康知识和行为养成率低，尤其是中西部地区口腔卫生服务能力较弱，儿童口腔卫生工作亟须加强。中央财政从2008年起设立了中西部地区儿童口腔疾病综合干预项目，支持在项目地区建立儿童口腔卫生工作机制，开展儿童口腔健康教育、基层口腔卫生专业人员培训，对适龄儿童进行口腔健康检查和窝沟封闭等。10年来，取得了显著成绩，项目地区的儿童患龋率已低于非项目地区。

（司　燕　俞光岩）

参考文献

1. 车向新，何向媛. 人文医学的灵魂. 南昌：江西人民出版社，2016.

2. 崔光成. 医学人文. 北京：人民卫生出版社，2016.

3. 胡德瑜. 口腔预防医学. 6版. 北京：人民卫生出版社，2012.

4. 胡文杰，曹采方. 牙周医学. 中华口腔医学杂志，2005，40（5）：434-436.

5. KASSEBAUM N, BERNABÉ E, DAHIYA M, et al. Global burden of untreated caries: A systematic review and metaregression. J Dent Res, 2015, 94（5）: 650–658.

6. 刘雪楠，高学军，郭传瑸，等. 关注新时期我国的口腔卫生政策. 中华口腔医学杂志，2017，52（6）：331-335.

7. 孟焕新. 牙周炎与糖尿病的关系. 北京大学学报（医学版），2007，39（1）：18-20.

8. 闻玉梅，彭裕文. 医学与人文交响曲. 上海：复旦大学出版社，2017.

9. 张庆诗，刘洪臣，金真，等. 单侧咀嚼运动的脑功能性磁共振成像研究. 中华口腔医学杂志，2005，40（5）：356-358.

10. 张震康，俞光岩，徐韬. 实用口腔科学. 4版. 北京：人民卫生出版社，2016.

第一节　医学人文关怀的内涵和意义

一、医学人文关怀的内涵

20世纪60年代,护理学专家Leininger最早提出了"文化关怀"的理论,她对于关怀的定义是对需要改善和提高身体状况和生活方式的人或团体给予援助、支持或辅助的行为。她认为关怀是人类社会特有的,出自于人的天性,也是整个人类文明社会的生存壮大之基础。20世纪中后期,生物-心理-社会医学模式被提出来,关怀在医学界引起了更多人的重视。医学以人为研究客体,又以人为服务对象,它不仅属于自然科学范畴,也具有显著的人文科学属性。自古以来,医学一直被认为是最具人文传统的一门科学,从医是最富有人情味的职业,人文关怀理应成为医学实践不可分割的组成部分。

医学人文关怀的内涵:在为患者提供必需的医疗技术服务的同时还要理解患者的文化背景,协调患者的人际关系,尊重患者的生命价值,保护患者的人格尊严,满足患者的个性需要,表达对患者的关爱情感,以全面满足患者的生理健康和心理慰藉需求。

二、医学人文关怀的意义

20世纪以来,医学发生了深刻的变化。专科化分工,新技术的发展,新设备的出现都大大提高了疾病的诊断精度和治疗水平,然而也伴随着一些负面变化:如医师过于关注专科专病,"见病不见人";医疗实践过于强调病因、机制和功能改变;过多依赖仪器设备和技术,容易促成"医者为中心"和"唯技术论"的思维习惯。随着**医学模式从生物医学模式**向生物-心理-社会医学模式转变,人们认识到医疗活动应该以人而不是以疾病为中心,应该把患者视为一个整体的人而不是受损伤的机器,在诊断治疗过程中要贯穿着对患者的尊重和关怀,主张与患者进行情感的沟通,体现"医乃仁术"的人文精神。医学人文关怀对于医学实践具有重要的意义,将引导医学实践从单纯寻求药物、手术的治疗模式转向追求安全、持续有效、微创或无创、改善预后、经济耗费低和尽可能好的生命质量的发展轨道上来,引导医疗机构的服务向更为方便、优质、高效、温馨的方向发展。

第二节　老年患者的人文关怀

一、老年人的生理和心理特点

随着社会进步,人类寿命延长,老年人口逐渐增多。目前我国已成为世界上人口老龄化速度较快的国家之一,平均每年约增加600万老年人口(≥60岁),年均增长速度超过3%,全国许多省市老年人口超过总人口的10%。大量研究表明老年人随着年龄增加会出现一系列复杂的退行性变化,导致全身各系统功能的逐渐下降。老年期心理变化伴随生理功能的减退而出现,往往会产生诸多不良心理问题,导致心身疾病的发生。

人进入老年期,代谢活动和全身脏器会发生相应变化。随着年龄的增长,基础代谢和耗氧量不断降低,老年人所需能量较成年人少。但从能量产生方面来看,老年人细胞内的 ATP、磷酸肌酸、糖原也相应减少,而这些减少远超过能量需求的减少,在一定程度上限制了人体的工作能力。因此老年人应根据自己实际情况及时给予机体能量补给。老年人蛋白质代谢呈负氮平衡,即分解代谢 > 合成代谢,因此机体中必需氨基酸水平下降。与此同时,衰老使某些组织中蛋白质的比例发生变化,一些蛋白质分子变成大而不活跃的复合物,沉积在细胞中,影响细胞的正常功能。由于饱和脂肪酸的积累,肝脏中胆固醇酯化能力增高致胆固醇增加,引起老年人血脂升高。

老年人消化腺体萎缩,消化液分泌量减少,消化能力下降。口腔唾液腺萎缩使唾液分泌减少,唾液稀薄、淀粉酶含量低;胃液量和胃酸度下降,胃蛋白酶不足,不仅影响食物消化,也是老年人缺铁性贫血的原因之一;胰蛋白酶、脂肪酶、淀粉酶分泌减少,活性下降,对食物的消化能力明显减退。神经细胞数量逐渐减少,脑重减轻,脑神经细胞数量自 30 岁以后呈减少趋势,60 岁以上减少尤其明显,75 岁以上可降至年轻时的 60% 左右。脑血管硬化,脑血流阻力加大,氧及营养素的利用率下降,致使脑功能逐渐衰退并出现某些神经系统症状,如记忆力减退、健忘、失眠、甚至产生情绪变化及某些精神状。心脏生理性老化主要表现在心肌萎缩,发生纤维样变化,使心肌硬化及心内膜硬化,导致心脏泵效率下降,每分钟有效循环血量减少。心脏冠状动脉的生理性和病理性硬化使心肌本身血流减少,耗氧量下降,对心功能产生进一步影响,甚至出现心绞痛等心肌供血不足的临床症状。由于呼吸肌及胸廓骨骼、韧带萎缩,肺泡弹性下降,气管及支气管弹性下降,老年人容易发生肺泡经常性扩大进而出现肺气肿,使肺活量及肺通气量明显下降,肺泡数量减少,有效气体交换面积减少,静脉血在肺部氧气更新和二氧化碳排出效率下降。随着年龄的增加,骨骼中无机盐含量增加,而钙含量减少;骨骼的弹性和韧性减低,脆性增加,易出现骨质疏松症,发生骨折。肾脏萎缩变小,肾血流量减少,肾小球滤过率及肾小管重吸收能力下降,导致肾功能减退。五官、皮肤方面,老年人下眼睑囊状下垂,角膜透明度降低,结膜菲薄,球结膜下易出血,晶体的调节功能下降出现“老花眼”,甚至晶体混浊发生白内障。耳垂缩小,听力下降。嗅觉功能减退,鼻黏膜干燥,易发生鼻出血。牙龈萎缩性变化,常使牙根外露导致牙本质敏感和根面龋的发生。老年人皮肤菲薄,皱纹增多,皮肤弹性降低。皮脂腺功能减退,出现皮肤干燥,汗腺功能减退,热量散发受阻而易中暑。

老年人智力下降、反应迟钝,限定时间内加快学习速度比年轻人难,讲话变得缓慢、迟钝和啰嗦。远期记忆较好、回忆准确,但经常卡壳;近期记忆、机械记忆、速度记忆衰退。思维的强度、速度和灵活性下降,思维易受打乱,缺乏连贯性,会出现思维奔逸或逻辑障碍。老年人多有慢性疾病,由于对自身疾病及治疗缺乏认识,普遍存在焦虑心理,甚至恐惧心理,导致愁眉不展、心事重重、沉默少语或多语、多疑,以致食欲减退、睡眠差。

老年人退休后远离社会生活、子女独立成家后成为空巢家庭、体弱多病行动不便降低了与亲朋来往的频率、本身性格孤僻、丧偶等原因,都会造成老年人心理上的孤独感。老年期是人生的一个特殊时期,由于生理、心理的变化,老年人对生活适应能力的减弱,任何应激状态,如退休、丧偶、经济窘迫、家庭关系不和等,均容易引起抑郁等心理障碍的发生。

二、老年人的常见疾病和特殊的医疗护理需求

随着人口老龄化速度的加快和居民生活健康习惯的改变,我国老年人慢性疾病患病率呈上升趋势。高血压、糖尿病、冠心病、脑血管疾病、慢性呼吸道疾病、肿瘤、关节炎等是老年人常见慢性疾病,其中以高血压患病率最高。目前我国老年人慢性病呈以下特点:①心血管疾病、糖尿病、脂肪肝等的患病率呈上升趋势,可能与进入老年期后,生活条件改善,体重增加,运动能力和新陈代谢能力减低,导致糖脂代谢紊乱有关;②老年人是发生恶性肿瘤的高危人群。与吸烟、环境污染有关的肺癌的患病率已上升为第一位,而与生活、饮食习惯密切相关的胃癌、结肠癌、乳腺癌等发病率也呈上升趋势;③一果多因的疾病特点更为突出。常见的慢性病,如心血管疾病、脑卒中、糖尿病具有共同的危险因素,如高盐、高脂饮食、吸烟、缺少运动等。大量研究表明,糖尿病、高血压、血脂异常和肥胖均是心血管疾病发病的危险因素。

老年人的神经系统和全身应激反应迟钝,敏感性下降,对疼痛不敏感,发病隐蔽。患病后又缺

乏典型的症状和体征,因而主诉不多,当出现明显症状时,往往已十分严重。老年人机体功能和抵抗力下降,容易出现并发症如长期卧床并发褥疮、坠积性肺炎、骨质疏松等,而这些并发症往往成为老年人死亡的主要原因。

老年人常患多个脏器的疾病,疾病之间相互影响,既增加了病情的复杂性,又造成了治疗和护理上的困难。尽管如此,大多数慢性病可以通过自我监测和改变生活方式等进行控制和干预,在疾病医疗护理和预防方面有如下措施:①教会老年人自我监测和观察,自我监测和观察是早期发现疾病的一种重要手段。如对患有高血压的老年患者要定期检测血压,按时吃药,把血压控制在相对稳定的水平。糖尿病患者要控制饮食,定期测血糖。②加强老年人健康教育,提高老年人自我保健能力。通过开展老年保健咨询和老年保健讲座,对老年人进行慢性病防治、健康生活方式等的指导。饮食方面定时定量,粗细粮搭配,低盐低脂,多进食蔬菜、水果和粗纤维食物;保持愉悦心情,帮助和教育老年人心理上要善于自我排解,妥善处理生活中发生的事情,以积极的态度面对人生;结合自己的爱好、兴趣,扩大社交范围,让生活更加丰富多彩;控制吸烟;消除超重和肥胖。③既要重视疾病护理,也要重视心理护理,尤其是对高龄、女性、丧偶及空巢老年人的心理护理。指导老年人正确的自我评价,选择健康的运动、休闲方式,通过组织老年群体活动促进老年人间的交流,从而达到促进心理健康的目的。

三、老年口腔患者的人文关怀

根面龋,牙周及黏膜组织疾病,牙列缺损和缺失是老年人主要的口腔问题。老年人牙周组织萎缩,口腔自洁能力差,易引起食物嵌塞,导致菌斑形成进而发展为根面龋。其口腔内牙菌斑、牙石、食物嵌塞、不良修复物等因素均会引起牙周组织疾病,导致牙齿的松动脱落。老年人口腔黏膜和舌乳头萎缩变薄,易受损伤,常出现口干、口苦、烧灼感等。营养不良易引起口腔黏膜炎。牙列缺损和缺失加重了消化系统负担,同时导致颞下颌关节疾病的发生和容貌的衰老改变。

如前所述,老年人多患有全身慢性疾病,如高血压、糖尿病、心脏病等,均会影响口腔疾病的发展和治疗。老年人生活阅历丰富,有些患者就诊时多有主观独断的特点。应尽量取得患者的信任和配合,以期取得良好的治疗效果。另外,部分处于更年期或者刚刚退休的老年患者,心理会比较敏感,多要求被重视、受尊敬。某些老年患者在价格方面相对计较,对于价格高的治疗项目特别是新型的修复体相对排斥。这种情况就要求临床医师更加细致温和、不厌其烦、解释清楚,以患者为中心,给与老年患者更多的选择,满足他们的医疗需求和心理需求。

第三节　学龄前儿童患者的人文关怀

随年龄增长,儿童的生长发育表现出阶段性的特点。临床上将儿童按年龄划分为 7 个时期:胎儿期(0~40 周),新生儿期(出生~4 周),婴儿期(4 周~1 岁),幼儿期(1~3 岁),学龄前期(3 岁~6/7 岁),学龄期(6/7 岁到青春期前),青春期(女孩 11~18 岁;男孩 13~20 岁)。本节中的学龄前儿童泛指出生到 6~7 岁。这个阶段的儿童由于生理发育不成熟,对致病因素易感,容易罹患各种疾病。心理发育不成熟也会对疾病的治疗和康复带来负面影响。

一、学龄前儿童的生理特点

神经系统是人体发育最早的系统,婴儿出生至 6 岁是其发育的高峰时期。此时期大脑皮层发育未完善,对人体生理活动调节功能差,虽然已经可以对人类的语言、文字建立反应,但其分析和综合的机能尚未稳定,对生动形象的事物和现象容易认识、记忆,对较复杂的空间、时间认识较差,易受外界刺激的影响而转移观察目标。5 岁前高级神经活动的特点是抑制过程发育不够完善,兴奋过程大于抑制过程,因此幼儿容易激动,好动不好静。而且大脑神经细胞比较脆弱,很容易疲劳,精力不集中而容易分散,容易被其他新鲜刺激所转移。4~6 岁,神经纤维日益增长,髓鞘化过程迅速进行,大脑皮层的分析综合活动逐渐复杂,对周围的事物产生强烈的兴趣,语言发展也较快,能开始表达自己的思想。6 岁时能形成一些抽象概念,有较强的模仿性和丰富的想象力,注意力逐渐集中。

6 岁前儿童的心脏呈球状，心肌纤维细弱，心壁薄，收缩力差，每次收缩时输出血量少。但新陈代谢旺盛，身体需要较多的血液供给量，因此心跳较成人快。血液中中性粒细胞较少，淋巴细胞较多，因此对传染病的易感性较高。淋巴系统发育较快，淋巴结防御和保护机能显著，所以在这个时期常有淋巴结肿大现象，扁桃体易发炎肿大。气管内黏液分泌不足，不能很好排出侵入呼吸道的微生物，容易发生气管炎。呼吸道相对狭窄，黏膜柔嫩，发炎后容易出现充血水肿，致管道更为狭小，影响气体交换，出现呼吸困难。另外肺组织发育差，肺泡数量少、容量小，加上肺内血管较多，因此整个肺含血多而含气少，一旦患肺炎时，易出现呼吸困难。胃容量小，胃壁内层黏膜薄嫩，肌肉组织发育较差，胃液中酶含量少，胃酸浓度低，因此消化能力较差。肠液中酶分泌量亦较少，不易适应食物质和量的较大变化。神经系统对肠道的调节功能较差，对感染的防御能力低，因此容易受外界因素的影响而发生功能紊乱。乳牙在出生后 6～7 个月开始萌出，2 岁半左右全部萌出。牙表面的釉质薄、矿化度低，易被酸腐蚀而发生龋齿。

二、学龄前儿童患者的心理特点

1. **焦虑紧张**　学龄前儿童患病后，从熟悉的家庭环境来到陌生的医院，还要接受疼痛性的检查、治疗及护理，已习惯的行为受到限制，心理状态变得焦虑紧张。再加上病后不适，又亲眼目睹其他小朋友打针等，就更易产生恐惧不安的心理，继而表现出不讲话、情绪不稳、无理吵闹、治疗不合作、咬口唇等行为方式，严重者可有心率呼吸加快、多汗、颤抖等表现。

2. **哭闹**　哭闹是常见的一个心理表现，由于患病不适，无法用语言表达自己的心理活动，常以哭闹的方式表现，求得关爱。

3. **皮肤饥饿**　皮肤饥饿并非饥饿引起，无法用饱食来满足，它是一种情感和内心的交流。刚出生不久的婴儿就已具备情感反应的能力和无意识幻想的能力，如果母亲和婴儿经常进行皮肤接触的感情交流，婴儿就能够充分感受到母爱，否则会产生"皮肤饥饿"现象。新生儿至 6 个月的婴儿对情感的需要如同吃奶的需要，要尽量满足其生理需要，去除"皮肤饥饿"，给予爱抚、搂抱、触摸，达到良好的心理安慰。

4. **行为退化**　有的患儿生病住院后，由于疾病和生理障碍，出现退化行为，重复儿时的尿裤子、睡前哭闹、吸吮手指等行为，这是一种常见的逃避压力的表现形式。

5. **依赖、任性**　由于患病，患儿神经、心理受到影响，导致情绪不稳，再加上家长对病情的焦虑不安，患儿常常会得到更多的关注、照顾、迁就和同情，使孩子得寸进尺，拒绝吃药打针，同时向父母提出更多的要求，无形中婴幼儿患者变得越来越依赖父母，越来越任性，稍有不顺心意就张口骂人，动手打人。

三、学龄前儿童患者的心理护理

1. **新生儿至 6 个月患儿的心理护理**　对于这类患儿要尽量满足其生理需要，经常给予爱抚、搂抱、触摸、与他逗耍、和他说话等，减少皮肤饥饿的发生。

2. **6 个月至 1 岁患儿的心理护理**　此期患儿由一个具有初步记忆的小生命，逐步发展为具有抽象认识、低级思维、朦胧意识等能力的婴幼儿，注意力和情绪极不稳定，易受外界影响而转移注意力和改变情绪。对于此期患儿，要主动亲近他们，亲切地与患儿交流，有意抚摸患儿，建立信任感，同时提醒父母也应调整好自己的心态，父母在孩子患病时不慌乱、不失态，平静、自然的表情对患儿也是一种良好的心理护理。

3. **1 岁至学龄前期患儿的心理护理**　此期患儿由于年龄、受教育的程度和生活环境的不同，智力差异较大。一些患儿理解能力强，适应环境快。一些患儿胆小退缩，适应能力差。必须根据其特点，做到以下几点：及时消除患儿的孤独寂寞感。鼓励患儿勇于接受治疗。进行治疗时，多使用赞美及诱导性语言，让患儿感到被尊重，感到满足。同时耐心向患儿交待操作过程和目的，使之具备良好的心理准备。在条件允许的情况下，让患儿自己选择注射部位，然后说一些鼓励性语言，当患儿配合完成治疗后，再说一些"你真棒""你真勇敢"等赞美表扬的语言。

四、学龄前儿童的口腔诊疗中的人文关怀

患者年龄小，对口腔检查和治疗常常具有恐惧心理。尤其是第一次看牙经历，若造成恶性刺激，有可能会使其一生留下痛苦经历的阴影，所以针对婴幼儿患者尤其要注重人文关怀。

首先，儿童的心理特点主要有恐惧心理和依赖心理。表现为神情不安、害怕、紧张、哭闹、不愿与父母分离、不愿和医护人员交谈、不愿接受甚至拒绝接受诊疗，所以要多给予他们关爱。对患儿亲切和蔼，用儿童化的语言与患儿交谈，找出原因，消除恐惧。了解患儿的情绪表现形式，避免诊疗时间过长，避免首诊中给患儿造成痛苦，向患儿交代注意事项时应示范，避免治疗中因患儿突然性的动作引起意外。对于患儿的配合要及时给予鼓励和表扬，可以奖励小红花等小礼物。其次，通过改善就医环境，缓解患儿紧张情绪。比如儿童诊室的墙壁涂成暖色调，医护人员可着浅粉色服装，这种柔和的色调对患儿的内心起到一定的安抚作用，以消除他们对口腔治疗的恐惧。治疗椅可设置电视，以分散孩子的注意力。可播放舒缓的音乐，以缓解紧张情绪。根据儿童的心理特点，对勇于治疗的小患者，可奖励一些小礼物，以增强孩子主动接受治疗的勇气，调动他们治疗的积极性。

疼痛是口腔疾病患者首要关心的问题。由于牙髓组织富含神经纤维，对刺激反应敏感，在牙齿治疗过程中，各种操作引起的疼痛，使患者难以忍受，以致惧怕治疗。本着以人为本的理念，充分体现人文关怀，治疗时应施行无痛技术，如表面麻醉、小号注射针头、局麻、笑气镇静的使用可以有效降低患儿的疼痛感觉。较复杂、时间较长的治疗，或患儿不能配合治疗的，大于2岁的儿童可以应用全麻，使治疗在完全无痛的情况下进行。治疗时动作要轻柔，技术要娴熟，尽量减少和防止患儿对看牙产生恐惧感。

第四节　残障人群的人文关怀

一、对残障认知的演变

由于先天性发育缺陷、疾病、伤害、衰老等因素导致某一个体与正常人比较失去或减弱某一躯体功能，称为失能，如果失能影响到参加社会活动，则称之为残障，英文表述为disability。国际社会中残障是个处于演变中的概念，早期界定以个体为核心，强调个体与环境之间的关系，认为残障是社会中的个人表现出的身体或精神方面的限制，是个体能力与环境要求之间的差距。20世纪70—80年代以来，随着残疾人权利运动的兴起，人们开始意识到环境是个体功能的主要决定因素。WHO在2001年推出《国际功能、残障与健康分类》，指出每个人都会有健康日渐耗弱的经验，因此都会体验到某种程度的残障，残障并不只是少数人才有的状况，而是一种人类普遍存在的经验。2011年《世界残疾报告》中提到，残障反映了个体特征与其所生活的社会特征之间的互动关系，是复杂的公共卫生问题，也是社会问题。在当前"生物-心理-社会"健康模式的大背景下，残障的概念应具备更加多元和更具包容性的内涵。国际社会对残障的定义随着社会文明的发展不断演变，越来越体现出人权和发展理念，体现出多元思维模式。

从汉语的角度"残障"与"残疾"相比，以"障"代替"疾"，揭示了"因残而对生活带来不便和影响"的客观事实，消除了将"残"视为"疾病"的传统误解，残障一词因其准确性、委婉性和去歧视性被广为接受。虽然根据《中华人民共和国残疾人保障法》，在当前社会生活中依然主要使用"残疾人"术语，但"残障人"亦已被广泛认可、采纳，例如：民政部社会福利和慈善事业促进司专门于2013年成立残障人福利处。

我国GB/T 26341-2010《残疾人残疾分类和分级》中仍使用残疾一词，按照残疾性质将残疾分为视力残疾、听力残疾、言语残疾、肢体残疾、智力残疾、精神残疾6类，并对每种残疾类型进行了界定，同时规定了"同时存在"上述"残疾中两种及以上的残疾"的情形为"多重残疾"。2006～2007年，我国实施了第二次全国范围的残疾人抽样调查，数据显示全国各类残疾人总数8 296万人，占同期中国大陆总人口的6.34%，其中肢体残疾2 412万人，占29.07%；听力残疾2 004万人，

占 24.16%;多重残疾 1 352 万人,占 16.30%;视力残疾 1 233 万人,占 14.86%;精神残疾 614 万人,占 7.40%;智力残疾 554 万人,占 6.68%;言语残疾 127 万人,占 1.53%。

二、残障者的心理困境与人文关怀

生活中个人与自我、与家庭、与社会交流是以全人的角色出现,一个方面的失能必然影响其他功能的发挥,如失明者,其运动功能的发挥会受到极大限制。伴随着人的残障失能,往往会出现失落感,压抑感等不良情绪,长时间持续困扰之下,不少人形成心理失衡,陷入了自我认同紊乱,角色冲突,人际关系冷漠等心理困境。残障患者面临的心理问题一方面来自于自身精神压力的困扰,患者容易产生自闭、抑郁失落的情绪,因此加重了原有的残障。另一方面来自于外在生活工作学习环境。例如家庭居住环境不具备轮椅代步的条件,生活,上学,工作环境没有无障碍设施等。入学困难,升学受限,工作求职面临不公平对待,这些都将加重他们的心理创伤。先天性肢体畸形、脑性瘫痪、小儿麻痹后遗症等幼年残障所导致的心理问题存在着不同的个体差异,并受到周围环境,家庭和复杂的社会因素的影响。有些人成年后会发展为精神强者,不屈不挠,乐观向上;有些人表现为自卑,厌世,自暴自弃。残障者的身心状况和功能康复相互影响,对自身残障态度的认知影响其心理健康;反之,负性的心理又可以压抑肢体的潜能,降低康复治疗的积极性,加速功能丧失的进程。

残障患者是一个特殊的社会群体,面对来自家庭经济和社会方面的压力,易出现紧张、恐惧、焦虑、绝望等情绪。这就要求医护人员首先要消除对残障人抱有的任何偏见,要真心诚意的去理解、关心、爱护和尽力帮助他们,这样的态度并不是慈善或恩赐,而是医者仁心应尽的责任。其次要系统地了解评估患者的整体情况,针对患者的心理状况,实施心理护理干预,提供优质护理。再次,构建富有人文关怀的医疗环境。医院科室应有专设的医患交流平台,进行满意度调查,并定期召开工作总结会、医患座谈会等交流活动;还要进行关于残障的科普教育,针对个体的残障类型、患者年龄等,告诉患者和家属应该阅读哪些书籍文献,给患者推荐找哪些专科医师或康复医师诊疗,如何合理保护自己的肢体的残留功能。科普教育是医师对残障人士的很好的关怀方式。最后,医疗康复的目的在于利用一切有效手段,消除或减轻肢体功能的障碍,为职业康复,回归社会创造条件。只有使残障者在经济上能够自立,和别人一样为社会做贡献,才能真正获得身心上的平衡,平等地参与社会生活。

三、残障者的口腔疾病诊疗特点

残障患者口腔疾病患病特点主要表现在:

1. 部分残障患者的自我表达能力受限,致使病情不能及时发现,甚至延误了治疗时机。例如对脑瘫、偏瘫失语的患者或者高位截瘫患者进行口腔检查时经常发现存在多种口腔疾患。

2. 与健全人比较,有些临床体征不典型,通过客观检查及测试有时得不出明确的诊断。

3. 口腔疾病一般不危及生命,残障人对口腔疾病的治疗不够重视。残障人口腔治疗比较困难,尤其是精神残障患者和智力残障患者,由于他们不能与口腔医务人员合作而使治疗过程更加复杂化。

4. 一般医疗机构很少专注残障人的口腔医疗,口腔治疗的程序本较为复杂,医师接诊残障患者也较普通患者需要花费更多的时间去沟通。因此对残障患者的口腔检查及治疗要比对健全人更耐心、更仔细,需要全面细致、有计划、有针对性地进行。

四、口腔颌面部残障

口腔颌面部残障多由先天性畸形、外伤以及手术治疗后遗所致。

口腔癌是头颈部常见的恶性肿瘤,与咽癌一起,构成比位列全身恶性肿瘤的第 6 位。口腔癌手术后所致的组织缺损对患者的容貌、发音、咀嚼等均有程度不同的影响,特别是全舌切除和上下颌骨缺损,会导致患者生活质量明显降低,同时严重影响患者的心理健康和社会交往。随着医师和患者双方越来越关注癌症术后的生活质量问题,手术前精心设计皮瓣,用于恢复口腔颌面部组

学习笔记

织缺损的解剖形态和生理功能显得极其重要。虽然目前没有将口腔颌面部手术后的结构和功能丧失列为残障类别，但按照残障的定义，确实属于残障范畴。

有学者曾提出，牙列缺失，特别是全口牙列缺失，也应看作为是残障。理由是充足的。因为全口牙缺失必然严重影响咀嚼功能和消化功能；也会影响到语言功能和社交功能。

五、残障人群口腔诊疗中的人文关怀

严格来说，残障人群的口腔疾病防治应是一门口腔医学的亚专业学科。在三级医院的口腔中心或口腔专科医院内均应设立专门的残障人群口腔门诊。

残障者对口腔保健和治疗的需求高。有学者调查了我国 102 名智力障碍青年的口腔疾病治疗需要，调查结果显示：不需要口腔医疗的智力障碍青年人员为 0，而需要定期口腔医疗的智力障碍青年人员比率高达 82.4%，需要及早口腔医疗的智力障碍青年人员为 54.9%，均远高于当年全国家庭成员平均治疗需求，说明智力障碍者相对于普通人群口腔疾病情况更为严重，迫切需要口腔专业人员对他们进行口腔保健和治疗，这与国外研究结果一致。

1. **智力障碍患者的口腔治疗** 随着智力障碍严重性的增加，紧咬牙、磨牙、流涎、异食癖、外伤和自伤性行为的口腔表征增多。在口腔治疗过程中，智力障碍患者可能会出现注意力难以集中、烦躁不安、过于活跃和情绪不稳定等行为特点，为智力障碍患者提供口腔治疗，要求医师适应其社交、智商和情感上的迟滞，并注意以下事项：

（1）治疗前让患者简单了解诊室情况，将诊室工作人员介绍给患者及其家人，让其熟悉工作人员及设施，减少对未知的恐惧。允许患者在就诊时携带一件喜欢的物品或玩具。

（2）重复语句、放慢语速，使用简单的词汇并确认患者理解医师的语言。

（3）一次只发一个指令，每次成功完成一项操作后，医师应给予患者表扬鼓励。

（4）由于与智力障碍者交流存在困难，要求口腔医师应当对手势和言语特别敏感，并能积极倾听患者要求。

（5）邀请患者亲属参与治疗过程，以便在需要的时候帮助与患者进行沟通。

（6）治疗时间不要太长，首先进行简单治疗，逐渐进行更困难的操作。

（7）全面了解患者的智力障碍程度与能力，给予耐心与理解，如果患者不予合作，可以采取镇静或全身麻醉措施。

2. **脑瘫患者的口腔治疗** 脑瘫患者四肢和头部的无意识运动通常被认为难以控制。一些患者还可能说着莫名其妙的语言，出现难以控制的咀嚼运动和舌僵硬，这些患者通常被错误地认为智力发育迟缓。对脑瘫和其他身体及智力障碍患者，少数医师可能会对治疗这些患者感到困难或感觉不舒服，并且拒绝治疗。为这类特殊群体服务，医师必须有强烈的爱心与耐心，并注意以下内容：

（1）医师必须充分评估患者的个体特性、症状和行为，然后根据条件和需要进行治疗。

（2）治疗过程中患者欠缺配合时，可以使用塑胶材质开口器帮助维持张口，也可用笑气 - 氧气镇静镇痛方法，这种镇静作用也可能有助于减弱咽反射。

3. **视力障碍患者的口腔治疗** 视力受损的儿童在成长过程中要比其他儿童更易受伤，牙齿发育不良和前牙损伤的概率要高于平均值。视力障碍患者对灯光和触觉更敏感，操作使用灯光应谨慎。视力障碍者如果不伴有耳聋，医生可以通过语言交流，在操作前告知患者下步做什么操作。视力障碍者的感觉一般非常敏锐，在操作前也可让患者感觉器械和抚摸牙椅，感知医生将要做什么。"告知—示范—感觉—操作"（the tell-show-feel-do，TSFD）是非常重要的。在对视力障碍的患者进行口腔治疗前，口腔医师应该记住以下几点：

（1）评估视力障碍的程度（患者能否从黑暗中分辨亮光），避免强光刺激。

（2）指导患者协助完成操作，询问患者是否需要帮助，向患者详细描述要放入口中的器械和物品，如有可能可以让患者用手指去感受。不要在没有语言提醒的情况下，突然放入、拿开器械或停止操作。

（3）检查治疗操作时动作要轻柔。

（4）患者大多个性强，又十分敏感，应允许患者询问关于操作的原因并认真回答他们。

（5）出于安全和保护的需要，允许患者在操作过程中继续佩戴眼镜。

（6）除了 TSFD 操作方法，还可以通过触摸、尝、闻来帮助患者，他们的这些感觉都十分灵敏。

4. 听力障碍患者的口腔治疗　听力障碍多数是后天损伤造成，口腔科治疗时机头和超声仪器产生的高频噪音，可能会干扰患者所配戴的助听器，将增加他们配合治疗的难度；高速治疗手机和磨牙的骨传导对听力障碍患者干扰更大。因此，在对听力障碍者进行治疗时要注意：

（1）医师在跟患者交流过程中应清楚地运动嘴唇，避免大声叫喊。

（2）治疗开始前，应取下或关闭助听器，在口腔治疗结束后再重新戴上。

5. 肢体障碍患者的口腔治疗　与一般患者就医不同，特殊的肢体障碍患者，需要医师主动改变位置来适应患者。比如，充血性心力衰竭或哮喘、高位的脊髓损伤、脑性麻痹及吞咽困难的患者，需要更多的垂直体位。轮椅使用者需要转动牙椅到一个安全的位置，在一些特殊情况下也可考虑在轮椅上进行处理，但必须将轮椅固定以保证操作的安全，也可以使用专门为肢体障碍患者设计的牙椅。对于确实送医困难的残障患者，医师应该携带简易设备上门诊治。

6. 精神障碍患者的口腔治疗　暴力、拒绝合作、对医护人员的可能伤害是对此类残障人士进行治疗的最大障碍。对有轻微精神问题的患者，应从患者的言谈与动作中去了解把握，以大致确定其病变程度。对精神障碍患者，急性期外应该给予适当的治疗。应在家属的参与下一起制订计划与治疗。不主张使用活动义齿等牙科器具，防止对患者的伤害。

7. 口腔颌面部残障患者的口腔治疗　应据不同病因及发生残缺的时期不同而分别进行。例如唇腭裂患儿，从出生第一天开始就应给予人文关怀——对家属的抚慰，对患儿的喂养，以及今后的治疗程序，如正畸治疗、正颌外科治疗等都应向家属说清楚。对外伤及肿瘤患者则需在首次接诊的时候或手术前即做好患者及家属的人文关怀工作。

第五节　晚期癌症患者的人文关怀

一、晚期癌症患者的生理和心理特点

癌症是全世界面临的重大公共卫生问题，癌症所致负担持续增加，我国每年新发肿瘤病例约为 312 万例，每年因癌症死亡病例达 270 万例。癌症作为一种危害生命的负性应激源，严重影响患者的身心健康。晚期癌症患者的生理、心理和社会因素之间的矛盾十分突出，处理好他们之间的关系，实际上已成为临床医学中的重要组成部分。

晚期癌症患者的生理特点，随着病情发展，患者机体遭受癌细胞损害，程度日趋严重，全身基本情况持续恶化，主要特点可归纳为三方面：①全身情况极差，表现为精神萎靡，情绪低落，消瘦明显，呼吸衰竭；②肿瘤包块压迫邻近组织，肿瘤广泛转移后，可致全身多脏器、多系统受损，膨大的癌组织，引起剧烈疼痛，并压迫邻近组织，引起相应的症状和体征，如上腔静脉压迫综合征，霍纳氏综合征等；③肿块溃破所致的大出血直接威胁患者生命；④其他，如酸碱及水电解质平衡紊乱，混合感染，血栓等，也是常见的致死因素。

晚期癌症患者的心理特点，患者常有焦虑、抑郁、孤独、恐惧、怨恨、悲伤、绝望等负面情绪，给治疗带来困难。晚期癌症患者心理状况的直接表现可分为三种基本类型。

1. 积极型　这些患者一入院即要求尽快治疗，表示愿与医护人员积极配合，虽患重病，但心情平稳，心胸开朗，治疗中往往表现出极大的毅力和耐力，尤其是在治疗后症状有所缓解时，更加焕发出坚强的意志和生命的活力。

2. 消极型　此型患者入院后与医护人员的配合差，精神萎靡抑郁，多数情况下不接受有创伤的和痛苦的治疗，甚至对日常的输液治疗感到厌烦，在治疗效果不明显时，有的甚至拒绝接受治疗，抱着生死在天的思想和悲观情绪。

3. 中间型　难以划入以上二型者均属此型，此型患者数量较多，心理表现比较复杂，常力图掩饰自己的心理弱点，有的在医护人员面前表现出既来之则安之的豁达态度，但背地里流泪哭泣，彻夜不眠。有的表情泰然，实则十分恐惧，有的产生变态心理，如对医护人员要求苛刻，打骂家属等。

二、晚期癌症患者的人文关怀

了解晚期癌症患者的心理及社会因素对病况的影响特点之后，在医疗工作中需要采取一些对策。

1. 积极沟通 医护人员在接触患者时要表现出关怀和体贴，运用良好的交流技巧建立有效沟通，使患者感觉到尊重和重视，感受到医院的温暖。要耐心倾听患者倾诉，让其可以宣泄不适情感，给予安慰，主动关注患者心理和行为，从患者的角度考虑问题，与患者建立相互理解和信任的关系。用良好的情绪、态度、行为动作去影响、改善患者的心境，保持愉悦舒适。

2. 区别对待 对于积极型患者，采取积极的治疗方案，并辅以其他手段，在与家属交换病情的发展和转归情况时比较透明，这样可以获得家属和患者的积极配合。对消极型患者，采取严格的保密措施，与家属多接触、多交谈，耐心帮助教育开导，做好患者的心理疏导工作。对中间型患者，分析具体情况，有针对性的处理，鼓励患者接受治疗，对情绪恐惧的患者适当给予镇静剂，有时可以收到良好效果。

3. 保护性隔离 有些临终患者表情痛苦，家属悲痛欲绝，这种气氛会对正在治疗的患者带来不良影响。可采取保护性隔离措施，将这类患者转移到单间病房，但这种隔离要有选择性，因为单间病房使用次数过多，会让其他治疗的患者产生恐惧感。对临终时处于昏睡状态而家属配合较好的患者的最后救治工作，也可以在大病房进行。

三、晚期癌症患者的口腔健康护理

癌症患者的与口腔相关的并发症包括溃疡、疼痛、感染、出血、骨和牙列的改变、语言交流的功能紊乱、咀嚼吞咽、味觉和呼吸的改变以及恶心呕吐。这些并发症的发生率在接受抗癌化疗的患者中高达40%，在儿童中高达90%，因此做好癌症患者的口腔健康护理十分必要。

口腔护理由检查、制定目标、护理实施及评价四个环节组成。通过口腔护理要达到以下目的：①保持口腔清洁、湿润、柔软、无损伤，以预防感染；②保持唇的清洁湿润、柔软、无外伤；③同去除牙菌斑一样，要清除食物残渣；④减轻痛苦和不适，促进患者的食欲，预防口臭和保持口腔清洁。

1. 口腔护理的工具 化疗和放疗对口腔都有破坏作用，接受化疗或放疗的癌症患者，黏膜脆性增加，容易受伤，故口腔检查和护理时要操作轻柔，并选择适当的工具。可供使用的工具有牙刷、泡沫剂、纱布、棉签、压舌板、蒸馏水、药棉等。工具的选择必须依据不同患者的口腔状况以及患者的接受程度而定。在清洁口腔时选用软毛牙刷能有效地清除口腔软垢和牙菌斑，当患者不能自我护理或伴有血小板减少时，应选择泡沫剂。

2. 癌症放化疗患者口腔黏膜炎的护理 在接受放化疗的患者中口腔黏膜炎的发生率为15%～40%，其发病机制为放化疗直接损伤口腔黏膜上皮细胞的脱氧核糖核酸，引起小部分细胞死亡，形成溃疡。患者在放化疗后造血机制和免疫系统受到严重抑制，使口腔内病原微生物过度增殖，加重黏膜上皮的损伤。口腔黏膜炎被认为是癌症患者经历的最痛苦的副反应，不仅影响患者生存质量，还影响治疗的顺利进行，甚至有导致全身感染的潜在危险，是患者放弃放疗或化疗的重要原因。可以通过口腔护理、口腔冷疗、心理干预以及疼痛控制等方法针对性地防治口腔黏膜炎。口腔护理可以保持口腔清洁，降低口腔里的细菌数，防止感染。患者化疗期间，采取常规给予5%碳酸氢钠、1∶5 000呋喃西林交替漱口的改良漱口法，能够取得较好的口腔杀菌效果。其他常用的漱口液包括复方氯己定含漱液、0.05%的醋酸氯己定溶液、聚维酮碘漱口液等可改善口腔内环境和清洁口腔致病菌，目前临床应用较广泛。在接受化疗的癌症患者中应用口腔冷疗也能起到较好的防治效果。口腔冷疗法可以降低口腔温度，使末梢血管收缩，血流速度减慢，从而减弱药物和放射线对口腔黏膜上皮细胞的毒性作用和损伤。这种方法费用低廉，患者易于接受，另外口腔降温法还具有一定的镇痛作用。有研究证实，放疗前30分钟指导患者口含冰块或冰敷脸颊，可减轻放射对口腔黏膜的损伤。

3. 心理干预　心理社会因素对恶性肿瘤的发生和转归的影响越来越受到医护工作者的关注。癌症患者由于对治疗效果的不确定，心理反应复杂多变，往往出现焦虑、恐惧、抑郁、绝望等情绪反应，放化疗过程中出现的口腔溃疡，更加剧了患者的反应程度，而这种消极的心理反应，又容易导致口腔疼痛阈值增高。对癌症化疗患者，采用心理行为干预措施，明显改善癌症患者的情绪，促进癌症患者生活质量的提高。

4. 疼痛控制　疼痛是口腔黏膜炎最常见的症状，这与口腔内神经的高敏感性相关，国内临床上口腔黏膜炎疼痛剧烈时，首先考虑局部使用表面麻醉药。维生素 B_{12} 对口腔黏膜炎引起的疼痛止痛效果明显，并且能延缓口腔黏膜炎的发生，在放射治疗早期使用效果更好。

5. 口腔癌患者的护理　口腔癌是发生于口腔及其邻近解剖结构的恶性肿瘤。口腔癌是头颈部较常见的恶性肿瘤，约占全身恶性肿瘤的 3%。近几十年来，虽然针对恶性肿瘤的治疗技术不断进步，但口腔癌的发病率和死亡率仍然居高不下，5 年生存率徘徊在 50% 左右。对于晚期口腔癌患者的人文关怀除了遵循以上方法外，还需要注意以下两点：①晚期口腔癌患者在较长时间内进食困难，或无法进食，需要采用鼻饲管喂食，保证足够的热量和营养，提高机体的抵抗力。鼻饲管插入时要动作轻柔，避免损伤黏膜。鼻饲宜少量多次，以免引起恶心、呕吐、胃部不适。②晚期口腔癌患者语言功能丧失，其诉求经常通过非语言方式表达（如体态、表情、眼神等），这就要求医护在实践中学习，增强对患者非言语表达的观察能力。

（许庆安　樊明文）

参考文献

1. 张大庆. 医学人文. 北京：人民卫生出版社，2016.
2. 葛立宏. 儿童口腔医学. 北京：人民卫生出版社，2012.
3. 万呼春，杨征，吴红崑，等. 残障人口腔疾病的临床治疗. 华西口腔医学杂志，2017.
4. 胡仙华. 癌症放化疗患者口腔黏膜炎的护理进展. 护理管理杂志，2014.
5. 朱文，胡志，马颖，等. 基于文献词频分析的医学人文关怀内涵与思考. 医学人文理论研究，2018.

第一节　法律与人文

一、法律的起源

（一）人类社会法律规则的来源

人是自然界的一种高级物种。自然赋予人生存的欲望、繁衍的冲动等等。自然的造物和进化使人们在自我感知自身欲望、冲动和要求的情况下进行满足其个体需求的活动。对这种出于自然本能的、受命于自然、作用于自然、实现于自然的人类行为，荷兰学者斯宾诺沙认为，"若是人生活在自然的统治之下，就无所谓罪恶"，即：人的行为无需受控。

然而，人类常常是以一个群体进行求存活动的。当人们做出的是如爱情、恻隐、慈悲、救助等利他行为时，这时人的善行是无需进行控制与约束的，而且应当大力提倡。但当人们做出的是因愤怒、仇恨、嫉妒、贪婪而伤害他人的损他行为并由此导致加害者与受损者之间的行为冲突时，则需要加以控制、约束或限制。

于是，法律作为对人们行为的一种控制、约束或限制在人类历史的发展进程中应运而生——"文明的发展限制了自由，公正要求每个人都必须受到限制。"即：法律限制的是人的原始自由、自然自由，也就是"人人爱怎样就可以怎样的那种自由"。

（二）法律对人文道德建设的作用与推进

德国学者卡尔·雅斯贝斯（Karl Jaspers）将公元前 800 年至公元前 200 年的历史阶段称之为"轴心时代"，认为这 600 年间世界不同地区几乎同时而独立地出现了印度佛陀、中国圣贤、希腊哲人、犹太先知所创立的教义或哲学，表现出对人类"终极关怀的觉醒"和对原始文化的冲突或超越，并作为经典或教训流传后世，奠定了此后两千多年人类精神与道德文明的基础，对古代文明形态的生成产生了深远的影响。此阶段人类由原始的契约方式产生了最基本的法律规则——协议立法。如古希腊阿提卡地区公元前 1000 年到公元前 700 年统一运动中的各独立城堡间制定的以雅典为中心的统一城邦协议立法；中国战国时期各诸侯缔结的以维持和平、共同反对侵略为主要内容的协议立法——盟、誓；古罗马共和时期平民大会通过的罗马平民之间的协议；以及在欧洲封建制度最初形成时期，由国王与领主，领主与封臣，封建主与自由民之间的各类协议。

多位学者提出，人类社会进入 16 世纪以来就进入了一个极为特殊的历史年代，卡尔·雅斯贝斯将这个时代称之为"科技时代"，其明显特征为科学的兴盛、欧洲的崛起和世界或世界秩序的出现。但是，雅斯贝斯同时指出，"技术……造成了全球的统一。人类整体的共同的历史开始了。统一的命运控制着人类整体。……再没有任何东西可以置身事外。……新的危险和新的机会暴露了。一切重大问题都成为世界的问题……"。另一位学者凯伦·阿姆斯壮（Karen Armstrong）也同样指出，"或许，每一代人都相信自己到达了一个历史转折点，但是，我们的问题似乎特别难以应付，我们的未来也越来越不确定。我们的很多困难掩盖了更深的精神危机。在 20 世纪，我们经历了暴虐行径的空前暴发。不幸的是，我们相互毁损的能力与我们不同寻常的经济和科学进步不相上下"。对于现时代和未来社会科学技术的发展可能带来有悖于人类道德的如毁灭人类基本生存的核战争技术、技术的全球化对维护建立在道德基础上的政治自由的必要性，以及人类命运是否

学习笔记

需要进一步推进和维护道德与伦理的存在等问题,再次引起众多思想家、法学家的思考,并由此促进了法律制度与法治社会的发展,成就了近代西方法律体系的产生,法律和法学开始有意识地成为专门而独立的特定领域,并作为一门系统化的科学知识进行传授和研究,现代法治的基本构成形式得以形成,传统道德伦理的维护与民主法治社会的建设得到进一步推进与发展。

二、法律与人权保护

(一)人权与道德

1. 人权与人格权　现代社会讲人权自由。近代欧美"不自由,毋宁死""宁愿在风暴中享自由,不愿在安宁中受奴役"成为流行话语。中国古代也有"朝闻道,夕死可也(《论语·里仁》)""所欲有甚于生者,所恶有甚于死者(《孟子·告子上》)""宁饥寒乘理而死,不愿饱暖违义而生(《后汉书·赵壹》)"等的追求人权的话语。纵观当今发展中的人类社会,人权已经成为现代政治据以持续存在和运行的基本合法性渊源,现时代也因此被称为"民权世界""权利时代"。

人权是什么?古典自然法学认为,人权是人的自然权利,来源于自然法的规定。国内有学者提出,人权是人因其自然本性和社会本性而享有的不可剥夺的权利。我国高等学校法学系列教材《民法总论》第4版将人权定义为"人权是作为人应当享有的权利,只能由制定法加以体现,才能变成现实的权利。民法中的人身权和财产权,是人权的具体化和确实保障"。

人权来源于人格的概念。人格概念最早出现在罗马市民法中。人格是指生物学意义上的人成为法律意义上的人的状态,即国家赋予生物学意义上的人的权利能力。人格要素有物质要素和精神要素两部分,前者包括生命、身体、健康;后者包括姓名、肖像、名誉、自由、隐私、信用、贞操等。

由人格概念衍生出来的人格权是指存在于权利人自己人格上的权利,即人们在与其人格不可分离的关系上所享有的社会利益,这种利益是受法律保护的。广义的人格权是一个市民社会的权利主体资格;狭义的人格权则是指自然人在上述人格要素中所具有的物质与精神要素,其中特别以体现人格尊严价值的名誉权和体现自由意志价值的自由权为重。它们是人的社会属性的法律要求,社会越发展、文明越进步,人类对于人格权的追求就越强,人格权对于人的存在价值就越重要。

2. 人权与人文道德　古人云:"克明俊德,以亲九族。九族既睦,平章百姓。百姓昭明,协和万邦(《尚书·尧典》)。""修之于身,其德乃真。修之于家,其德乃余。修之于乡,其德乃长。修之于邦,其德乃丰。修之于天下,其德乃普(《道德经》)。"

从古至今,人权与道德(或者说德性)一直是相辅相成的两个方面,人权立足于人的身体与性命层面,旨在把人当人,不以非人的方式对待人;德性则立足于人的仁义和精神层面,旨在为君子,成圣贤,不为"草木禽兽"。人在人权方面主要是作为保护对象存在的,而在德性方面则主要是作为道德主体存在的。作为保护对象的人,不必是内心高尚的人;而作为道德主体的人,则是道德感强烈、是非观分明的人。故此,德性更加注重精神超越和生命之道,比人权具有更强的精神属性;而人权则更加注重世俗物欲和社会之理,具有明显的世俗倾向。

如何构造人人皆应受到人权保护的道德基础,有学者提出:道德心、理性应当是人权能够被确立和保护的道德依据。人的道德心是指人的善性,是以人的恻隐心、爱心为主要表现的、自发的道德情感。"恻隐心是将他人的痛苦、灾难当做自己的痛苦、灾难来看待、感受的心态";爱心是希望他人获得幸福、把他人幸福当做自己幸福来看待的心态。这两种心态可以引起人进一步产生有关利他行为甚至做出奉献的冲动。人的理性是人类在长期的社会生产、生活中逐步发展起来的不同于感性思维的思维机制。它是一种自我的善,当它指导人的行为、外化于人的行为时,表现为有条件的善。通常在社会实践领域,它对控制自身的自利心和其他恶性行为发挥重要作用。由于道德的本质就在于关心或顾及他人利益,不限于自我甚至超越自我,能够用以抗衡人类的自私心和其他损他性恶性行为,同时借助理性的内在思考与协调,故人类是可以通过形成道德规范而充分实现人的道德精神与现代民主、人权保护、政治自由的融合与衔接的。

3. 权利与权利内容　人权既然是人应当享有的权利,那么权利是什么?

权利是私法(也是民法)的核心概念和制度基础,其功能在于保障人权和个人自由的范围,使人们能够自主地决定、组织、安排各自的社会经济生活，实现私法自治。"权利"一词早在我国古代典籍已经出现，但作为民法上的概念，是清朝末年从欧洲语言直接翻译而来，拉丁语为 jus，法语为 droit，英语为 right，德语为 recht，均蕴含正义的意蕴。其中 jus、droit、recht 同时具有法律与权利的双重含义——在客观上使用时表现为法律，在主观上使用时表现为权利。

权利有其特定的分类标准及其所包含的内容：①依照权利的标的为标准，可以划分为财产权与非财产权。财产权又分别包含人身权和身份权；②依权利的作用为标准，可以分为支配权、请求权、抗辩权和形成权；③依权利的效力范围为标准，可以分为绝对权与相对权；④依权利的成立条件是否已经具备为标准，可以分为既得权与期待权；⑤依权利的依附关系为标准，可以分为主权利和从权利；⑥依权利相互之间的关系为标准，可以分为原权利和救济权。

（二）法律对人权保护的作用与推进

1. 自然人及其权利能力　法律的基本任务是保护个人的基本权利，权利成为法律的中心观念，权利也是一切法律活动的中心和灵魂。法律通过对权利的确定与保护，达到维护市民社会关系有序和谐的目的。而自然人的人格尊严是表现现代人类社会文明最重要的价值观念之一。

何谓自然人？自然人（natural person）是指具有权利主体资格的生物意义上的人，此为法律上的自然人概念，即：因为法律的承认而将一个生物意义上的或自然状态的人赋予了法律上的权利主体资格，并因此具有其权利能力，故每个自然人在法律上均享有平等的权利主体资格。如我国《中华人民共和国民法通则》第十四条规定"自然人的民事权利能力一律平等"；《德国民法典》第1条，《法国民法典》第8条，《瑞士民法典》第11条和第31条，《日本民法典》第1条等世界各国和地区也均有相同规定。

自然人的权利能力始于出生，终于死亡。其出生即是权利能力的始期，出生的完成意味着自然人取得了权利能力，而不需要履行任何法律手续。随着法律对人权保护的发展，自然人权利能力又进一步划分为一般权利能力和特殊权利能力。前者是指所有自然人均享有的权利，始于出生；后者与自然人的年龄关系密切，是指在达到法律规定的法定年龄之后才能够享有的权利能力。自然人权利能力的消失终于死亡，同时其享有权利的主体资格也宣告终止。

特别需要提及的是，未出生的胎儿是否具有自然人的权利能力？因自然人权利能力始于出生，故早期的世界各国法律均认为"未出生的胎儿，原则上不具有权利主体资格"。随着社会的发展和法律的进步，胎儿利益逐渐受到法律保护，最早在罗马法中制定了"关于胎儿的利益，视为已出"的规定，之后在《法国民法典》、《德国民法典》、《日本民法典》中相继制定了此项规定。我国《中华人民共和国民法通则》第十六条也有与胎儿利益的相关条文，即"涉及遗产继承、接受等胎儿利益保护的，胎儿视为具有民事权利能力。但是胎儿娩出时为死体的，其民事权利能力自始不存在"。对胎儿权利能力的认定尽管世界各国有所不同，但这些都表现出法律对人权保护的彰显和重要推进。

2. 人格权的保护　人格权是指权利主体人格上的权利。20世纪中叶之后，世界各国开始对人格权的立法加以重视，其保护范围不断扩大，人格权作为一种独立制度出现。在宪法确立了公民基本权利的基础上，现代社会也已经形成以民法为基础的人格权保护法律体系。但刑法对人格权的保护最为明显，特别规定了侵犯人格权的犯罪，如侵害生命权、人身权、健康权、名誉权以及人身自由、人格尊严等的依法惩处。

人格权的物质要素包括：①生命权，以自然人生命安全利益为内容的人格权；②身体权，自然人对身体的完整性以及支配其肌体、器官和其他身体组织等为内容的人格权；③健康权，自然人以其器官以及整个机体的生理机能正常运作为内容的人格权。

人格权的精神要素包括：①姓名权，自然人对姓名的决定、变更和使用的人格权；②肖像权，自然人对肖像的制作和使用及其由此而产生的利益为内容的人格权；③名誉权，自然人对名誉所享有的不受他人侵害的人格权；④自由权，自然人有权在法律规定的范围内按照自己的意志进行活动而不受外来约束、限制的权利；⑤隐私权，自然人对自己的个人秘密和私生活控制的人格权；⑥信用权，自然人对其具有的经济能力在社会上所获得的信赖与评价的保有和维护的人格权；⑦贞操权，自然人基于保持性纯洁的良好品行所产生的人格利益而享有的一种人格权。

当今社会的世界各国均规定了就有关生命权、健康权、身体权产生侵害时的法律救济；规定了自然人在人格权受到侵害时，依法享有"停止妨碍请求权、排除妨碍请求权和损害赔偿请求权"，法律同时就人格权的保护设立了精神损害赔偿制度。

第二节　法律规范与医学

一、法律规范对医学人文道德的促进作用

医学是直接面向社会、服务于人类的与社会科学紧密结合的自然科学。医学科学的有序发展、需要社会科学的保障和规范，尤其面对生命体所实施的临床医疗行为和医学科学研究行为，更需要法律的调整与规范。但随着社会民众法律意识的提高和权利保护意识的增强，我国医学教育中人文社会科学知识欠缺的弊端显露无疑，医学实践行为中对患者权利尊重的伦理道德意识淡漠，医师群体中情绪耗竭、去人格化、低成就感的"燃竭"现象等，这些已经妨害了医患关系的和谐发展，造成医疗安全隐患的发生，并进而对医学科学的良性发展产生阻碍。其中，法学知识的匮乏更是严重阻碍了"大医精诚"之医德规范的价值观建立。

回顾世界医学史，现代临床医学之父——著名医学家、教育家威廉·奥斯勒（Wiliam Osler）（图 12-1），不仅在内科学领域建树颇丰，更是现代临床医学教育的开拓者，同时还是以文艺复兴式的多才多艺和对人文的关怀影响着全世界的伟大医者。他大力推行医教改革，呼吁床边教学的重要性。引入德国组织完善的住院医师制度，结合英国实习生制度，促成美国新的医学教育体系的建立，使医学教育有了明确的法律制度与规范。他所著的《医学原则与实务》至今仍然是最好的内科教科书，被翻译成多国文字出版，成为最早的指导医学生临床实践的带有法律规范性意义的医学文本。

另一位著名的医学伦理学家——英国医生托马斯·帕茨瓦尔（Thomas Pervical）（图 12-2）是将医学伦理从道德自律上升为职业规范的代表人物。他是一位有着很强责任感的医师，其所著 *Medical Ethics*（医学伦理学）被认为是现代医学伦理规范的第一本著作。该书最初是 1794 年受曼彻斯特皇家医院所托，写一本指导手册用以解决医院里来自不同学术背景的职员间的分歧，因广受好评而于 1803 年正式出版。帕茨瓦尔在书中主要着墨于具体问题的解决方法，如医师对患者的态度、医师的自我节制、医师之间如何合作与讨论以及如何解决分歧等，是继希波克拉底之后西方医学伦理学历史上最重要的贡献。该书也成为 1847 年美国医学会起草本国第一部医学伦理规范时的主要借鉴专著，客观上推进了医学法律规范与制度构建的良性发展。

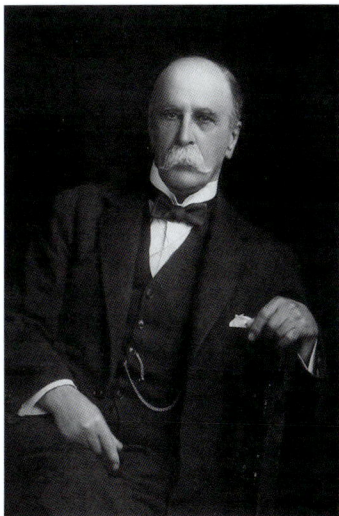

图 12-1　威廉·奥斯勒

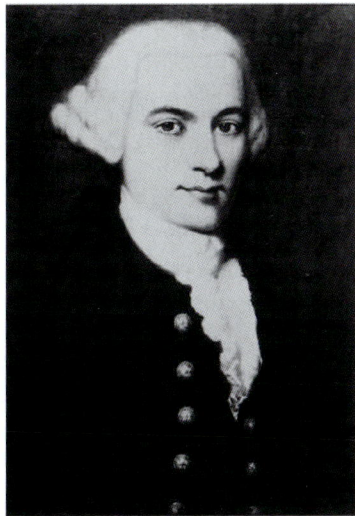

图 12-2　托马斯·帕茨瓦尔

学习笔记

151

中国医学史上也不乏医术与医德同样高深并举的名医。裘法祖院士的名言——"医术有高有低，医德最是要紧"；吴孟超院士的座右铭——"医学是一门以心灵温暖心灵的科学"等等，都是他们终生行医中恪守职业道德、严格职业操守、追求职业精神，与患者善行相伴、相依相存的真实写照。在他们的职业生涯中，患者的权利得到充分尊重，依法行医的理念得到充分彰显和执行，医学与人文道德、医学与法律、法律与人文道德得到了完美的统一和诠释。正如著名的生命伦理学家佩莱格里诺（E.D.Pellegrino）对医学人文学所做的阐述——作为医学基础的人文学科包括了文学、哲学、历史、艺术、音乐、法律、经济、政治学、神学和人类学等。这些人文学科在医学中具有正当合理的位置，他不应只是一种绅士的品质，不是作为医疗技艺的彬彬有礼的装饰，也不是为了显示医师的教养，而是临床医师在做出谨慎和正确决策时应必备的基本素养，如同作为医学基础的科学知识和技能一样。又如美国著名医学教科书《西氏内科学》对医学的定义——"医学是一门需要博学的人道职业"。这个定义说明医师既需要具备以生物医学为核心的自然科学知识，还应当具备社会人文学科方面的知识。故此，当医学人文与社会科学密不可分之时，作为具有代表性的社会科学之一的法学，则更应当为指导、规范和推进医学及其人文道德的内涵建设发挥重要作用。

二、法律规范与口腔医学

截至 2017 年底，中国大陆尚未有口腔医学独立的医疗卫生管理法律及行政法规。管理中主要依据大卫生、大医学概念下的法律规范，如《中华人民共和国执业医师法》《中华人民共和国传染病防治法》《中华人民共和国药品管理法》、《中华人民共和国侵权责任法》《中华人民共和国母婴保健法》《中华人民共和国基本卫生与健康促进法》等全国人大常委会颁布的法律；以及《医疗机构管理条例》《医疗事故处理条例》《医疗纠纷预防和处理条例》等国务院颁布的行政法规等。目前与口腔医学专业特性相关的法律制度建设仍主要体现在国家卫生健康委员会、国家食品药品监督管理局等发布的部门规章和各省、市、自治区的地方性规章以及口腔行业技术规范相关标准中。如《医疗机构基本标准（试行）》（1994）、《医疗机构诊疗科目名录》（1994）、《关于医师执业注册中执业范围的暂行规定》（2001）、《关于修订口腔科二级科目的通知》（2010 年）等。

（一）口腔医疗机构与诊疗科目设置

基于以上部门规章，我国口腔医疗机构的设置分别为口腔医院、口腔门诊部、口腔诊所、口腔病防治所四种形式。其中口腔医院又分别设置为三级口腔医院和二级口腔医院两个级别，口腔病防治所分别为一级、二级、三级三个级别。口腔门诊部和口腔诊所主要依据牙科椅位数划分与设置，其中 4 台牙椅及以上的注册为口腔门诊部，4 台牙椅以下的注册为口腔诊所。

就口腔诊疗科目而言，目前共设置 12 个二级口腔诊疗科目，分别为口腔颌面外科、口腔修复、口腔正畸、口腔预防保健、牙体牙髓病、牙周病、口腔黏膜病、儿童口腔病、口腔种植、口腔麻醉、口腔颌面医学影像和口腔病理，形成了与国际接轨的较为完善的诊疗科目体系。

（二）口腔类别执业医师管理

1．口腔医师执业注册范围　2001 年卫生部发布的《关于医师执业注册中执业范围的暂行规定》中限定口腔医师执业范围为口腔医学。2006 年《关于修订口腔类别医师执业范围的通知》又分别增设了口腔麻醉专业、口腔病理专业、口腔影像专业等三个专业项目，由此我国口腔医师执业范围调整为四个专业项目。

2．口腔医师执业管理的相关法律规定分别执行《医师执业注册管理办法》、《外国医师来华短期行医暂行管理办法》以及《关于印发推进和规范医师多点执业的若干意见的通知》等规章与规范性文件。

（三）口腔专业技术规范与标准

截至 2017 年底，口腔专业技术规范与标准主要有：①国家级三类医学技术规范 4 项；②口腔材料行业标准 151 项；③口腔医学专业各类技术规范、指南 21 项，专著 2 本，分别为《临床治疗指南·口腔医学分册》（2016 版）、《临床技术操作规范·口腔医学分册》（2017 版）；④其他国家卫生标准 3 项,分别为牙科 X 线装备与口腔医院感染管理标准;⑤上述标准主要以国家标准(GB)、卫生行业标准(WS)、医药行业标准(YY)、地方标准、企业标准以及行业组织标准的形式发布。

三、与医学人文相关的主要法律规范

(一)卫生法

1. 卫生法的概念与分类 卫生法(health law)是指由国家制定或认可,并以国家强制力保障实施的,用于调整在保护人体生命健康活动过程中所形成的各种社会关系的法律规范的总和。卫生法也是法学的一个分支,是研究卫生法律现象以及发展规律的一个部门法学,也是随着社会经济和卫生保健事业发展以及医学模式转变而兴起的一门新兴交叉学科,是我国法学体系的重要组成部分。

卫生法的体系结构和主要法律制度包括:①卫生资源管理法律制度;②公共卫生监督管理法律制度;③疾病预防与控制法律制度;④健康相关产品法律制度;⑤血液与血液制品相关法律制度;⑥人口与生殖健康法律制度;⑦医政管理相关法律制度;⑧传统医药管理法律制度;⑨健康促进法律制度;⑩医疗保障保险法律制度。

2. 卫生执法的概念与原则 卫生执法是指卫生行政机关(法律法规授权的组织、行政机关依法委托的组织)及其公职人员,依照法定职权和程序,贯彻实施法律法规的活动。其执法原则包括:①依法行政原则;②协调统一、效能第一的原则;③民主的原则。执法行为主要为:①做出卫生行政处理决定;②进行卫生监督检查;③采取卫生行政强制措施;④做出卫生行政处罚决定;⑤要式卫生监督行为与非要式卫生监督行为。

(二)医事法

医事法(clinic law, medical law)是指在卫生法中主要调整医疗服务法律关系的法律规范总称。它是一种规定医疗服务法律关系当事人权利和义务的规则,这些规则由国家制定,具有普遍适用性。目前我国的医事法律规范散见于宪法、法律、行政法规、自治条例、单行条例、行政规章以及我国参加或签订的国际条约之中。

医事法是在医学技术发展演变和医学模式转变基础上逐步形成的专门法律。在调整医疗服务法律关系当事人的权利与义务中,它具有以下基本原则:①不伤害原则(non-maleficent),指不使患者身心受到损害。这一原则强调的是维护患者生命安全,是每一位医师在从事医疗工作时都应严加遵守的义务;②意思自治原则(autonomy),指医事法律关系当事人即医患双方在法律规定的范围内均享有广泛的自由,即:有权选择依法从事或不从事某种医疗活动以及医疗行为。其中患者自治是患者权利的核心,也是患者权利保护的重要所在;③公平公正原则(justice),指民众所具有的平等享用合理医疗资源、对医疗资源运用与分配的参与决定等权利,并对医疗活动的人权保障、对人类生命尊严的维护敢于坚持公平与正义的追求。

医事法涉及的主要法律规范包括:①药品和医疗器械;②传统医药;③临床试验;④输血与血液制品;⑤临床医疗行为;⑥医疗文书;⑦传染病、职业病、母婴保健、精神卫生等;⑧器官移植、人类辅助生殖技术、基因技术等;⑨脑死亡、安乐死等。

(三)国际卫生法

1. 国际卫生法概述 国际卫生法(international health law)是调整国家(包括类似国家的政治实体以及由国家组成的国际组织)和地区之间在保护人体健康活动中所产生的各种法律关系的有约束力的原则、规则、规章和制度的总称。近代保护人体健康的国际协定可以追溯到 19 世纪中叶的国际检疫协议。1851 年巴黎举行第一次国际卫生会议产生了由 11 个国家签订的第一个地区性《国际卫生公约》;1905 年美洲 24 个国家签订了泛美卫生法规。第二次世界大战后,世界卫生组织为实现"使全世界人民获得可能的最高水平的健康"的宗旨,编辑出版了《国际卫生立法汇编》(international digest of health legislation),积极有效地推动了国家之间卫生立法的交流与合作。联合国及其有关机构也制定了多项与保护人体健康有关的国际卫生条约或形成了有关决议与宣言,加强和扩展了国际卫生法推动社会进步、促进人类福祉的重要作用。现今的国际卫生法内容已经涉及诸如公共卫生与疾病控制、临床医疗、职业卫生、人口与生殖健康、特殊人群健康保护、精神

卫生、卫生资源、药物管理、食品卫生以及传统医学等诸多方面，并长期遵循和坚持"全人类达到尽可能高水平健康、人体健康保护合作、公平分配卫生资源"等三大原则。

2. 国际卫生法主要内容

（1）联合国和国际卫生法：联合国是当今世界最具普遍性、影响最广泛、规模最大的政府间国家组织，成立于1949年6月25日。其宗旨是"维护国际和平和安全"、"制止侵略行为"、"促成国际合作"。联合国同时以通过和制定一系列尊重人权、改善人类处境、工作和生活环境的宣言与决议方式，为保护人类健康做出了重大贡献。

联合国制定的国际卫生法主要包括：①《儿童生存、保护和发展的世界宣言》；②《国际人口与发展大会行动纲领》；③《1961年麻醉品单一公约》、《1971年精神药品公约》；④《世界人类基因组与人权宣言》；⑤《世界人权宣言》。该宣言于1948年12月10日联合国大会通过，为联合国的基本法之一。其中第三条"人人有权享有生命、自由和人身安全"，是全人类最为推崇和严格遵守的法律与道德规范；⑥《关于艾滋病病毒/艾滋病问题的承诺宣言》。

（2）世界卫生组织和国际卫生法：世界卫生组织是与联合国建立协商关系的独立的政府间国际组织，成立于1948年4月7日。宗旨是"使全世界人民获得尽可能高水平的健康。"其"健康"的含义是指"身体、精神和社会生活中的完满状态，而不单是没有疾病或虚弱"。世界卫生组织所开展的活动起到了关键的甚至是决定性的对人类健康保护的推进作用。世界卫生组织制定的国际卫生法主要包括：①《世界卫生组织宣言》；②《国际卫生条例》；③《阿拉木图宣言》；④《烟草控制框架公约》。

（3）世界贸易组织和国际卫生法。其制定的国际卫生法主要包括：①《卫生与植物卫生措施应用协议》；②《TRIPS协定与公共健康宣言》（"IRIPS协定"即《与贸易有关的知识产权协定》）。

（4）国际劳工组织和国际卫生法：其制定的国际卫生法主要包括：①1981年《职业安全和卫生及工作环境公约》；②《1985年职业卫生设施建议书》。

第三节　医师执业法律规范

一、医师执业法律规范

（一）我国医师队伍现状

医师是我国医疗卫生事业的主体，更是我国医疗卫生技术人员队伍的主要构成。根据国家卫生健康委员会2018年6月12日发布的《2017年我国卫生健康事业发展统计公报》的有关数据显示，截至2017年末，全国现有从事医疗、预防、保健工作的各级各类执业（助理）医师339万，分布在城乡98.66万个各级各类医疗卫生机构中。目前我国每千人拥有执业（助理）医师2.44人，其中每万人拥有全科医生1.82人。就中国内地口腔医师而言，根据2019年中国卫生健康统计年鉴的数据，截止2018年是21.7万，与全国人口之比为1∶6 500。虽然有较快的增长，但与世界上1∶3 500～4 000的牙医师与人口之比仍然存在较大缺位。这支庞大的医师队伍是维护人民健康的卫士，多年来发扬敬业奉献精神，以救死扶伤为己任，表现出了高尚的医德风范和精湛医术，为国家经济发展和社会进步做出了重要贡献。

（二）《中华人民共和国执业医师法》的适用与实施

我国于1998年颁布了《中华人民共和国执业医师法》，这是一部规范医师执业活动意义重大的法律，医师行业管理自此走上现代法制建设和依法执业的轨道。作为我国医疗卫生工作重要的法律制度之一，该法也是宪法赋予每个公民的权利、义务在医师执业领域内的具体体现，与公民的切身利益息息相关。其立法宗旨十分明确：加强医师队伍建设，提高医师职业道德和业务素质，维护医师合法权益，最终实现保护人民健康的根本目的。与之相配套的一系列规范性法律文件分别从医师资格考试制度、医师执业注册制度、医师执业规则以及医师考核与培训制度等方面做出了明确的法律规定，同时也明确了医师在执业活动中因违反法律规定而依法必须承担的法律责任。

按照该法规定,我国医师执业必须具备三个要素:①依法取得执业医师资格或者执业助理医师资格;②取得医师资格后需经注册取得执业证书;③医师必须是在医疗、预防、保健机构中执业的专业医务人员。同时,为加强医师执业管理,提高医师素质,保证医疗质量与医疗安全,该法第三十一条还规定了医师定期考核制度,由此形成和保障了我国医师队伍建设的法制化与规范化管理。

1. 医师资格考试制度 《中华人民共和国执业医师法》规定的医师资格考试制度意义重大。它可以最大限度保证医师队伍质量,可以以一种科学、公平的方法检验医学教育水平。通过国家实行的"考试时间统一、考试内容统一、评分标准统一、合格线统一"的四统一考试制度,使医师资格的取得体现法律上的公平、平等原则和专业上的竞争、择优原则,既促进医学教育水平和办学质量的提升,又能确保一支符合医师执业标准的医学人才进入医师队伍。既从法律上保障了医师执业准入和控制,也使卫生行政监管部门取缔非法行医人员有法可依。同时也为中国医师获取境外行医资格与学术上的合作交流提供了国际接轨途径。

目前我国医师资格考试有明确的法律规范性文件,组织管理,考试大纲和具体实施办法。应考医师分别为临床、口腔、中医、公共卫生四大类别。考试方式分别为实践技能考试和医学综合笔试两部分,实践技能考试通过者方可参加医学综合笔试。考试每年进行一次,由国家统一下达时间,考试内容由国家卫生健康委员会下设的医师资格考试委员会统一制定。通过 20 年的管理与实践,医师资格考试已经形成良好高效的循环机制,医师队伍的准入更加规范有序。

2. 医师执业注册制度 《中华人民共和国执业医师法》第十三条规定,国家实行医师执业注册制度。第十四条规定,未经医师注册取得执业证书,不得从事医师执业活动。这是以法律形式将执业注册制度引入了对医师执业的管理,即:通过医师资格考试所取得的医师资格证书只表明本人具有了医师行业的准入资格,而从事医师执业活动还需依法经注册取得医师执业证书。目前我国医师执业注册工作通过相关法律规范性文件,规定了注册的条件与流程,以及具体执业类别、执业地点、执业范围等的要求。需要指出的是,医师执业注册中还有与不予注册、重新注册、注销注册和变更注册等相关的法律规定,这也是为保障医师队伍的质量与依法、安全开展医师执业活动所采取的必要法律保障。

3. 医师定期考核制度 《中华人民共和国执业医师法》第三十一条规定,按照医师执业标准,对医师的业务水平、工作成绩和职业道德状况进行定期考核。对考核不合格的医师可以责令其暂停执业活动 3～6 个月,并接受培训和继续医学教育。暂停执业活动期满再次考核,合格者允许继续执业,不合格者由卫生行政部门注销同意收回医师执业证书。医师定期考核制度旨在规范已获得执业资质的医师队伍的监督与管理,是提高医疗质量和保障医疗安全的需要。按照目前有关法律规范性文件的规定,医师定期考核每两年进行一次,按照医师的年资及年度考核结果分别执行一般程序和简易程序。考核内容中的业务水平、工作成绩、职业道德任何一项不能通过评定或测评的即为不合格。同时另行规定了部分采用"单项否决"方式直接认定考核不合格的违规违法行为。

二、医师执业规则

(一)医师的权利与义务

1. 医师的权利 医师的权利系指获得医师资格和执业注册许可的医师在执业活动中的权利。医师权利不同于一般的公民权利,它是在医师享有一般公民权利之外,又因从事医师职业并因职业特点而享有的特定的权利。医师在享有特定权利的同时,其作为权利主体必须履行相应的义务,尤其在医疗活动中,病人就医所享有的权利就是医师必须履行的义务。这种权利与义务既是平等的,更是受到法律严格保护的。

《中华人民共和国执业医师法》第二十一条对医师权利规定如下:①享有医师执业活动中的基本权利,即处方权、诊断权、治疗权。本项权利限于医师在注册的执业范围内和从业的执业类别内行使。②享有与执业活动相关的医疗设备等基本条件的使用权。③享有作为医学专业人员从事医学科学研究、学术交流及参加科学技术专业学术团体的基本权利。④享有参加医学培训、接受继续医学教育的基本权利。⑤享有在执业活动中，人格尊严、人身安全不受侵犯的宪法赋予的公民基本权利。⑥享有获得劳动报酬的权利，如工资报酬和津贴，国家规定的福利待遇等。⑦享有参与医疗卫生管理的民主权利。有权对医疗机构工作提出批评和建议。

医师权利行使过程中，最基本的一项执业权利是"医师在诊断治疗领域享有医疗主导权、自由裁量权和其专业判断不受干扰的权利"。即：医师享有诊断权、处置权、处方权，有权询问患者的家庭病史、个人生活情况，有权建议和要求患者做各种检查，有权选择合理的医疗、预防、保健方案，有权就治疗、处置方案做出医学上的判断和合理建议，并且有权在不确定的、复杂的医学领域自由地做出合理的专业判断，其专业判断不应受到外界任何非医学因素的影响。

医师的权利依法受到法律保护。首先，其在执业行为中为患者所做出的真诚职业判断应当受到法律的尊重和保护；其次，《中华人民共和国执业医师法》第二十条和第四十条、《中华人民共和国侵权责任法》第六十四条、《中华人民共和国治安管理处罚法》第二十五条和第六十五条、《中华人民共和国基本医疗卫生与健康促进法》第五十七条、第一百零五条、第一百零六条等均规定了医师的人格尊严和人身安全不受侵犯、医师的执业活动和医疗秩序依法受到保护、阻碍医师执业和侵犯医师人身自由的依法承担法律责任的有关条款内容，这些都是对医师人格权利的法律尊重和医师执业行为的法律保障。

2. 医师的义务　义务（obligation）是指根据法律规定或者当事人之间的约定，义务人为一定行为或者不行为，以满足权利人的权益需要。义务是与权利相对应的一个概念，义务与权利的根本区别表现在以下两个方面：第一，权利是为满足权利人自己的利益需要，而义务是为满足他人（即权利人）利益的需要。第二，权利是一种"可为"，而义务是一种"必为"。权利体现了当事人的自由，义务则体现了当事人的一种约束。

《中华人民共和国执业医师法》第二十二条规定了医师义务，这是一种法律规则的义务，又称之为法律义务。法律义务是指为了维护和实现社会共同利益、国家利益、集体利益或他人的非损他性利益，由社会普遍公认为"应当的"、并因此为国家所要求的、法律主体在一定的条件下所必须做或不能做的某种行为。

医师在执业活动中应当履行的义务包括：①遵守法律、法规，遵守技术操作规范；②树立敬业精神，遵守职业道德，履行医师职责，尽职尽责为患者服务；③关心、爱护、尊重患者，保护患者的隐私；④努力钻研业务，更新知识，提高专业技术水平；⑤宣传卫生保健知识，对患者进行健康教育。

3. 医师执业规则中的其他权利与义务　《中华人民共和国执业医师法》除上述规定的医师权利、义务外，另在第二十三条至第三十条对医师执业活动应当遵循的其他规则做出下列规定，这些规定大部分仍然是医师享有的权利，但同时也是医师需要尽到的执业注意义务：

（1）医师实施医疗、预防、保健措施，签署有关医学证明文件，必须亲自诊查、调查，并按照规定及时填写医学文书，不得隐匿、伪造或者销毁医学文书及有关资料。医师不得出具与自己执业范围无关或者与执业类别不相符的医学证明文件。

（2）对急危患者，医师应当采取紧急措施进行诊治；不得拒绝急救处置。

（3）医师应当使用经国家有关部门批准使用的药品、消毒药剂和医疗器械。除正当诊断治疗外，不得使用麻醉药品、医疗用毒性药品、精神药品和放射性药品。

（4）医师应当如实向患者或者其家属介绍病情，但应注意避免对患者产生不利后果。医师进行实验性临床医疗，应当经医院批准并征得患者本人或者其家属同意。

（5）医师不得利用职务之便，索取、非法收受患者财物或者牟取其他不正当利益。本条款系医师在执业中不能做某种行为的禁止性义务。

（6）遇有自然灾害、传染病流行、突发重大伤亡事故及其他严重威胁人民生命健康的紧急情况时，医师应当服从县级以上人民政府卫生行政部门的调遣。本条款是医师在执业中必须做到某种行为的应当性义务。

（7）医师发生医疗事故或者发现传染病疫情时，应当按照有关规定及时向所在机构或者卫生行政部门报告。医师发现患者涉嫌伤害事件或者非正常死亡时，应当按照有关规定向有关部门报告。本条款也是医师执业中必须做到某种行为的应当性义务。

（二）患者权利与义务

1. 患者的权利 我国《中华人民共和国执业医师法》《中华人民共和国侵权责任法》《医疗事故处理条例》等多部法律法规都有患者权利的相关规定。在医疗行为中，我国患者主要享有生命权、健康权、身体权、隐私权、平等医疗保健权、知情同意权以及自主决定权等的广泛权利。

（1）生命权：《中华人民共和国民法总则》第一百一十条规定"自然人享有生命权、身体权、健康权……隐私权……等权利。"生命健康权是一项基本人权，是自然人依法享有生命安全和人身健康不受非法侵害的权利。保护患者的生命健康权不受侵害是医疗服务的重要任务，医疗服务过程中不允许发生侵害患者生命健康权的行为。生命健康权包括生命权和健康权两项独立的人格权。其中生命权是以生命安全为内容的权利，是指自然人生命安全不受侵犯的权利，即：非经正常的法律程序，任何人不得剥夺自然人的生命。表现在医疗活动中，则是医务人员不得拒绝或拖延对患者的紧急救治，以及不得实施我国法律尚未明文规定的任何人为终止患者生命的行为，如"安乐死""尊严死""安宁死"等。

（2）健康权：健康权是指自然人以其器官乃至整体功能利益为内容的人格权，它所表达的是人体器官及各系统乃至身心整体的安全运行，以及功能的正常发挥。健康权同时也是一项强调国家责任的社会权。医疗活动中患者的健康权主要体现在医务人员以最高度的注意义务谨慎地行使医疗行为，依法尊重并维护患者的生命、健康与身心利益，尽量避免医疗不良事件或伤害事件的发生。医师对患者实施医疗行为前的知情告知与同意制度是被视为对患者健康权维护的一种法律必然义务。

（3）身体权：身体权是自然人依法维护其身体完整，以及对其肢体、器官等的支配权。身体是承载自然人意识的一个整体而不可分割，身体各部分的器官都是组成身体缺一不可的重要部分。身体权的侵害往往与健康权的侵害相伴随。医疗活动中患者身体权的侵害主要是指对其肉体上的侵害而导致其身体完整性的受损并致使机体或器官无法行使正常功能。就器官移植而言，其身体各器官的支配权更需要患者本人或亲属的知情同意方可实施。身体权在现阶段尚有诸多法律问题有待解决，如对尸体的损害（擅自留取死者的组织或器官如毛发、牙齿等）、对身体组织的非法保留与占有（如产妇分娩后的胎盘等）。

（4）隐私权：隐私权是自然人享有的对其个人的、与公共利益无关的个人信息、私人活动和私有领域进行支配的一种人格权。隐私权具有隐私隐瞒权、隐私支配权和隐私维护权三项基本权能。诊疗活动中对患者隐私的获知或身体隐秘部位的检查具有正当性，但同时必须具备五个条件：①主体合法：是经过依法执业注册的经治医师及相关医务人员；②程序合法：必须经过知情告知并经患者同意；③目的合法：获取患者隐私信息或检查隐私部位只是为了医学目的；④范围合法：必须是限定在医疗疾病所需范围内；⑤手段合法：依法询问与检查，保守隐私之秘密。

（5）平等医疗保健权：是指每位患者对医疗资源所享有的公平与平等权利。医疗活动中主要体现在：①先来先受服务原则；②急危重症优先原则。平等医疗保健权体现的是医疗服务的公平性，是指每位公民在需要时均有相等机会获得医疗服务，从而达到基本生存标准的合理性。

（6）自主决定权：是指自己的私事由自己决定的权利。患者自主决定权强调的是尊重患者自己的意愿，由自己对其与身体、生命相关利益进行自我决定的权利。根据我国现行法律，医疗活动中患者自主决定权的实施主要包括：①有权自主选择医疗单位、医疗服务方式和医务人员；②有权自主决定接受或不接受任何一项医疗服务，特殊情况如患者生命危急、神志不清不能自主表达意见可由患者家属决定；③有权拒绝非医疗性活动；④有权决定出院时间，但患者只能在医疗终结前行使此权利，且必须签署一项声明或说明，说明患者的出院与医疗单位判断相悖；⑤有权决定转院治疗，但病情极不稳定或随时有危及生命可能情况下，应签署一份书面文件，说明是在临床医师的充分说明和理解基础上做出的决定；⑥有权根据自主原则自付费用与其指定的专家讨论病情；⑦有权拒绝或接受任何指定的药物、检查、处置或治疗，并有权知道相应后果；⑧有权自主决定遗体或器官的使用；⑨有权享受来访及与外界联系，但应遵守医院规章制度。患者的自主决定权还需建立在依法实施的基础上。

2. 患者的义务 现代医患关系已由传统的医师主导、支配型的单向关系演变为医患平等与合作的双向关系。在这种新型的医患之间医疗服务合同关系中，双方同为医疗法律关系的主体，都需要在享有权利的同时履行各自相应的义务,任何一方都不能只强调自我权利的行使而忽略自我义务的遵行。同样,患者在享有上述权利的同时,必须也应当履行相应的义务。患者义务主要如下:

(1)积极配合治疗义务:又称诊疗合作义务。《中华人民共和国执业医师法》第二十一条第一款规定了医师在执业活动中享有医学诊查、疾病调查、医学处置的权利。故此,患者应当负有:①接受医师诊治和检查的义务;②遵守医嘱,配合医师诊疗的义务;③对自己诊疗方案的实施做出决定和签署知情同意书的义务。

(2)如实陈述与疾病相关的有关信息的义务。

(3)特定情况下接受强制医疗的义务:如对法定传染疾病、严重精神病以及怀疑患有严重遗传性疾病的育龄夫妻采取相应措施的义务。

(4)按照规定支付医疗费用的义务:医患之间建立医疗服务合同关系,医师提供妥当的医疗服务,患者则应负有给付医疗费用的法律义务。

(5)遵守国家法律和医院规章制度:在医疗活动和医疗场所中维护医院诊疗秩序、尊重医务人员的义务。

三、医师执业与法律责任

《中华人民共和国执业医师法》的调整对象为执业(助理)医师。其法律关系构成主要包括:①医疗卫生行政部门;②医师;③患者。无论哪一方只要违背了自己特定的义务或侵犯他人权利时都应当依法承担法律责任。《中华人民共和国执业医师法》列举了七条十八种涉及三方的可能违法行为,均依法承担相应的行政法律责任、民事法律责任和刑事法律责任。其主要违法行为有:

1. 以不正当手段取得医师执业证书:①没有取得医师资格证;②隐瞒医师法规定的有关情形而骗取执业注册;③卫生行政部门徇私舞弊、弄虚作假;④卫生行政部门玩忽职守、疏忽大意。

2. 发生下列违法行为之一:①违反卫生行政规章制度或技术操作规范造成严重后果;②不负责任,延误危急患者的抢救和诊治,造成严重后果;③造成医疗事故;④违反本法第二十三条、第二十四条、第二十五条、第二十六条第二款、第二十七条、第二十八条、第二十九条规定的。

3. 未经批准擅自开办医疗机构行医或非医师行医:①情节严重;②严重损害就诊人身体健康;③造成就诊人死亡。

4. 阻碍医师依法执业,侮辱、诽谤、威胁、殴打医师,或者侵犯医师人身自由、干扰医师正常工作和生活。

5. 医疗、预防、保健机构未依照本法第十六条规定履行报告职责,导致严重后果。

6. 卫生行政部门工作人员或医疗、预防、保健机构工作人员违反本法有关规定,弄虚作假、玩忽职守、滥用职权、徇私舞弊。

第四节 医疗损害与法律责任

一、医疗事故与医疗损害

(一)医疗事故

1. 医疗事故概念 国务院 2002 年发布的《医疗事故处理条例》第一章第二条规定,医疗事故是指医疗机构及其医务人员在医疗活动中,违反医疗卫生管理法律、行政法规、部门规章和诊疗护理规范、常规,过失造成患者人身损害的事故。

该《条例》第三章第三十三条同时规定了"有下列情形之一的,不属于医疗事故:①在紧急情况下为抢救垂危患者生命而采取紧急医学措施造成不良后果的;②在医疗活动中由于患者病情异常或者患者体质特殊而发生医疗意外的;③在现有科学技术条件下,发生无法预料或者不能防范的不良后果的;④无过错输血造成不良后果的;⑤因患方原因延误诊疗导致不良后果的;⑥因不可抗力造成不良后果的"。

2. 医疗事故分级 按照《医疗事故处理条例》第一章第四条的规定,根据对患者造成的伤害,医疗事故分为四级：①一级医疗事故：造成患者死亡、重度残疾的；②二级医疗事故：造成患者中度残疾、器官组织损伤导致严重功能障碍的；③三级医疗事故：造成患者轻度残疾、器官组织损伤导致一般功能障碍的；④四级医疗事故：造成患者明显人身损害的其他后果的。实践中为了科学划分医疗事故等级，正确处理医患争议，保护医患双方合法权益，原卫生部在制定《医疗事故处理条例》相关规范性文件时，结合当时的《人体伤残鉴定标准》制定了《医疗事故分级标准（试行）》，分别从一级乙等至三级戊等对应伤残等级的一级至十级标准共计 220 条，另有一级甲等与四级医疗事故的细化标准 17 条，总计 237 条。

3. 医疗事故的构成要件

（1）医疗事故的主体是医疗机构及其医务人员。医疗机构是指符合《医疗机构管理条例》规定，经依法注册取得《医疗机构执业许可证》的机构。医务人员是指取得相应执业资质的各级各类卫生技术人员，以及从事医疗管理、后勤服务等工作人员。

（2）医疗行为的违法性：主要是指在诊疗护理过程中，违反了国家法律法规、诊疗护理规范及常规。违法行为可以是作为方式，也可以是不作为方式。

（3）造成了患者人身损害的不良后果：包括肉体的和精神的损害。

（4）医疗机构和医务人员主观上具有过失。过失是指行为人实施某种行为时的一种主观心理状态，即行为人应当预见自己的行为可能发生一定危害结果，因疏忽大意而没有预见，或者已经预见而轻信能够避免的一种心理态度。医疗过失表现的是医疗机构及其医务人员对患者应负的注意义务的疏忽和懈怠，这种注意义务是一种具有职业特点的高度注意义务，也是判断医疗过失的一个标准。

（二）医疗损害

1. 医疗损害的概念与分类 "损害（damage）"一词来源于拉丁文 danmmum。汉语中"害"具有侵犯、杀害的含义，"损"则是指财产减损的行为和结果。民法上的损害是指一定的行为致使权力主体的财产权、人身权遭受侵害，并造成财产利益和非财产利益的减少或灭失的客观事实。医疗损害是个民事侵权法上的概念，根据我国 2010 年 7 月正式实施的《中华人民共和国侵权责任法》，是指患者在诊疗活动中因为医疗机构或医务人员的侵权过错所受到的损害。医疗损害责任则是指患者在医疗机构就医时，由于医疗机构及其医务人员的过错，在诊疗护理活动中受到损害的，医疗机构应当承担侵权损害赔偿责任。医疗损害责任本质上是一种民事侵权责任。

医疗损害分为三类：①医疗技术损害：是指医疗机构及其医务人员在其医疗活动中，存在不符合当时医疗水平或者未尽合理注意义务的过失行为所造成的损害；②缺陷医疗产品造成的损害：即因药品、消毒药剂、医疗器械的缺陷，或者输入不合格血液给患者造成的损害；③医疗伦理损害：是指医疗机构及其医务人员违背医疗道德良知和医学伦理要求，违背告知和保密义务，具有医疗伦理过错，造成患者人身损害以及其他合法权益损害的医疗损害。

2. 医疗损害的责任主体 根据《中华人民共和国侵权责任法》第五十四条规定，"患者在诊疗活动中受到损害，医疗机构及其医务人员有过错的，由医疗机构承担赔偿责任"。据此，承担医疗损害的责任主体不是医务人员个人，而是医疗机构。这是因为在我国现行医疗管理制度下，医务人员从事的医疗活动是一种职务行为，其实施的医疗行为是以医疗机构工作人员名义，在医疗机构法人聘用下所进行的，故在此种职务行为下所发生的过错，应当由医疗机构承担法律责任。但基于故意而构成犯罪的医疗行为，医疗机构不承担侵权责任，而由医务人员个人依法承担其必要的刑事法律责任。

3. 医疗损害的构成要件 根据《中华人民共和国侵权责任法》第五十四条和五十七条规定，医疗损害责任的构成要件主要为：

（1）患者的损害：指医务人员诊疗行为侵害了患者的生命权、健康权、身体权等合法权益，使患者遭受人身、精神或财产等方面的损失，且损害已达到一定程度。

（2）医疗行为与损害后果之间的因果关系：指医务人员的过错行为与患者损害后果之间存在因果关系。实践中因果关系的判定需要借助于有关专业鉴定机构进行确定。

（3）医疗机构及其医务人员存在过错。

4. 医疗损害的过错认定 《中华人民共和国侵权责任法》第十六条规定，"对医疗机构及其医务人员的过错，应当根据法律、行政法规、规章以及其他有关诊疗规范进行认定，可以综合考虑患者病情的紧急程度、患者个体差异、当地的医疗水平、医疗机构与医务人员资质等因素"。对此，医疗机构及其医务人员的过错认定应当遵循下列原则：

（1）过错认定的一般规则：依据《中华人民共和国侵权责任法》第六条第一款的规定，适用过错责任原则的侵权责任成立，必须同时满足违法行为、损害事实、因果关系和主观过错四个要件，四者缺一均不能构成侵权责任。

（2）诊疗过错是指：①医疗机构在医疗活动中，医务人员未能按照当时的医疗水平提供通常应当的医疗服务，或者按照医疗良知、医疗伦理以及医政管理规范和职责应当给予的诚信、合理的医疗服务；②没有尽到高度注意义务的主观心理状态；③医疗机构存在的对医务人员疏于选任、管理、教育的主观心理状态。

（3）认定医疗过错，应当以实施诊疗行为当时的医疗水平为标准，同时适当参考地区、医疗机构资质和医务人员资质水平，确定其应当达到的注意义务。违反之，即为存在医疗过错。《中华人民共和国侵权责任法》第五十七条"未尽到与当时的医疗水平相应的诊疗义务"一是指医疗机构和医务人员违反了应当的注意义务；二是指确定医疗机构是否违反注意义务，应当以当时的医疗水平而非医学水平为标准，因医学水平更侧重于医学领域的研究水平；三是"当时的医疗水平"还应当综合考虑患者病情的紧急程度及个体差异等多元因素。

二、医疗损害的法律责任与法律救济

（一）医疗损害的民事责任

1. 民事责任的概念 《中华人民共和国民法通则》第一百零六条规定，"公民、法人违反合同或者不履行其他义务的，应当承担民事责任。公民、法人由于过错侵害国家的、集体的财产，侵害他人财产、人身的应当承担民事责任。没有过错，但法律规定应当承担民事责任的，应当承担民事责任。"民事责任是指当事人违反民事义务所应当承担的民事法律不利后果，是民事法律关系的重要构成要素。根据《中华人民共和国侵权责任法》的规定，医疗损害民事责任是指医疗机构及其医务人员因诊疗过错造成患者受到损害，而由医疗机构承担赔偿的一种民事责任。

民事责任的特征：①民事责任以民事主体不履行或者不完全履行民事义务为前提；②民事责任兼具对权利主体的补偿和对国家责任的特性。对国家的责任是指民事责任的承担以国家强制力作为保障，确保法律规定和当事人合法约定的落实；③民事责任具有一定的任意性和可协商性，既可以通过国家强制力实现，也可以通过当事人之间的协商、和解、调解等方式实现；④民事责任兼具财产责任和非财产责任。非财产责任包括人格权、身份权等民事权利和利益。

2. 民事责任的类型

（1）民事责任的基本类型：①从发生原因可以分为侵权责任和违约责任；②从责任内容可以分为财产责任和非财产责任；③从责任构成要件可以分为过错责任、严格责任和公平责任；④从责任主体可以分为单独责任和共同责任。

（2）医疗损害民事责任的类型：①未尽注意义务导致的医疗损害民事责任；②未尽告知义务导致的医疗损害民事责任；③因产品质量问题导致的医疗损害民事责任；④因侵犯患者隐私权导致的医疗损害民事责任；⑤因"过度医疗"行为而产生的民事责任。

3. 医疗损害民事责任的归责原则

（1）过错责任原则：《中华人民共和国侵权责任法》第五十四条规定了对医疗机构及其医务人员存在过错时应当承担侵权责任，其过错的认定标准即是第五十七条"未尽到与当时的医疗水平相应的诊疗义务"，采取的是过错责任原则。

（2）推定过错责任原则：《中华人民共和国侵权责任法》第五十八条规定：患者有损害，因下列情形之一的，推定医疗机构有过错：①违反法律、行政法规、规章以及其他有关诊疗规范的规定；②隐匿或拒绝提供与纠纷有关的病历资料；③伪造、篡改或者销毁病历资料。本条款采取的是推定过错责任原则，直接推定上述行为构成侵权责任。

（3）无过错责任原则：《中华人民共和国侵权责任法》第五十九条因产品质量（药品、消毒药剂、医疗器械的缺陷、输入不合格血液等）导致患者损害的，生产者或者血液提供机构应当承担产品质量责任。这是无过错责任原则。

4. 医疗损害的免责事由

（1）患者或者其近亲属不配合医疗机构进行符合诊疗规范的诊疗而造成的损害。

（2）医务人员在抢救生命垂危的患者等紧急情况下已经尽到合理诊疗义务。

（3）限于当时的医疗水平难以诊疗。

（二）医疗损害的法律救济

1. 医疗损害的法律救济途径

（1）民事救济途径：①协商解决：医患双方可以通过双方自愿、平等公平、合理合法协商解决有关争议，达成协议共识并签署和解协议。该协议具有合同效力，但不具有强制执行力。法律上又称之为"自行和解"；②第三方调解：医患双方当事人在第三方的调解、帮助、促进下进行谈判与协商，取得一致意见，消除争议后签署调解协议。调解协议同样具有合同效力，但不具有强制执行力。第三方调解方式主要有人民调解和行政调解等。

（2）民事司法救济途径：①司法调解：又称诉讼调解。是指医疗纠纷进入诉讼程序后，由法院组织进行医患争议双方当事人自愿同意的调解。调解达成协议必须是双方自愿，不得强迫；调解协议内容不得违反法律规定。协议达成后由人民法院制作调解书并加盖法院印章，双方当事人签收后即具有法律效力；②民事诉讼：是法院在双方当事人和其他诉讼参加人的参加下，以审理、判决、执行等方式解决民事纠纷的活动。医疗争议民事诉讼多遵循一般性民事诉讼程序。诉讼中双方当事人都应当对起诉条件、诉讼案由、案件管辖与受理、代理人制度以及审判、执行等程序进行充分了解，以确保该司法救助途径顺利实施。

（3）其他司法救助途径：①行政申诉、行政诉讼；②刑事诉讼。

2. 医疗损害的法律救济——人身损害赔偿制度

（1）人身损害赔偿是指行为人侵犯他人的生命健康权益造成致伤、致残、致死等后果，依法承担金钱赔偿的一种民事法律救济制度。我国立法早在《中华人民共和国民法通则》第 119 条中就规定了人身损害赔偿制度的基本内容，对侵害公民身体造成伤害、残疾和死亡的，应当给予有关费用赔偿。近年来《中华人民共和国消费者权益保护法》《中华人民共和国产品质量法》等法律以及最高人民法院的相关司法解释在《中华人民共和国民法通则》的基础上对人身损害赔偿制度作了进一步补充和完善。特别是《中华人民共和国侵权责任法》第十六条在《中华人民共和国民法通则》等法律规定的基础上再次对人身损害赔偿范围做出系统完善的规定。

（2）人身损害赔偿的范围：①人身损害的一般赔偿范围：《中华人民共和国侵权责任法》和《最高人民法院关于审理人身损害赔偿案件适用法律若干问题的解释》对人身损害的一般赔偿范围做出具体规定，包括：医疗费、误工费、护理费、交通费、住宿费、住院伙食补助费、必要的营养费等，并就赔偿项目的具体计算作出了细化规定；②造成残疾的赔偿范围：人身损害赔偿司法解释做出了残疾赔偿金、残疾辅助器具费、被抚养人生活费，以及因康复护理、继续治疗而实际发生的必要的康复费、护理费和后续治疗费的规定；③造成死亡的赔偿范围：人身损害赔偿司法解释做出了在人身损害一般赔偿范围基础上，还应当赔偿丧葬费、被扶养人生活费、死亡补偿金以及受害人亲属办理丧葬事宜支出的交通费、住宿费和误工损失等合理费用的相关规定。

第五节 部分医疗卫生法律规范概要

一、医疗机构管理法律制度

（一）概念与分类

医疗机构是依法定程序设立的从事疾病诊断、治疗活动的卫生机构的总称。截至 2017 年底，我国医疗卫生机构总数达 986 649 个，其中：医院 31 056 个，基层医疗卫生机构 933 024 个，专业公共卫生机构 19 896 个。我国于 1994 年颁布了《医疗机构管理条例》以及配套规章《医疗机构管理条例实施细则》，并在多年实施与实践的过程中不断调整与完善。根据原卫生部 2006 年 11 月对《实施细则》第三条的修订，我国按照医疗机构的功能、任务及其规模将其分为十三大类；又依据其性质、社会功能及承担的任务分为非营利性医疗机构和营利性医疗机构。在医疗机构所有制性质上还可以分为全民所有制、集体所有制、私人所有制以及混合所有制医疗机构。为促进卫生领域对外交流与合作，我国也以法律规范形式允许开办中外合资、合作医疗机构。

（二）执业规则

1. 任何单位和个人，未取得医疗机构执业许可证，不得开展医疗活动。

2. 医疗机构执业必须遵守有关法律、法规和医疗技术规范，按照核准的诊疗科目开展诊疗活动，不得使用非卫生技术人员从事医疗卫生技术工作。

3. 医疗机构必须承担相应的预防保健工作，承担县级以上人民政府卫生行政部门委托的支援农村、指导基层医疗卫生工作等任务。在发生重大灾害、事故、疾病流行或者其他意外情况时，服从县级以上人民政府卫生行政部门的调遣。

4. 医疗机构设置规划、设置审批以及登记注册、机构名称的组成必须符合国家有关法律规定。

（三）出现以下行为之一将承担相应法律责任

1. 未取得医疗机构执业许可证擅自执业的行为；

2. 出卖、转让、出借医疗机构执业许可证的行为；

3. 诊疗活动超出执业许可登记范围的行为；

4. 使用非卫生技术人员从事诊疗活动的行为；

5. 出具虚假证明文件的行为。

二、传染病防治法律制度

（一）《中华人民共和国传染病防治法》

1. 概述　《中华人民共和国传染病防治法》是调整国家、政府、社会组织和公民在预防、控制和消除传染病的发生与流行、保障人体健康和公共卫生活动中所产生的各种社会关系的法律规范的综合。该法分别对传染病防治工作的方针、原则，传染病的预防、疫情、通报与公布、疫情控制、医疗救治、监督管理、保障措施以及法律责任等做出了明确、具体的法律规定。

2. 法定传染病病种与分类　该法规定我国目前法定传染病病种共 39 种。根据其传播方式、传播速度以及对人体健康和社会的危害程度分别为甲、乙、丙三类。其中甲类传染病病种 2 种，乙类传染病病种 26 种，丙类传染病病种 11 种。甲类传染病是重点及严格管理的两大传染病。

3. 疫情报告、控制与医疗救治

（1）疫情报告：该法规定了疾病预防控制机构、医疗机构以及执行职务的人员发现疫情或传染病暴发、流行以及不明原因的传染病时，应当遵循属地管理原则，按照规定的内容、程序、方式和时限进行报告。其各级报告时限均为 2 小时，省级报告时限为 1 小时。

（2）疫情控制：该法针对医疗机构、疾病预防控制机构、县级以上人民政府所承担的各自职责，赋予了其采取相应的医学与行政措施权。其中对医疗机构分别作出了发现甲类、乙类和丙类传染病不同的控制与预防措施，包括强制治疗与隔离。

（3）医疗救治：该法对传染病医疗救治做出如下规定：①完善对传染病医疗救治服务网络建设；②提高传染病医疗救治能力；③实行传染病预检、分诊制度。对传染病患者应当提供医疗救护、现场救援和接诊治疗；对不具备相应救治能力的应当及时转诊转院。

4. 出现以下行为之一将承担相应法律责任　①未按规定承担本机构法定工作的；②未按规定进行疫情报告的；③未按规定施以救治、转诊或拒绝接受转诊的；④未按规定对污染场所、环境、物品实行消毒或无害化处理的；⑤未按规定对复用医疗器械进行消毒，或一次性医疗器械未予销毁的；⑥未按规定保管有关医学记录资料的；⑦故意泄露患者隐私及相关信息、资料的。

（二）《艾滋病防治条例》

1. 预防与控制　根据《中华人民共和国传染病防治法》，国务院发布了《艾滋病防治条例》共 7

章 64 条。预防为主、防治结合是艾滋病防治必须坚持的工作方针。其中"预防为主"是控制、预防艾滋病流行与发生的一条不可忽视的主线,如建立健全全国艾滋病检测网络;将现行有效的干预措施法律制度化;强化医疗卫生机构、采供血机构在防治艾滋病方面的责任等。在艾滋病发生后的控制阶段,则主要针对高危人群的特点及时采取综合性防疫措施,消除各种传播因素,使疫情不再继续蔓延。

2. 防治与医疗救助 医疗卫生机构的主要任务:①为艾滋病毒感染者和病人提供防治咨询、诊断和治疗服务;为自愿接受咨询、检测的人员免费提供有关服务;②对确诊者履行告知义务;③对孕产妇提供防治咨询与检测。对已经感染的孕产妇及婴儿提供预防母婴传播的咨询、产前指导、阻断与治疗、产后母婴随访与检测等服务;④严格遵守操作规程和消毒管理制度;⑤对应急用血而临时采集的血液进行病毒检测与结果核查等。

3. 法律责任 对于各级地方政府(含卫生主管部门)、医疗卫生机构、出入境检验检疫机构、血站及单采血浆站,采集使用或进口人体组织、器官、细胞、骨髓等的各类组织和个人,凡未依照法律规定分别履行各自工作职责,造成艾滋病传播、流行或感染他人的,以及公开相关感染者病人及其亲属信息的,都要依法承担其相应的法律责任,包括行政责任、民事责任以及追究必要的刑事责任。

三、血液管理法律制度

(一)《中华人民共和国献血法》

1. 无偿献血法律制度 《中华人民共和国献血法》于 1997 年 12 月发布,是调整临床用血需要与安全、保障献血者和用血者身体健康活动中产生的各种社会关系的法律规范的总称。该法规定,国家实行无偿献血制度,提倡十八周岁至五十五周岁的健康公民自愿献血,提倡个人、家庭、亲友、单位及社会互助献血;鼓励国家工作人员、现役军人和高等学校在校学生率先献血。配合无偿献血制度,1999 年,原卫生部和中国红十字总会联合颁布了《全国无偿献血表彰奖励办法》,除颁发无偿献血证书外,另对无偿献血者及其直系亲属给予一定的用血保障。

2. 血站管理 《中华人民共和国献血法》规定,血站是采集、提供临床用血的机构,是不以营利为目的的公益性组织。《中华人民共和国献血法》发布实施以来的 20 余年间,国家先后制定和颁布了若干部相配套的血站管理部门规章,主要规定了一般血站和特殊血站的执业登记、主要任务与职责、采供血基本要求、工作人员行为规范、禁止血液买卖等。另对献血、检测和供血的原始记录以及对血液标本保存时限等做出相关管理规定。

3. 出现以下行为之一将承担相应法律责任 ①非法采集、组织他人出卖血液;②出售无偿献血的血液;③违反操作规程和制度采集的血液;④临床用血包装、储存和运输不符合国家规定的卫生标准;⑤向医疗机构提供了不符合国家规定标准的血液;⑥将不符合国家规定标准的血液用于患者;⑦卫生行政部门及其工作工作人员玩忽职守。

四、药品管理法律制度

(一)《中华人民共和国药品管理法》

1. 药品的概念 药品是指用于预防、治疗、诊断人的疾病,有目的地调节人的生理机能并规定有适应证或者功能主治、用法和用量的物质,包括中药材、中药饮片、中成药、化学原料药及其制剂、抗生素、生化药品、放射性药品、血清、疫苗、血液制品和诊断药品等。

2. 假药与劣药 假药主要是指:①药品所含成分与国家药品标准规定的成分不符;②以非药品冒充药品或者以他种药品冒充此种药品;③另有 6 种情况按照假药论处。劣药主要是指药品成分的含量不符合国家药品标准的药品。对未标明有效期或更改有效期的、不注明或更改生产批号的、超有效期的、直接接触药品的包装材料和容器未经批准的、擅自添加有关材料的、以及其他不符合规定的也按照劣药论处。

3. 处方药与非处方药 《处方药与非处方药分类管理办法》规定,根据药品品种、规格、适应证、剂量及给药途径不同,对药品分别按处方药与非处方药进行管理。处方药必须凭执业医师或执业助理医师处方才可调配、购买和使用；非处方药不需要凭医师处方即可自行判断、购买和使用。

4. 法律责任 医疗机构从无《药品生产许可证》《药品经营许可证》的企业购进药品的，以及医疗机构负责人、药品采购人员、医师等有关人员收受药品生产企业、药品经营企业或者其代理人贿赂的，按照相关法律规定进行处罚。情节严重的吊销医疗机构执业许可证或医师执业证书。构成犯罪的，依法追究刑事责任。

（二）《麻醉药品和精神药品管理条例》

1. 概念 麻醉药品是指连续使用后易产生生理依赖性、能成瘾的药品。精神药品是指直接作用于中枢神经系统，使之兴奋或抑制，连续使用能产生依赖性的药品。《中华人民共和国药品管理法》规定麻醉药品和精神药品实行特殊管理。

2. 使用与管理

（1）药品购用印鉴卡：医疗机构需要使用麻醉药品和第一类精神药品的，应当依法经批准取得药品购用印鉴卡。医疗机构凭印鉴卡向本省、自治区、直辖市行政区域内的定点批发企业购买麻醉药品和第一类精神药品。

（2）药品处方权：医疗机构应当按照国务院卫生行政主管部门的规定，对本单位执业医师进行有关麻醉药品和精神药品使用知识的培训、考核。考核合格的，授予麻醉药品和第一类精神药品处方资格。

（3）药品的临床使用：具有麻醉药品和第一类精神药品处方资格的执业医师，应当根据临床应用指导原则，对确需使用麻醉药品或者第一类精神药品的患者满足其合理用药需求。

3. 法律责任

（1）医疗机构法律责任：取得印鉴卡的医疗机构违反规定的，根据情节轻重分别给予相关行政处罚。情节严重的，吊销其印鉴卡。对直接负责的主管人员和其他直接责任人员，依法给予行政处分。

（2）医师法律责任：具有该药品处方资格的执业医师，违反规定开具处方，或者未按照临床应用指导原则的要求使用该药品的，由其所在医疗机构取消药品处方资格；造成严重后果的，由原发证部门吊销其医师执业证书。未取得该药品处方资格的执业医师擅自开具该药品处方的，由卫生主管部门给予警告并暂停其执业活动；造成严重后果的，吊销其医师执业证书；构成犯罪的，依法追究刑事责任。

（三）处方管理办法

1. 概念 处方是指由注册的执业医师和执业助理医师在诊疗活动中为患者开具的、由取得药学专业技术职务任职资格的药学专业技术人员审核、调配、核对，并作为患者用药凭证的医疗文书。处方包括医疗机构门诊处方和病区用药医嘱单。医师开具处方和药师调剂处方应当遵循安全、有效、经济的原则，根据医疗、预防、保健需要，按照诊疗规范、药品说明书中的药品适应证、药理作用、用法、用量、禁忌、不良反应和注意事项等为病人提供相关服务。

2. 处方管理的基本原则 ①执业（助理）医师应取得处方权，并在注册医疗机构签名或签章备案后方可开具处方；②医疗机构应根据本机构性质、功能、任务制定药品处方集。建立处方点评制度、合理用药制度、医师处方权限制度并实施动态监测；③处方保存期限：普通、急诊、儿科处方1年；医疗用毒性药品、第二类精神药品处方2年；麻醉药品、第一类精神药品处方3年。

3. 法律责任 ①未取得该类药品处方资格的医师擅自开具该类药品处方的；②具有该类药品处方权的医师未按照规定开具该类药品处方，或者未按照卫生行政部门规定的该类药品临床应用指导原则使用该类药品的；③医师未取得处方权或者被取消处方权后开具该类药品处方的。上述行为由相关卫生行政部门给予警告、暂停执业活动等行政处罚。情节严重的吊销医师执业证书。

五、放射卫生管理法律制度

（一）放射卫生法律制度概述

1. 概念 放射卫生是以放射性同位素和射线装置的生产、销售、使用单位及其工作人员、公众和环境为对象，对放射工作场所、放射工作人员及公众受辐射剂量进行监测与卫生学评价，提出预防放射性危害的卫生安全与防护措施的一门综合性学科。

2. **主要法律制度**　放射卫生立法是全球性的一项重要工作，我国主要形成以下法律制度和体系：①辐射安全管理制度；②辐射安全和防护制度；③辐射事故应急处理制度；④放射卫生防护标准；⑤放射卫生监督管理原则和放射防护监督管理体系。

（二）《放射诊疗管理规定》

1. **概念与分类**　放射诊疗工作是指使用放射性同位素、射线装置进行临床医学诊断、诊疗和健康检查的活动。按照其诊疗风险和技术难易程度分为四类进行管理：①放射治疗；②核医学；③介入放射学；④X射线影像诊断。

2. **执业条件**　①安全防护设置、辐射检查仪器、个人防护用品的配备与使用应当符合本规定第九条；②放射诊疗设备及其所在工作场所应当设置醒目的警示标识。

3. **安全防护**　本规定分别对有关场所防护、X射线设备机房防护、工作人员个人防护以及受检者的个人防护做出相关规定，其中对使用口内牙片摄影的防护要求为"大领铅橡胶颈套"；对全景片以及CBCT的防护要求为"铅橡胶帽子、大领铅橡胶颈套"。

4. **出现以下行为之一将承担相应法律责任**　①未取得放射诊疗许可证和相应资质的机构及人员从事该项工作的；②未办理诊疗科目登记或未按规定进行校验的；③擅自变更放射诊疗项目或超范围从事该项工作的；④使用不合格放射诊疗设备的；⑤未按规定实施安全防护以及发生放射事故并造成后果的。

六、突发公共卫生事件应急处理法律制度

（一）概念与分级

1. **概念**　指突然发生，造成或者可能造成社会公众健康严重损害的重大传染病疫情、群体性不明原因疾病、重大食物和职业中毒以及其他严重影响公众健康的事件。

2. **分级**　根据事件性质、危害程度、涉及范围划分为特别重大（Ⅰ级）、重大（Ⅱ级）、较大（Ⅲ级）和一般（Ⅳ级）四个级别，每个级别均有其相应的应急处理机制与体制。

（二）《突发公共卫生事件应急条例》

1. **概述**　该《条例》于2003年5月发布并实施。其特点是：①规范了突发事件发生后中央和地方两级应急处理体制；②建立了突发事件应急报告的两条渠道，一条是县级以上人民政府卫生行政部门，一条是县级以上人民政府。县级向上报告时限为2小时，省级向上报告时限为1小时；③赋予了政府较多的法律义务及应当承担的法律责任。

2. **医疗卫生机构的职责**　①按照规定2小时内必须上报；②提供医疗救护和现场救援；对病人必须接诊；病历资料完整翔实；转诊者应当提交完整病历复印件；③机构内采取卫生防护措施，防止交叉感染和污染。

3. **出现以下行为之一将承担相应法律责任**　①造成传染病传播、流行或者对社会公众健康造成其他严重后果的；②未按规定履行报告职责，隐瞒、缓报或者谎报的；③未及时采取控制措施的；④未按规定履行监测职责的；⑤拒绝接诊病人的；⑥拒不服从应急处理指挥部调度的。

（沈曙铭）

参考文献

1. 张恒山. 义务先定论. 济南：山东人民出版社，2001.

2. 弗洛伊德. 文明与缺憾. 傅雅芳，译. 合肥：安徽文艺出版社，1993.

3. 胡水君. 法理学的新发展. 北京：中国科学文化出版社，2009.

4. 顾准. 希腊城邦制度. 北京：中国社会科学出版社，1986.

5. 卡·雅斯贝斯. 历史的起源与目标. 魏楚雄，俞新天，译. 北京：华夏出版社，1989.

6. 郑云瑞. 民法总论. 4版. 北京：北京大学出版社，2011.

7. 张俊浩. 民法学原理. 3版. 北京：中国政法大学出版社，2000.

8. 邓玉波. 中华人民共和国民法通则. 北京：中国政法大学出版社，2003.

9. 沈德咏.《中华人民共和国民法总则》条文理解与适用（上）. 北京：人民法院出版社，2017.

10. 王岳. 医事法. 3 版. 北京：人民卫生出版社，2019.

11. 孙东东. 卫生法学. 2 版. 北京：高等教育出版社，2011.

12. 刘俊田. 现代医院管理发展与研究. 北京：北京出版社，2002.

13. 张震康，俞光岩，徐韬. 实用口腔科学. 4 版. 人民卫生出版社，2016.

14. 郭峰，吴兆祥，陈龙业. 最高人民法院关于医疗损害纠纷司法解释条文释义与实务指南. 北京：中国法制出版社，2018.

15. 王陇德. 突发公共卫生事件应急管理. 北京：人民卫生出版社，2008.

16. 罗思敏，胡嘉如，陈选豪，等. 从文化观点剖析中国医生的"燃竭"现象. 世界华人医师杂志；2017.9（3）：34-36.

17. 刘欣. 现代临床医学之父—威廉·奥斯勒. 中国医学人文，2017.6（6）：2.

18. 王德. 医学伦理：从道德自律到职业规范. 中国医学人文，2017.10（10）：2.

19. 吴孟超. 以心灵温暖心灵. 世界华人医师杂志，2017.9（3）：1.

学习笔记

第十三章　应用医学写作

写作是人的大脑在对客观世界观察认知的基础上展开的创造性的思维活动,并将思维的成果运用文字记录保存,进行社会交流、信息传播、经验总结的一种手段,是人类社会发展和文明进步的必然要求。医学同时具备人文科学和自然科学属性,是一门直接为提高人类健康素质和水平,为人类疾病防治服务的科学。一个决心从事医务工作的人,必须具备三项本领,即会做、会说、会写,并在实践中积累经验,提高水平,更好地为患者提供帮助。医学写作是适用于医学范畴的一种技能写作,是医务工作者在临床医疗、社会卫生、医学教育、医学科研等医学实践中的表达和交流手段。

医学写作在医学领域中所涉及的内容很广泛,包括基础医学、临床医学、影像医学、医学教育、医学统计学等诸多学科,所涉及的范围大到高深的医学专著,小到门诊处方、化验单、住院病历上的一条病情记录。医务工作者及与医务相关的工作者都离不开医学写作,几乎从工作开始就与纸、笔、书本、电脑、电子文件打交道。读书阶段在课堂上要记笔记,在图书馆学习要做记录。临床上要与患者交流,书写门诊与住院病历。毕业前要书写毕业论文,既有综述、系统评价,又有学士、硕士、博士论文,此后还有各种类型的课题申报、中文或英文论文写作,以及各种课题汇报、学术讲座等,种类非常复杂。

广义的医学写作是将医学有关的思想、语言等诉诸文字的行为。狭义的医学写作是指完成医疗专业实践的各项写作。医学写作的内容大致包括医疗通用文书写作、医疗通用文件写作、医学论文写作、医学教材教案写作、医学护理文件写作、医学科普写作、医学新闻写作及医学多媒体制作等。从某种意义上讲,医学写作水平的高低,是医学发展水平的标志之一。

医学写作具备社会价值、经济价值和实用价值,并具有传播与传承作用、学习与科研作用、医疗与教学作用、维护和促进医疗质量的作用等。学好医学写作,是医疗专业的需要,提高自身业务水平的需要,医疗、教学、科研的需要,也是医院提高管理水平的需要。

医学写作的基本原则是责任性、科学性、实用性、规范性和说明性,其中责任性是第一准则,必须在遵守医学伦理原则下进行(参考本书第五章"医学伦理学"),而科学性是医学写作的灵魂。医学写作不同于文学创作,要求内容真实与客观,层次分明,重点突出,语言精准、简练,页面清楚、完整。学好医学写作没有捷径可走,需要平时勤于积累,严于观察,善于思考,学会总结。同时,要与时俱进,注意跟踪医学发展动态,不断更新知识结构。

第一节　医学论文写作

医学论文是贮存、传播医学科研信息的重要载体,写作和发表医学论文是总结医学科学发现的重要手段。医学的发展与进步,是在一代又一代医学工作者不断积累、创造、再积累、再创造的过程中实现的。

医学论文可分为论著、临床总结、个案报道、综述(包括系统评价)等。其中论著、临床总结、个案报道、毕业论文、学位论文、实验报告、研究工作总结等属于一次文献。索引、文摘则为二次文献。综述、讲座、研究进展、专题述评主要是利用二次文献(索引、文摘),或选用一次文献编写出来的成果,因此从文献派生角度来讲为三次文献,也属于医学论文范畴。

　　论文的基本要求是言之有理、言之有据。医学论文有别于其他学术论文,具有其自身的特点,主要是科学性、创新性、实用性、规范性和可读性。医学论文虽有多种类型,表达形式也有所不同,但无论哪种医学论文,在撰写时均须遵循一定的原则和要求。论著是报道基础医学、临床医学、预防医学研究成果和实践经验最主要的论文体之一。医学期刊对论著类论文的写作格式有严格要求,一般分为以下几个部分,即论文题目、作者姓名及单位、摘要、关键词、前言、材料(资料或对象)与方法、结果、讨论、致谢、参考文献等,以下简要叙述之。

一、论文标题

　　标题(title)亦名题目、题名或文题。一个好的标题,应高度概括全文主旨,简明、确切、醒目,对读者理解全文起到提纲挈领的作用。文题有两大禁忌:一忌太泛,流于空洞;二忌太繁,流于琐碎,使读者不得要领。另外,也应尽量少用副题,避免使用系列论文的形式,如研究之一、研究之二等。标题应直截了当,准确表达论文的中心内容,不能使用笼统的、泛指性很强的词语。避免大题小做,如中西医结合治疗口腔白斑、手术治疗上颌骨骨折等。避免使用……研究、……分析探讨、……初步试验研究等公式性标题,避免使用非共知共用的缩略词、首字母缩写字、字符、代号,如 TGF-β、bFGF、GBR 等。

　　撰写标题应尽量做到准确(accuracy)、简洁(brevity)、清楚(clarity)、有效(effectiveness)和吸引人(attractiveness),需反复斟酌后确定。论文标题应反映科技设计三要素,即研究对象、处理因素、观察指标,例如"3 种树脂水门汀(处理因素)对人牙龈成纤维细胞(研究对象)的体外细胞毒性(观察指标)"。

二、署名

　　标题下面是作者署名。如果不是一位作者,署名就有先后顺序的问题。作者署名是表示对论文内容负责,并便于读者与作者直接联系和交流,同时也是对作者劳动的尊重。因为关系到考核、晋升、著作权的归属、有关政策问题,作者署名有时就比较复杂。国内外许多杂志要求在投稿时填写作者署名表(author form),说明每个作者承担的具体工作,这种做法值得提倡。国家相关部门对作者的署名条件曾经进行过原则性规定(国家标准 GB7713—87,1987 年):署名的个人作者,只限于那些对于选定研究课题和制订研究方案、直接参加全部或主要部分研究工作并作出主要贡献,以及参加撰写论文并能对内容负责的人。因此,并非所有参加工作的人都要署名,有些人仅参加了部分工作,可在文末的致谢中声明。署名的顺序按其对论文的贡献大小排列,应在投稿时确定。通常情况下,第一作者是论文研究工作的主要完成人,也是论文的主要执笔者。通信作者是论文研究工作的指导者和把关人,一般也被认为是论文研究成果的持有者,对论文的可靠性负主要责任。

　　为避免以后产生分歧,所有署名均应征得本人及单位同意并签名盖章。对待署名应采取实事求是的态度,既不应"争名",也不可无原则地"奉送"。集体署名只是在该项工作确为集体协作,且人数较多,难分主次的情况下使用(例如指南、专家共识等),但应在文末注明执笔者或整理者姓名。论文作者的工作单位也应注明,以便读者联系,工作单位应写全称。另外,还需列出第一作者和通信作者的学位、学历、职称和电子邮箱信息,以方便联系和统计分析。

三、摘要与关键词

　　摘要(abstract 或 summary)是对论文内容的概括,以提供内容梗概为目的,简明扼要、正确记述论文重要内容的短文。摘要主要说明论文的目的、所用的方法及取得的结果和意义。摘要分为结构式(structured)、报道性(informative)、指示性(indicative)等类型。医学论文的摘要均要求按结构式摘要格式书写,包括目的、方法、结果、结论四部分。摘要力求简洁、明了,内容明确、完整,因此一篇好的摘要就是一篇高度浓缩的论文。一般而言,中文摘要以不超过 200～300 字为宜,英文摘要以不超过 250～500 个词为宜。

（一）摘要各部分的撰写要求

1. **目的** 目的是简要介绍研究的背景或目的，用一两句话概括，不要简单重复标题中已有的信息。

2. **方法** 方法是简述研究所用的原理、条件、材料、对象和方法、评价指标、统计学方法等。

3. **结果** 结果是本次研究直接得出的主要数据或发现，以及统计学处理结果，应尽量用具体数据，不要过于笼统。

4. **结论** 结论是由结果推导出的具有总结性的论点，强调研究的创新与意义。

（二）摘要写作中应注意的问题

1. 应客观、真实，不加作者的主观见解、解释或评论。

2. 着重反映新内容和作者特别强调的观点，排除在本学科领域已成常识的内容。

3. 用第三人称写法，不使用我们、作者等作为主语。

4. 采用规范的名词术语（包括地名、机构名和人名）和国家颁布的法定计量单位，正确使用简化字和标点符号。缩略语、略称、代号，除非本专业读者能清楚理解，否则首次出现时均应给出全称。

5. 不引用参考文献，一般不使用表格、图和注解。

为了便于选读、检索和编制二次文献，一般要求每篇论文选择 3～5 个关键词（key words），排在摘要之后。关键词是精选的能代表文章主要内容的词，按统一规范选取者称为主题词，医学上现在以美国国立医学图书馆《医学索引》编制的《医学主题词表》（medical subject headings，MeSH），以及近期我国推出的《中医文化关键词》等作为标准。必要时，也可采用自由词，要求词义明确，一词一意。关键词可从标题、摘要、论文副标题和结论中寻找、确定。

四、引言

引言（introduction）又称为前言、绪论、引子、绪言等，是论文的开场白。其作用是向读者揭示论文的主题、目的和总纲，便于读者了解论文所论述内容的来龙去脉，引导读者更好地领会研究的目的和意义。

引言要言简意赅，条理清晰。内容切忌空泛，篇幅不宜过长。引言内容应包括：①存在的问题。要开门见山地提出想要解决的问题，总结相关背景研究、关键关系和概念，使读者加深理解。②本研究的重要性。简要叙述前人在这方面所做的工作、目前存在的问题或未解答的问题。回顾和总结相关研究，提出研究的理由。在分析过去研究的局限性和阐明本研究的创新点时要客观、公正、慎重，既不能贬低他人，也不能拔高自己。慎用首创、首次发现、达到一流水平、填补了国内空白等提法。③解决问题的方法。简述一般的实验设计或方法、新方法或重要结果的影响或意义。

五、材料与方法

材料与方法（materials and methods）主要描述研究所用的材料、方法和研究的基本过程，回答如何做的问题，起承上启下的作用。材料与方法是科技论文的基础，是判断论文科学性、先进性的主要依据，可使读者了解研究的可靠性，也为他人重复验证提供资料。材料是表现研究主题的实物依据，方法是指完成研究主题的手段。材料与方法的标题因研究的类型不同而略有差别，调查研究常用对象与方法，临床试验则用病例与方法。涉及人或动物的实验需要动物委员会（institutional animal care and use committee，IACUC）或伦理委员会（institutional review boards，IRB）批准。

（一）医学实验研究论文的写作要求

不同类型的研究，材料与方法部分的写作不完全一样。实验研究要明确实验条件和实验方法。

1. **实验条件** 实验条件包括实验动物的来源、种系、性别、年龄、体重、健康状况、选择标准、分组方法、麻醉与手术方法、标本制备过程、实验环境和饲养条件等。

2. **实验方法** 实验方法包括所用的仪器、设备及其规格，试剂，操作方法。

3. **试剂** 如系常规试剂，应说明其名称、生产厂家、规格、批号即可；如系新试剂，还要写出其分子式和结构式；如需配制，则应说明其配方和制备方法。

4. 操作方法　如属常规方法,说明其名称即可;如系较新的方法,则应说明出处并提供参考文献;如对某种方法进行了改进,则要交代修改的依据和内容;如系报道新的方法,则应详细介绍试剂配制和操作的具体步骤,以便他人学习和推广。

实验结果需要进行统计处理时,需提供:实验重复次数(一般至少重复 3 次),均值、标准误或标准差,统计分析方法、P 值。

叙述实验过程时,常采用研究工作的逻辑顺序,而不按实验的先后顺序。要善于抓主要环节,从复杂的过程中理出脉络,按其发展变化规律撰写。

(二)临床研究论文的写作要求

临床研究的对象是患者,应说明患者来源,就诊的时间段,病例数,性别,年龄,职业,病因,病程,病理诊断依据,疾病的诊断分型标准,纳入、排除和分组标准,病情和疗效的判断依据、观察方法及指标等。上述内容可根据研究的具体情况选择说明,并突出重点。

1. 对研究新诊断方法的论文,要注意交代受试对象是否包括了各类不同患者(病情轻重,有无并发症,诊疗过程等),受试对象及对照者的来源,正常值如何确定,诊断方法如何具体进行等。

2. 研究疾病临床经过及预后的论文,要注意说明患者是在病程的哪一阶段接受的治疗,转诊情况,是否制订了观察疾病结果的客观标准。

3. 病因学研究论文要交代所用研究的设计方法(如临床随机试验、队列研究等),是否做了剂量 - 效应观察。

4. 临床疗效观察研究主要说明病例选择标准、一般资料(如年龄、性别、病情轻重等)、分组原则与样本分配方法(配对、配伍或完全随机)、疗效观察指标和疗效标准。

5. 治疗方法如系手术,应注明手术名称、式式、麻醉方法等;如系药物治疗,则应注明药物名称(一般用学名而不用商品名)、来源(包括批号)、剂量、施加途径与手段、疗程,中草药还应注明产地与制剂方法。

在材料与方法部分,需交代所用的统计方法和设定的显著性标准。一般情况下,配对设计的计量资料宜选用 t 检验。t 检验和方差分析只能用于正态分布的数据。当方差不齐时,应选用近似的 t 检验。如为大样本($n > 50$),可选用 u 检验。多组间均数比较时,如资料呈正态分布,且方差齐时,应采用方差分析(ANOVA 或 F 检验)。研究某两个或某几个总体均数是否相等,还要在方差分析的基础上,进一步作两两比较的 q 检验(Studnet-Newman-Keuls 检验)。当多个观察组与一个对照组进行均数间比较时,应作 Dunnett-t 检验。

六、结果

结果(results)是论文的核心,是所得结论的依据,反映了论文的学术水平或技术创新程度,是论文的主体部分,主要包括真实可靠的观察和研究、测定的数据、导出的公式、取得的图像、有无效果差异等。总的要求是必须客观真实,准确地用说明性材料(文字、图和表)描述主要成果或发现,其写作要求如下。

1. **言简意赅**　对实验或观察结果的描述要高度概括和精练,不能简单地将实验数据或观察事实堆积到论文中,尤其是要突出具有科学意义和代表性的数据,而不是重复一般性数据。

2. **重点突出,层次分明**　为表达清楚,多数研究结果需分成多个层次进行撰写。有的研究结果可分成多个自然段,注意一个自然段只能表达一个中心意思,也可按小标题进行分层表述。但不论是分成自然段或是用小标题进行表述,都要注意层次之间的逻辑关系。多结果的逻辑排列应遵循的原则是:由最重要到最不最重要,由简单到复杂,按相同类排列。

3. **文字与图表相结合,但不能互相重复**　如果只有一个或很少的测定结果,正文中用文字描述即可。如果数据较多,需采用图表形式完整、详细地表述,文字部分则用来指出图表中资料的重要特性或趋势。

4. **避免夹杂讨论**　结果中一般不解释原始数据,解释与分析应放到讨论部分。

5. **文字表达应准确、简洁、清楚**　应避免使用冗长的词句来介绍或解释图表。不要将图表的序号作为段落的主题句,应在文中指出图表的含义,并将图表的序号放入括号中。

学习笔记

6. **合理制作和使用图表和照片等资料**　图表的使用是文字叙述的必要补充,可避免冗长的文字叙述,直观、高效地表达复杂的数据和观点,使读者理解论文中所叙述事物的形态及变化规律,所以要精心设计,准确绘制,恰当使用。插图一般有 2 种,一是线条图(包括各种统计图),二是照片图。线条图包括条形图或直方图、饼状图或百分比图、散点图、结构图或流程图等,多用于说明解剖部位、操作方法、器械构造、实验结果、统计分析结果等。照片图多于显示体形特征、显微镜下组织切片、放射影像、大体标本及形态学特征。线条图构图要准确,线条清晰,粗细均匀,比例适当,利用计算机软件绘制。坐标图的比例要精确,点、线要分明,注明横、纵坐标的含义和所用的计量单位。仪器、器械的示意图或设计图纸等需注明尺寸、长度单位。照片图应图像清晰,层次分明,反差适度。如只需显示人体某一局部时,应采用近距离摄影。使用患者器官或人体照片,应征得患者或监护人的书面同意。显微镜下组织切片图要选准所需显示的部分,注明染色方法和放大倍数。图的说明应按顺序写出,简明扼要,与文中表述一致。

表格是一种记录数据或事物分类等的有效方法,具有简洁、清晰、准确的特点。其逻辑性和对比性很强,在医学论文中被广泛采用。表格的种类较多,主要有示意表、统计表、说明对照表等,适于呈现较多的精确数值或无明显规律的复杂分类数据和平行、对比、相关关系的描述。如有表注,应将表中的符号、标记、代码,以及需要说明的事项,以最简练的文字放在表格下方。

七、讨论

讨论(discussion)部分是论文的精华,也常常是最难写的部分之一,反映了作者掌握的文献量和对某个学术问题理解的深度和广度。作者应在讨论中着重阐述整篇论文中有创造性的内容和独到的见解,并根据所得结果,归纳其内在联系,加以综合分析,从而推导出有意义、有理有据的结论或论点。

讨论的主要目的是分析本文在选题、方法、结果等方面与过去文献的异同和优劣,从中得出可靠的结论。讨论应围绕以下方面展开。

1. 简述研究的背景,国内外对类似问题的研究现状,本研究最重要的结果或发现及其意义,以及是否符合最初的假设。

2. 本研究结果与以往研究的比较,有无先进性,有无异同,并分析不一致的原因。

3. 对结果进行说明、解释或猜测,通过分析结果,得出新的观点、结论或推论。仅仅就事论事地介绍研究方法与结果是不够的,必须在综合分析的基础上,提出自己的新见解,探寻其本质和规律,并上升到理论水平。

4. 说明研究的局限性及其对研究结果的影响,今后进一步解决的问题与设想。

5. 总结并提出结果的理论意义和实际应用价值。

讨论应突出本文的宗旨和重点,阐明本文的独创性、独到性的内容,着重于新的发现。同时,也要阐明其局限性,从中得出相应的、客观的结论。讨论要仅围绕本文所得结果展开,适当引用文献,但不能脱离本文主题,单纯罗列他人报道,写成综述,而缺乏自己的观点和论证,或不自觉地用自己的结果去验证别人的结论。

讨论需采用科学的材料、方法和结果,使用科学理论进行阐述,并符合逻辑,切忌对结果进行不恰当的论述,如重复论述、泛泛而谈、堆积文献等。尽量避免滥用首例、首创、首次发现、填补国内空白等。讨论中一般不应插入图表,可以按照时间、前因后果、重要性、复杂性、相似与相反角度等进行讨论。通过这些层次分析问题,可使内容条理清晰,重点突出。每段应集中围绕一个观点进行讨论,提出论据,加以论证;不可离题太远,过多地重复他人研究的内容和见解。

八、致谢和参考文献的撰写

不是每篇论文都必须要有致谢。对本研究撰写过程有实质性贡献或帮助,但尚不足以列为作者的组织或个人,可在文后致谢。通常包括研究基金提供者、研究工作建议者、资料收集者、数据处理者、图片资料提供者等。本单位领导审阅文稿,一般不列入致谢。所有致谢必须征得被致谢者同意。

　　参考文献是论文的重要组成部分,主要用来说明本文所借鉴的科学依据的出处,供读者查阅参考,并减少对前人文献的复述,节省篇幅,同时也是对前人成果的尊重。因此,应以严肃的科学态度对待,不可轻率。参考文献包括期刊论文、专著、论文集、学位论文、专利、标准、报纸文章、技术报告、电子文献等,引用必须严谨、规范和统一。一般应以近5年国内外期刊论文为主,精选亲自阅读过的最有必要的参考文献,不应转引他人论文后所附的文献,以免与被引论文原意不符。目前国内外多数医学期刊均采用国际医学期刊编辑委员会规定的格式,即温哥华格式,但每本杂志对参考文献著录格式的要求略有差别,投稿前必须了解所投杂志的要求,严格按照所投杂志稿约要求的格式标引。外文期刊名称多用缩写,需通过美国国立医学图书馆的PubMed网站查询。

　　写好一篇医学论文,最初的选题十分重要。作为医学生,要学会从医学文献中寻找线索,学习或改进他人的思路、技术、方法,从而激发产生研究灵感。同时,要善于从平常的临床工作中发现医学论文写作的线索。工作中的疑问,治疗过程中的异常现象,意想不到的结果,老药新用,新药、新材料、新技术的开发利用,新的诊断方法及治疗经验等,都是写作的切入点。现在提倡转化医学,针对临床上遇到的问题,在实验室深入开展基础研究,使研究成果得到快速的临床应用,实现从实验室到病床边的转化,再从临床应用中提出新的问题,回到实验室,为基础研究提出新的研究思路。通过双向转化,推动医学健康事业不断向前发展。

　　论文有无发表价值,关键在于是否具有一定的创新性,是否为读者提供了新的信息(new information)。撰写论文常犯的错误有:①内容陈旧,重复教科书或以往的工作;②设计欠缺,研究方法错误或有违医学伦理;③资料不全,证据不足;④写作格式不符合要求,文字表达水平达不到发表要求;⑤涉嫌杜撰或抄袭。近年来,撤稿事件频繁发生,对国家声誉造成了不良影响。医学生及广大医学工作者要增强底线意识,始终对科学抱有敬畏之心,踏踏实实做事,干干净净做人。

第二节　医学专著写作

　　专著是指专门针对某一问题进行深入研究。具有较高的学术水平和一定的创造性的专著具有系统性、探索性、创新性和针对性的特点。编写和出版医学专著,对于记录和反映医学健康事业的发展成就,传播最新理论、知识和技术,提高医务人员的业务水平和公众的科学素质,都具有十分重要的意义。

一、基本要求

　　医学专著在选题与内容上要力求反映现代医学理论和医疗技术的发展现状,体现科学性与创新性。科学性与创新性是医学专著的灵魂,生命力之所在。撰写时应以科学性为基础,但对于不成熟、尚未得到学术界公认的理论观点和技术操作方法,可以进行适当的探索性分析和讨论,给相关领域的专家或读者以启迪和指引。由于每一部医学专著针对的读者群不同,因此在内容、深浅程度、篇幅长短方面要有针对性地取舍,做到目标明确,层次分明,重点突出。另外,医学专著必须符合国家出版的相关法律、法规和标准,避免政治性和科学性错误。在体例、文字表达、参考文献著录等方面,应严格按规范或出版社要求执行。此外,还要正确使用计量单位和符号,正确使用标点符号,使用最新审定的标准医学名词。

二、写作要点及规范

　　1. 前言和序的撰写　前言和序重点介绍编写意图和宗旨、主要内容和特点、编写的基本原则和过程、读者对象和适应范围,给读者提供合理化的阅读建议。此外,还要阐明该书稿编写的事宜及对相关贡献人致谢。前言写作要通俗易懂,简明扼要。再版的书稿,还应收入上一版前言和序的内容,在新版的前言和序中,强调修订出版的必要性和新增内容等。

　　序可邀请一些知名专家撰写,对专著进行客观评价和推荐,概括介绍作者和专著内容所涉及的事项。丛书的序,还应进一步说明整套丛书的写作意图、内容、总体结构等。

　　2. 设置合理的标题层次　合理设置标题可以反映全书各部分的内在联系、构架,要求做到逻辑严谨、层次分明、联系紧密、上下呼应。标题层次主要依据篇幅大小、内容繁简而定。

3. 正确使用专业名词和术语　医药卫生类专业名词和术语作为自然科学的技术名词,必须强调其使用的规范和统一。规范是要求按照国际惯例和国家标准使用,统一是要求在一部书稿中前后一致。文稿中不应使用不规范的简称或俗语,例如假牙(应为义齿)等。此外,应正确书写人名、地名、机构名称,使用规范的译名和解剖术语,不要出现一词多译或一意多词的不统一现象。

4. 内容简介的撰写　内容简介即内容提要,目的是向读者介绍该书,应重点介绍专著的主要内容和特点,以及读者对象,文字要简洁。如果是系列丛书或多卷册的书稿,内容简介须注意各分册的相互联系。对再版的专著,适当介绍内容的增减变化以及新版的特色之处。

5. 附录与索引的设置　附录是与正文内容有关,方便读者查阅的补充资料,例如习题解析、行业规范或标准、人体检验或检查的正常值、常用药物剂量表等。设置索引也是为了读者查阅方便。

第三节　医学科研项目申请书写作

医学科研是一项复杂而严谨的工作,在开展具体研究工作前,必须进行深入细致的调研、选题和设计,按各级政府的科技计划申请书格式要求,撰写科研项目申请书。申请书是进行科学研究的第一步,是择优获得资助的关键。科技主管部门在筛选科研项目时,一般采取同行评议、择优资助的原则,只有优秀的项目才能获得资助。因此,申请书的质量直接决定能否通过评审而成功立项。为了使自己感兴趣的研究工作能够成功立项,获得资助,必须高度重视申请书的撰写。

一份好的申请书要充分表达出研究项目的必要性、先进性、科学性、可行性,还应反映出申请者的学术水平、科研作风、科研能力和综合分析能力。填写申请书犹如高考答卷一样,必须很好地审题,正确填写好每一项内容,不能所答非所问,避免出现错漏。填写内容应力求完整、精练,做到精益求精。申请者对申请书中的任何一个环节的疏忽,都可能导致申请失败。在项目申请书上,主要回答以下4个方面的问题:①想要做什么?即研究的具体内容和研究目标。②为什么要做?即立项依据、研究目的和意义。③如何去做?即研究路线和具体实施方案。④为什么能做?即研究工作基础、已具备的科研能力和研究工作条件。

虽然不同的科技计划书格式不同,但内容上大同小异。以下以最具代表性的国家自然科学基金项目申请书为例,介绍课题申请书的写作和注意事项。

国家自然科学基金项目申请书由以下部分组成:申请人的基本信息(含题目、中英文摘要)、项目组主要成员、经费申请表、立项依据与研究内容、研究基础与工作条件、经费申请说明、申请人简介、其他需要说明的问题、其他附件清单。

一、基本信息的填写

基本信息反映申请课题的全貌,申请者对申请渠道了解的程度,申请者严谨的科研作风,是给评审专家的第一印象,必须认真仔细,正确填写。

(一)封面

课题申请书的封面需要填写以下内容:资助类别、课题名称、申请人、依托单位、通讯信息等,应按要求准确填写。

课题名称(题目)是评审专家首先审查的内容,应高度概括研究内容,在全面细致思考、反复酝酿后拟定。题目必须包括以下要素:临床问题和科学问题、工作假说、因果关系模型、创新点,要求简明、具体、新颖、醒目,一般应控制在25个字以内。

(二)一般信息

一般信息实际上是项目的信息简表,是对整个申请书主要内容和特征的概括。本部分多数信息按要求填写即可,但选择学科代码和撰写摘要时需要斟酌和重视。学科代码从提供的选项中选择,决定了标书送审专家的范围和性质,需要在认真调研的基础上慎重确定。摘要集中反映项目的核心与精华,在申请书中的地位十分重要,必须高度重视。评审专家如果没有足够的时间阅读详细内容,通过阅读摘要,便能了解申请书的主要内容,是撰写评审意见、评价课题是否可立项的重要依据。标书完成后需反复推敲、精心提炼，高度概括和反映课题的主要内容（研究背景和科学问题、科学假说、研究方案和关键技术、预期目标与意义等），已有的研究工作基础也需简要叙述。

（三）课题组成员的构成与分工

课题组成员的构成必须从科研项目的实际需要出发，形成合理的梯队，做到分工明确，年龄搭配合理，工作尽量不互相重复，包括设计指导者、工作的主要操作者、必要的辅助人员。涉及跨学科、跨单位的项目，要注意配备相应的成员。学位层次尽可能多样，既不能太低，也不能中高层次人员过多，缺乏具体承担者。一般项目可参考以下标准确定课题组人员：高级研究人员1～2人，中级研究人员2～3人，技术员及研究生3～5人，总人数6～10人。"项目分工"一栏的填写要具体、明确，不要用参与研究等含糊表述。"每年工作时间"一栏要合理填写，一般6～8个月较合适。同时参与2个项目（包括在研项目）的成员，其年工作月数之和必须小于12个月。高级职称人员不超项（限3项）。

二、经费申请表的填写

经费预算指完成本项目研究任务所需的必要的经费支持，根据课题研究需要和以往项目的资助强度进行科学预算。经费数目过大，往往会被认为不切合实际，评审不易通过，太少则研究有困难。应根据目标相关性、政策相符性、经济合理性的基本原则，结合项目研究的实际需要，认真据实编制。其内容包括：①设备费；②材料费；③测试化验加工费；④燃料动力费；⑤差旅、会议、国际合作与交流费；⑥出版、文献、信息传播、知识产权事务费；⑦劳务费；⑧专家咨询费；⑨其他支出。预算说明书上，需要对各项支出的主要用途和测算理由、合作研究外拨资金、单价≥10万元的设备费等内容进行详细说明，并注意与资金预算表的内容一致。

三、项目立项依据的撰写

本部分包括研究意义、国内外研究现状及发展动态分析，需结合科学研究发展趋势论述科学意义，或结合国民经济和社会发展中迫切需要解决的关键科技问题来论述其应用前景，并附上主要的参考文献。

要写好立项依据，必须充分阅读文献资料，熟悉本领域的国内外最新进展，结合自身特点，提出研究目标。首先，介绍本课题的研究背景，对新的研究领域应进行一些必要的介绍，使评审专家对课题先"入门了解"，做出客观的判断。其次，介绍本课题国内外研究的现状和趋势，必要时包括不同学派的观点及其比较，以及申请者在该领域的优势及前期的预实验结果。重点阐述未解决的问题，分析未能解决的原因。在分析存在问题的基础上，找出本课题研究领域中的空白处、未知数、焦点、难点、技术关键，确立本课题的切入点，形成清晰严密、合乎逻辑的假说。

对于基础研究项目，重在结合国际上本学科领域的发展动态，论述项目的科学意义及创新的学术思想。对于应用基础研究项目，重在结合学科发展的同时，围绕我国国民经济和社会发展中的重要健康问题，论述其潜在的应用前景，预测可能带来的经济效益和社会效益。在系统分析国内外研究现状的基础上，引出本研究的目的，阐述本研究的主要内容、重要性、必要性、理论意义和实际意义，特别要说明本项目的特色和创新之处，适当引用参考文献，尤其是近3年发表的文献，注意图书出版时间、论文发表时间及出版单位的权威性（参考文献需列出全部作者）。

注意事项：①层次清晰、逻辑性强。对研究意义的叙述要简明扼要，叙述恰当，实事求是，慎用填补空白、国内首创、国际领先。②内容要有深度。对国内外研究现状的分析要全面、客观、透彻，提出的研究目标要合理、适当，避免太分散。③对理论依据的推测和假设必须严谨、科学，特别是对创新性内容的提出和分析，必须考虑到理由充分、合理。④语言要精练，深入浅出，分段叙述，环环相扣，可读性强，使不熟悉本领域的非同行专家也能看得懂并感兴趣。

国内外研究现状及发展动态分析是申请书的重要内容，反映出申请者的学识水平，评审专家能够从中了解申请者是否熟悉所研究领域的新进展，是否抓住了所研究领域存在的问题。因此，要旁征博引，深度分析，合理推测，避免只堆砌一些研究结果和数据，缺乏分析的空洞表述。

四、项目研究内容的撰写

本部分包括项目的研究内容、研究目标,以及拟解决的关键科学问题,为重点阐述的内容。

研究内容包括课题研究的范围、内容和可供考核的指标等。一般要分层次(条)撰写,清楚阐明研究的三要素,即以什么为研究对象,采取哪些处理因素,如何观察实验效应。各层次之间具有紧密的内在逻辑关系,要依据研究周期、资助强度确定,保证在研究期限内完成,避免预期目标与研究内容脱节,联系不够密切。

研究目标即通过研究要达到的具体目的,是项目申请的核心所在,包括学术和/或技术目标、理论意义、学术价值、直接或潜在的应用价值以及可能产生的社会和经济效益。研究目标的表达要准确、具体、明确、可行,要准确地将要做什么、希望解决的问题清晰传递,切忌写成诸如本课题的研究目的是探讨……的机制、为……疾病的诊断提供依据等空洞、无实质内容的语句。目标不能过大和空泛,小课题应设定小目标,重点课题可以大一点、多一点目标。目标一定要与招标指南和课题吻合,不能声东击西。

拟解决的关键科学问题即课题要研究解决的主要科学问题,不能太多,只能一至两条,要准确、具体,紧紧围绕研究目标。既要提出本研究在理论上和技术上的瓶颈,又要提供解决的对策。关键科学问题与研究目标既有联系,又有区别。前者是指问题本身,后者是指解决这一问题达到的目标。

五、研究方案及可行性分析的撰写

本部分为申请书的重点内容,是对整个研究工作的理论分析和总体思路及设想,包括研究方法、技术路线、实验手段、关键技术等的说明,可分为研究方案、技术路线(流程图)和可行性分析。主要说明选取什么标准的研究对象,观察哪些内容,通过什么方法和指标进行观察,对实验数据如何统计处理,将采取的技术路线或工艺流程,重点解决的科学和技术问题,将要达到的技术考核指标等。要求设计周密、方法科学、路线合理、技术可行、表达确切。

(一)研究方法

对研究所用的对象、相关技术和方法进行介绍,叙述要具体、明确。

1. 研究对象　确定研究对象时要充分考虑其敏感性、特异性和稳定性,考虑其标准化、集中化和代表性,估计样本大小,确保对象齐全。要交代临床试验对象选取的标准(诊断标准、纳入标准、排除标准),选取的例数和分组,分组的原则、名称和方法,各组治疗方法、疗程、剂量,不良反应控制和记录,依从性控制和评价,中止的条件及执行等。动物实验要交代选取实验动物的种属、品系、来源、性别、体重、月龄及一般条件要求,以及分组的原则、名称和方法,造模方法和成功标准,实验给药方法、剂量、疗程、反应处置及记录等。

2. 实验方法　根据技术路线中的实验内容分层次说明实验名称,所用仪器名称、厂家、型号、生产日期及稳定性,具体实验方法的依据,制剂的名称、厂家、批号、规格、纯度、剂量,明确处理因素的数目、水平和强度,并探讨处理因素间的相互关系、实验条件、操作程序和步骤、中间质控标准、实验数据的记录和保存。若采用的是通用方法,可不必写明详细步骤,但应写明按 XX 法,附列参考文献。若有改进或使用创新性的研究方法或手段,一定要详细叙述,并注明改进点、改进依据和采用新方法的优势,改进后的效果及标准和评价。

3. 数据采集和统计方法　说明观察各项指标及控制可能出现的混杂因素和误差的方法或措施,说明采用的数据处理方法及标准,所使用的统计工具及软件名称。

(二)技术路线

技术路线是科研设计的重要部分,是课题研究的程序和操作步骤。要按照实验过程依次叙述,每一步骤的关键点要讲清楚,并具有可操作性。医药制剂和药物的合成等要注明主要工艺流程路线和框图。对于步骤明确、连贯,相互关系紧密的技术路线,一般采用流程图或示意图表示,并说明可能遇到的问题和解决方法,应充分反映研究设计的科学性、合理性、创新性与可行性。

（三）可行性分析

对技术路线的关键步骤、新的或关键的技术方法、实验中涉及的实验动物模型的建立等技术问题，以及对可能出现问题的解决措施及实施方案，进行可行性分析或自我评价，目的是论证研究方案具有可行性。撰写时应从学术和技术两个方面着手分析，重点阐明立论依据是否充分，研究基础是否扎实，实验设计是否合理，预实验结果是否可靠，技术条件是否成熟，研究团队构成是否合理，必要时简单交代针对该课题的国内外合作与交流情况。

六、项目特色与创新之处的撰写

本部分是项目申请书中十分重要的一部分，要用简洁明了的语言说明项目的创新之处，创新点不宜罗列过多，2~3 条即可。

项目的特色和创新是决定能否成功立项的基础，没有特色、没有新意的重复性研究，研究方案再完美、研究团队再强大、研究条件再优良，也不会得到资助。因此，要特别重视，善于提炼出项目的特色和创新之处。特色是指与众不同的东西，创新是指前人没有的东西。撰写时要在充分查阅资料的基础上，从研究思路、技术方法、研究方案、前期工作基础等方面进行分析，总结出项目的特色与创新之处，并进行简要论证。切忌弄虚作假或想当然。

七、年度研究计划及预期研究结果的撰写

1. **年度研究计划**　年度研究计划是根据课题技术路线对研究内容进行的阶段性安排。一般以年度为单位，也可以根据课题研究中具有代表性的研究内容预期完成的时间来分割，如以 3~6 个月为一个工作单元安排计划，一个工作单元可以并列安排不同的任务。每一个工作单元的研究内容应具体、可行，并有明确、具体、客观的进度考核指标。对有特殊要求的实验内容的安排，时间应合理、具体，各工作单元之间应具有连续性。

2. **预期研究结果**　预期研究结果指课题完成后在理论上、方法上或技术上预计达到的水平、产生的效益及其应用前景，包括科技方面、人才培养等。事实上，不同类型的课题，预期研究结果的侧重点不尽相同。基础研究或应用基础研究可以是发表论文或申请专利、成果等，但更重要的是在学术上预期解决什么问题，得到什么技术成果或学术论点等。应用性研究课题侧重于推广应用的前景及其间接的经济效益和社会效益预测。开发性研究侧重于直接获得的经济效益或社会效益。提供成果的形式包括论文、著作、方案、标准、工艺、样品、专利等。

八、研究基础与工作条件的撰写

研究基础包括与本项目相关的研究工作积累和已取得的研究工作成绩。工作条件包括已具备的实验条件，尚缺少的实验条件和拟解决的途径，比如利用国家实验室、国家重点实验室和部门重点实验室等研究基地的计划与落实情况。另外，还要如实填写申请人和项目组主要参与者正在承担的与本项目相关的科研项目情况，完成国家自然科学基金项目的情况，申请人和项目组主要参与者的简介。

研究基础中应客观介绍以前做过的工作和取得的成绩，包括：①研究工作基础。与本项目立项、顺利进行有关的前期工作，包括必要的预实验、实验方法的建立、动物模型的建立等工作和成绩，以及开展本课题研究以来已做的工作及取得的初步成绩，必要时附上相关论文或材料。②实验条件。即进行该课题已具备的基本实验条件，包括仪器设备、关键性的试剂、药品、合格的实验动物等，已有的协作条件、原材料及加工条件，已经从其他渠道得到的经费支持等。③技术条件。课题负责人及其主要成员的专业水平和能力，能否胜任本课题。

研究基础是课题评审立项的重要依据之一，前期工作基础不够，未提供充分的实验依据，没有重要的相关研究成果，没有预试验结果，申请人缺乏课题相关的基础研究背景很难通过评审立项。

总之，撰写医学科研项目申请书是一项繁杂的劳动和系统工程，不可能一蹴而就，需要申请人早做准备，花费时间和精力，充分查阅文献，认真阅读申报指南，按要求和规范撰写。写好初稿后多方面听取指导意见，反复修改，精雕细琢，确保申请书的学术水平和质量。

第四节 医学科普文章写作

科普是科学技术普及的简称，对提高公众的科学素养和推动社会的文明进步具有重要作用。医学科普写作是科普写作的一部分，以介绍医疗卫生、医学保健等医药学知识、医疗技术为内容，以达到保护和增进人类健康、预防疾病发生为目的。其方法是通过科学传播的方式，采用大众容易理解、接受和参与的途径，学习正确的医学科学知识、思想和精神，恰当运用科学的医学方法和技术指导日常生活。

当今，随着人们生活水平的提高，对健康知识的渴求，医学科普日益受到公众的关注和欢迎。中国公民科学素质最新调查结果显示，2015 年我国具备科学素质的公民比例为 6.2%。这一数字虽然较 2015 年前有较大提高，但与发达国家相比仍有不小差距。"神医"张悟本、"养生教母"马悦凌等伪养生专家红极一时的背后，反映的是人民群众健康素养的巨大缺失。提升公众的科学素养水平，离不开优秀的科普作品。为壮大我国的科普创作队伍，提高科普创作水平，从 2005 年开始，国家科技进步奖专门设立了科普组，奖励对优秀科普作品的创作做出贡献的公民。科普组的评审范围包括科普图书、科普电子出版物、科普音像制品，充分体现了国家对科普工作的重视。如何写好科普文章，写好医学科普著作，为促进社会精神文明建设做出贡献，让正规的医学知识深入百姓，是医务工作者义不容辞的责任。

一、医学科普文章写作的要求

医学是一门学术性较强的学科，要将医药学知识通俗化，必须遵循以下原则进行创作。

1. 科学性 科学性是医学科普写作和任何科普文章的生命。医学科普文章的科学性直接关系到人们的身心健康、生命安全。宣传不当会产生较大的社会影响，甚至不良后果。所以，写作时应秉持严肃的科学态度，一定要普及经过实践检验并证明是正确的医学知识，推广成功的、切实可行的医疗技术和方法，介绍经检验合格、获得认证的药物。决不能为了经济利益而大肆宣传未经证实可行的医疗方法和未经批准使用的药物。即使是经过验证的可靠的方法或药物，也不得任意发挥、夸大渲染或片面报道。对于还在探索阶段或有争议的医学知识、医疗技术和方法，不可急于宣传，以免误导公众。有时为启迪智慧、激发人们探求医学知识的兴趣，需要介绍一些处于探索阶段的前沿知识，但一定要采取慎重、科学、客观的态度，实事求是地反映情况，不能为了追求新奇而道听途说，传播一些虚伪的或反科学的信息。文字表达要准确，讲述概念、事实、数据和语言要清楚，切忌模棱两可，望文生义。

2. 知识性 医学科普写作的目的是普及医学知识，要以经典的、公认的医学理论为基础，用大众化的语言进行再创作。写作时不能只进行单纯经验的叙述、事实的报道和技术、方法的介绍，应同时阐明其中的科学道理，讲清有关的医学基础知识和基本原理，让读者不仅知其然，而且知其所以然，从而更好地领会和掌握防病治病的知识和方法。读者通过对医学基础知识、基本理论的学习，从中可以受到启迪，掌握方法，避免盲目实践，事与愿违。

3. 实用性 任何一篇科普文章都应为读者提供一点益处，或释疑，或操作，或启迪。读了就懂，懂了就会，才是一篇好文章。读后有其用处，文章才能被读者认同和接受。而选题正确、严谨的科学态度和通俗的写作方法，是保证文章实用性的重要因素。

4. 通俗性和趣味性 医药学知识专业性很强，有很多专业术语，在科普作品中不能生搬硬套。公众希望获得健康益寿、养生养颜方面的知识，这就要求写作者在语言表达上必须深入浅出，通俗易懂，内容举例等尽量做到有趣味性，以吸引读者。例如牙周病，如果专讲牙周组织与牙的关系读者就会很费解，而用树和土壤的关系比喻牙和牙周组织的关系，在沙化地上植树很难成活，读者一读就懂。科普作品切忌照搬教科书内容，否则很难做到普及。

二、医学科普文章写作方法

医学科普的任务是普及医学科学知识，医学科普文章是将高深的医学知识传授或传播给公众

学习笔记

的最好途径，其题材和形式可以灵活多样，尤其是进入多（新）媒体时代，包括医学科普文章、专著、宣传画册、宣传展牌、影视片、电视节目、戏剧、讲座等。

21世纪医学科普具有3个特征：①重点是科学技术、科学方法、科学知识，主要解决公众的科学观念和态度问题；②应体现医学的人文关怀；③应具备公益性。

医学科普的文体是说明文，文字要好读、好懂、好记、好用。在写法上要平铺直叙，不需要华丽的辞藻、优美的语言。用朴素的言词将要表达的内容写清楚、写通顺就可以。在形式上，可根据不同的场景选择以下方式：①对话体。医师和患者或医师与记者之间的问答。②自述体。以第一人称讲述个人在行医中遇到的病例和总结的经验。③漫说体。这是最常见的科普文章写作形式，常通过趣味性的漫画创作开展系列科普作品创作。④新闻体。采用新闻报道的方式讲述科普知识，常见于大众媒体的新闻版面。

撰写医学科普文章，选题非常重要，可从以下4个方面入手：

1. 从患者的误区中寻找　患者常见的保健误区、治疗误区，对疾病治疗和康复的错误认识，提的最多的问题是公众最需要了解的知识。例如，口腔溃疡反复发作会不会癌变，如何早期识别口腔癌等。

2. 从疾病的变化中寻找　社会经济的发展、环境的变化以及生活方式的改变，都会导致人类所患疾病的变化。疾病的发病率是上升还是下降？发病年龄是提早还是推迟？有没有性别差异？有没有地域差异？哪类人发病率特别高？造成这种现象的原因是什么？怎么预防？这些都是公众感兴趣的问题。

3. 从疾病的季节性寻找　每个季节都有高发病，提醒公众预防季节病的科普文章由于服务性强而受到媒体的欢迎。即使老生常谈，也是需要的。另外，可配合一些法定日如"爱牙日"等活动，动员社会力量，在群众中进行牙病防治知识的普及教育，增强口腔健康观念和自我口腔保健意识，提高全民族的口腔健康水平。

4. 介绍新技术、新成果　尤其是介绍一些疑难杂症的最新治疗方法，满足读者求新、求异、求变的心理。例如，口腔医学领域的机器人手术、数字化技术、微创手术、隐形矫治技术等本身就有一定的新奇性和吸引力，只要表达清楚、切入适宜，就会受到媒体和读者的欢迎。

目前的时代是一个多元化时代，各种信息充满人们的视野。人们更愿意通过轻松活泼乃至娱乐化的阅读方式接受医学知识，具有科学普及与休闲娱乐双重功能的医学科普文章才会受到欢迎，不仅使人们增长知识，而且使读者在紧张的工作之余，收到身心松弛、缓解疲劳的效果。因此，在写作时应注意体现针对性、精练性和趣味性。

在决定写一篇科普文章前，一定要明确读者对象，读者所处的环境状态、季节、地域、年龄、文化程度等，即作品定位。医学科普创作的针对性与其他科普创作相比，要求更多、更广、更有个性。因为疾病的发生、发展、蔓延、流行与时令、地域、人群及其他环境因素有着密切关系，并有一定的规律性。医学科普创作只有针对不同性别、不同年龄、不同职业、不同文化层次、不同地区的人在不同季节的实际需求，选取合适的科普内容，才会收到应有的社会效益。

医学科普写作不同于教科书，长篇大论的文章不易被公众接受。一篇文章一般只需解释一种科学现象，介绍一个科学知识点，说明一个疑难问题，讲清一个医学道理，不要求全面系统、包罗无遗。医学科普说明文可以不进行艺术加工与文字润色，直叙其事，直陈其理，简明扼要即可。医学小品文等文艺性说明文在不违背科学性的前提下，可适当进行艺术化处理，融知识性、科学性与趣味性于一体，短小精悍，及时反映医学领域的新事物、新动态。因此，医学科普写作应有针对性地介绍内容单一的医学知识和技术，尽量做到简洁精练、小中见大、小中见新、小中有物。

为了增加医学科普文章的感染力和影响力，需要用新闻的时效去传播专业，用故事的手法去演绎科学，用生动的语言、巧妙的结构、形象的比喻、有悬念的故事去吸引读者。趣味性表现在选材、命题、结构、修辞等方面。例如，写唇裂、腭裂或舌癌，可从有关的新闻事件入手，使作品有可读性，有新鲜感。趣味性体现作者的文学和文艺素养，需要在实践中不断积累和提高。

科普文章的标题要吸引人，形式要新颖。现在人们的阅读都是快节奏的，一张报纸不可能从头看到尾。读一篇文章时，首先吸引眼球的是标题。标题新鲜有趣，才能引导读者阅读全文，可采用拟人、比喻、巧问、谐音、反用俗语等方法确定标题。标题确定后，需要谋篇布局、精心构思，把最想让读者记住的核心内容、知识点放在最醒目的位置。医学科普文章常见的问题有：篇幅较大，重点不突出；语言不通顺，逻辑性差；选题老旧，内容无新意；文章学术气息太浓，学术名词和英文缩写太多；选题过大，内容庞杂，信息量过大，系统性过强等。还有一些文章功利性太强，片面宣传先进设备和治疗手段，甚至将一些不具有代表性的个案加以夸大宣传，忽视对医学局限性的传播，误导公众对疾病的认识和对医院的认识，容易引发医疗纠纷。这些都是需要在撰写医学科普文章时认真考虑和加以避免的。

第五节　医学多媒体制作

多媒体（multimedia）是多种媒体的综合，一般包括文字、图片、照片、声音、动画和视频影像等媒体形式，多媒体技术是组合两种或两种以上媒体形式达到人机交互式信息交流和媒体传播，以及完成程式所提供的互动功能的媒体技术。

多媒体因其具有集成性、控制性、交互性、非线性、实时性、互动性、方便性、动态性等特点，已运用于诸多专业领域，是表达宣讲者思想的重要工具之一。医学领域多媒体的运用也尤为广泛。

医学作为一门专业性很强的学科，其多媒体课件的制作涉及内容繁多，概念抽象，表述准确性要求高，制作难度大。如何制作符合医学特点的高品质多媒体课件，将大量枯燥抽象的理论转化为精准的多媒体表达，将临床的数据、经验或精妙的想法、术式进行展现且富有视觉冲击力和感染力，达到令人震撼的演示效果，是每个医学从业人员需要掌握的基本技能。

一、医学多媒体制作工具及软件

多媒体素材编辑工具包括文字处理软件、绘图软件、图像处理软件、动画制作软件、声音编辑软件以及视频编辑软件等。

1. 多媒体素材制作软件

（1）文字处理：记事本、写字板、Microsoft Word、WPS。

（2）图形图像处理：PhotoShop、CorelDRAW、Freehand。

（3）动画制作：AutoDesk Animator Pro、3DS MAX、Maya、Flash。

（4）声音处理：Ulead Media Studio、Sound Forge、Adobe Audition（Cool Edit）、Wave Edit。

（5）视频处理：Ulead Media Studio、Adobe Premiere、Adobe After Effects。

2. 多媒体集成软件　多媒体素材编辑之后，整合和交互功能的实现则需要用到多媒体集成软件，常用的有：

（1）Microsoft PowerPoint（PPT）：由于其编辑多媒体的功能比较强大、简单易学，内置丰富的动画、过渡效果和多种声音效果，并有强大的超级链接功能，使其成为最常用的幻灯片制作工具。不足之处是动画的设置还不够精美，交互功能仅通过超级链接，但在医学课件制作的过程中因其操作简易，容易上手，被广泛应用。

（2）AuthorWare：这是课件制作工具中应用比较广泛的平台，它的最大特点是创造了基于图标的创作方式，用可见的流程贯穿课件制作的整个过程，清晰有序。只需对图标进行拖放及设置，就可以完成普通课件的开发，无需编写过多的程序代码。但 AuthorWare 对于多声道的支持不算理想，并且图标方式及众多的函数有时显得很烦琐，真正运用自如地利用 AuthorWare 开发较为优秀的课件也并非易事。

（3）Flash：其最大的特点是动画功能及交互功能强大，数据量小，播放流畅。Flash 的矢量技术使图片放大不会产生像素损失，灵巧的图形绘制功能以及动画方式能产生极好的动画效果。不足之处是对影像文件支持不够，文字、公式处理能力不强。另外，需要制作者有较好的计算机基础。

当然，随着对于多媒体表现形态的需求增多，越来越多的多媒体制作软件被迅速开发，这里就不一一赘述，个人可根据需要备制的课件特点，选择最为适合的多媒体集成软件制作相关课件。以下仅以最常用的 Microsoft PowerPoint 为例，介绍医学多媒体制作的一些基本原则及技巧。

二、医学多媒体的制作过程

1. 媒体素材的收集及准备　媒体素材是指传播信息的基本材料单元,一般可分为 5 大类:文本类素材、图像(图形)类素材、视频类素材、动画类素材、音频类素材。制作精致、美观的医学多媒体课件,素材是不可缺少的重要元素。通过多种途径可以收集各类媒体素材,可利用计算机通过扫描仪将相关文字、图谱进行扫描,简单的图形可用绘图软件绘制,用数码相机可拍摄和收集临床病例数据,用便携式摄像机可摄取特殊实验的操作过程等。素材的选用和处理可依据图像、动画、视频、声音等素材的不同格式综合考虑,多样化处理,如图像可用 Photoshop 进行预处理(剪裁、调色等),视频和声音可根据需要剪辑和录制,复杂的动画处理可使用 Flash 预先制作再嵌入 Microsoft PowerPoint,也可直接在 Microsoft PowerPoint 中用预设动画功能的叠加完成。

2. 多媒体制作内容的安排与组织　多媒体课件内容的科学安排、合理组织十分重要和必要。多媒体课件具有良好的视听功能,具有较大的信息输出量和较好的可接受性,因此在内容的安排上需要制作者做到高度概括、主题鲜明,内容殷实,将所要表达的内容使听者更直观地感受到,如涉及临床实验、手术经验介绍或临床病例讨论的内容,应更体现其示范性和操作性。

3. 多媒体课件页面的创意与设计　美观又突出主题的页面设计是制作多媒体课件的灵魂。

(1)突出重点:把重点内容放在最显著的位置。

(2)层次分明:章节层次要清晰分明。

(3)字体规整:用于多媒体课件的文字要恰到好处,少而精,标题的字号应层次分明,不同层次的标题要用不同的字号标示,而同一层次标题的字号、颜色应谐调统一。将其中的关键字通过颜色、字体加粗、下划线等不同手法进行区分,以便听者能抓住课件所要表达的重点。同时,要注意不用或少用段落文字,切不可将书本"搬家"。

(4)选择恰当的背景模板:背景模板除了软件提供的模板外,还可以从网络上下载或自己制作。选用模板时既要考虑背景与文字、图片等媒体的对比,也要考虑与各媒体之间的和谐,不能因反差太大而缺乏层次。

(5)图片、图像清晰贴切:多媒体课件的优势之一是图文并茂,可充分利用这一点,但要恰当贴切,而不是越多越好。同时,应注意图片和图像要清晰、不失真(包括颜色、形状)。

(6)视频、动画适宜得当:视频和动画的选择要与教学内容密切相关,播放窗口大小适宜,播放应具有重放、进度选择、音量调节等功能。

(7)风格统一:多媒体课件的背景设计要有一定的新颖性,能与文字形成鲜明对比,并且每一章的风格应谐调统一,画面简洁实用。

三、医学多媒体制作的技巧和经验

医学多媒体制作除了一般应注意的事项外,还有一些结合医学特殊需求的制作技巧及经验。医学类多媒体制作要遵循科学性、严谨性并兼顾技术性、艺术性。

1. 文字的处理　文字的处理可以根据层级关系设置项目符号,不同层级可设置不同的字体、字号,关键词可用不用颜色或特殊效果加以突出。文字可配图加以说明,长篇累牍的文字是最不可取的,这样不仅让人抓不到重点,也影响了整个多媒体文件的美观。通常字号的选择原则是使座位最远的观众可以看清多媒体文件中最小的字。字号大小的区分能突出层次感,可适当在并列关系的文字内容前添加项目符号。为了整体效果的美观亦可添加艺术字、阴影等 3D 立体效果(图 13-1)。对于一些非软件自带的特殊字体的使用,要在保存文件时完成字体的嵌入,这样就能避免在其他电脑上播放时因没有该字体而显示成宋体的尴尬。

2. 图片的处理　医学多媒体中的图片要保证其真实性及清晰度,在放大、缩小的过程中要等比例缩放,以免造成图片比例失调、像素损失。通常用的图片格式为 TIFF、JPG、GIF、PNG 等,对有些临床提供的原始图片进行细节处理如亮度、对比度、色调、饱和度的调整,局部的裁剪、缩放,图片形状、边框、立体效果的设置以及添加标记及说明等均有利于更好地展示临床数据和资料。同时,在图片的插入过程中还要考虑整体的效果,可设置统一的母版,将背景统一,例如临床病例照片术前、术后的对比，实验结果前后的对照图等都需要设置具有连贯性的图文框加以说明，垂直、水平对齐，对一组照片可设置图片组合，便于整体编辑。另外，为了使图片能更好与背景融入，可以设置透明色，将纯色背景透明，凸显图片的立体感并融于整个背景主题，形成整体风格的统一（图13-2）。

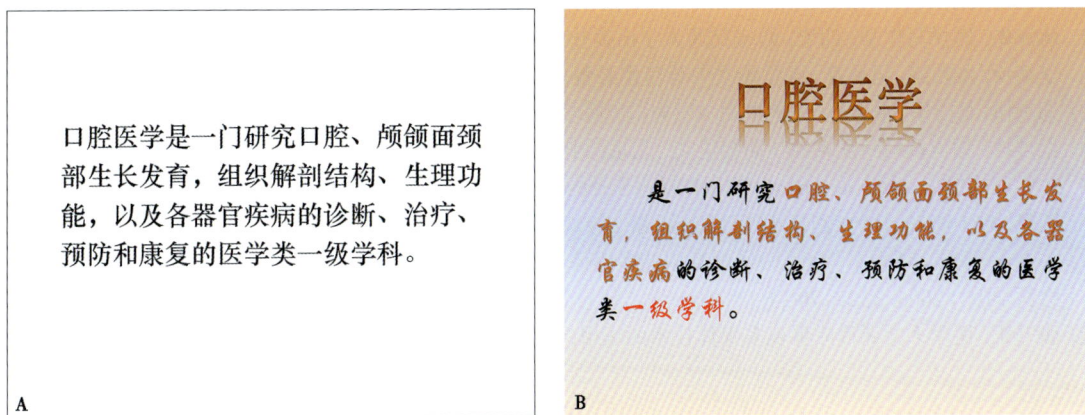

图 13-1　使用字体、字号、艺术字、颜色及立体效果前后

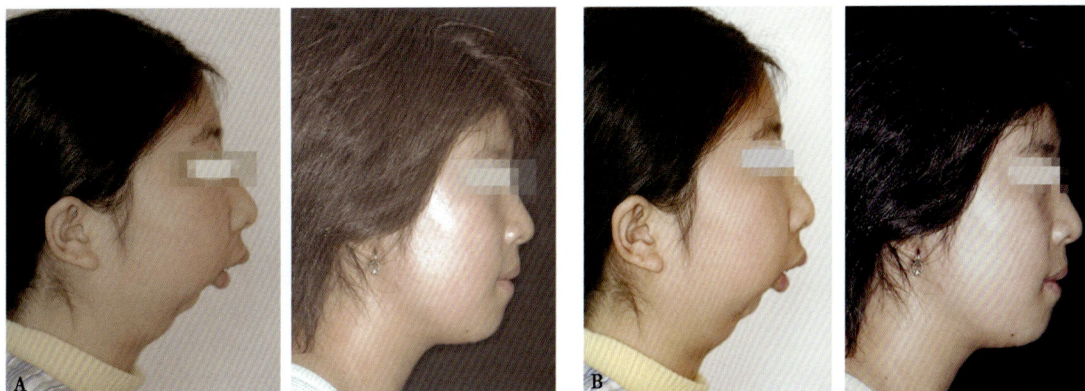

术后解决：开口困难、颌骨畸形、咬合紊乱和OSAHS

图 13-2　使用图片剪裁，亮度、对比度、饱和度调整，边框、文字说明等编辑手段前后对照
A. 处理前　B. 处理后

3. 图表的应用　在医学多媒体中常要用到图表来显示科研、临床数据。常用的图表有柱状图、折线图、饼状图、条形图、雷达图等。合理运用不同的图表能将一些抽象的科研、临床数据转换成更为直观的信息传递给观众。

4. 动画的设置　动画的添加给多媒体文件增添了活泼、动感的元素。Microsoft Powerpoint 自带的动画效果主要分为四组：进入动画、强调动画、退出动画以及动作路径，而每一组中也包含多种动画效果，可对文字、图片等调整动画出现和退出的先后顺序、动画播放的时长，若合理组合多种动画效果，无疑为多媒体文件的艺术性又锦上添花。

5. 音频、视频文件的插入与设置　医学多媒体文件常需要用到动态的音频、视频，如手术操作、实验过程等。Microsoft PowerPoint 里对于音频文件的完全嵌入只支持 wav 格式的文件，可以通过格式转换完成完全嵌入，这样可以减少打包音频文件与 PPT 文件在同一个文件夹里的麻烦。但视频文件的导入，目前无法完成完全嵌入，需要将导入的视频文件与 PPT 文件放入同一个文件夹里，否则视频将无法正常播放。

医学多媒体课件在医学教学、学术交流、竞赛、答辩等众多场合中广泛运用，发挥多媒体课件概念清晰、界面简洁、操作简单、交互功能强等特点，使医学教育、研究、学术交流等工作更为高效地表达。一个设计精美的 PPT，无论在汇报、宣传还是在比赛中能让听众赏心悦目，更好地接受和理解宣讲者所要表达的内容。

　　一个好的医学多媒体文件,从素材资料的收集到框架的建立再到内容的安排以及最后的美化,是一项系统工程,而整个过程是一个学习、思考再提高的过程,凝聚了制作者的思想与创造。

（郑家伟　王琪贇　王　磊）

参考文献

1. 蒋泽先. 医学写作学. 西安:西安交通大学出版社,2012.
2. 李炳汝,羡秋盛,纪承寅. 医学论文专著写作必备. 北京:军事医学科学出版社,2006.
3. 郑家伟,杨秀娟,张善勇. 如何撰写与发表口腔医学 SCI 论文. 中国口腔颌面外科杂志,2011,9(5):420-429.
4. 金坤林. 如何撰写和发表 SCI 期刊论文. 北京:科学出版社,2008.
5. HALl G M.How to write a paper.5th ed. West Sussex:Wiley-Blackwell,2013.
6. 陈魁. PPT 演义:100% 幻灯片设计密码. 第 2 版. 北京:电子工业出版社,2011.
7. 丁会,刘超英,许力军. 浅谈医学教育中的多媒体课件制作与启发、诱导式教学. 医学与哲学杂志(人文社会医学版),2006,3(27)70-71.
8. 张乃正. 医学人文课程应重视多媒体技术的运用. 中国医学教育技术,2008,22(4):354-356.

学习笔记

第十四章

医学教育标准和医学生职业生涯发展

医学教育历来被视为精英教育，肩负着推动医学技术进步和维护人类健康的双重责任。医学教育的责任不应是单纯地传授知识和技能，更重要的是培养医学生的道德情操和人文关怀。古今中外，从孙思邈的《大医精诚》到希波克拉底誓言，再到当今的医学生誓言，无不体现着医师的使命和追求。目前的中外医学教育标准中，人文教育已成为必不可少的组成部分，是对医学生和医师的基本要求。

第一节　医学教育标准

追踪溯源，医学教育标准与医学伦理准则是需要遵守的信条，其中对于医学人文素养的要求也是需遵循的重要标准。

一、国际医学教育标准

（一）医学教育的全球标准

1998年，经世界卫生组织（WHO）和世界医学联合会（WMA）批准，世界医学教育联合会（WFME）启动了医学教育国际标准项目。2001年6月，WFME执行委员会通过并发布了《医学教育全球标准》。世界医学教育联合会修订后于2013年颁布《医学教育质量改进全球标准》。该标准充分考虑了不同国家之间医学教育传统、文化背景、社会经济状态、健康水平、疾病谱和医疗服务体系的差异，具有广泛的适用性。本标准共有九个领域，包括宗旨、结果、教育计划、学生考核、学生、教师、教育资源、教育评价管理与行政持续更新。该标准强调了临床医师的社会责任。

（二）医学教育全球最低基本要求

1999年6月9日，经纽约中华医学基金会（China Medical Board of New York，CMB）理事会批准资助，成立了国际医学教育专门委员会（Institute for International Medical Education，IIME）。该委员会的任务是为制定本科医学教育全球最低基本要求（以下简称基本要求）提供指导。基本要求是指世界各地医学院校培养的医师都必须具备的基本素质，委员会将基本要求分为七个领域六十条具体规范，与医学人文相关的有三个方面。第一是职业价值、态度、行为和伦理，其中特别强调追求卓越、利他主义、责任感、同情心、移情、负责、诚实、正直和严谨的科学态度等。第二是沟通技能，要求医师应当通过有效的沟通创造一个便于与患者、患者亲属、同事、卫生保健队伍其他成员和公众之间进行相互学习的环境。对倾听、沟通技巧、团队协作等素质做了详细界定。第三是批判性思维和研究。

二、中国医学教育标准

（一）中国医学教育标准——临床医学专业（2008）

2008年教育部和卫生部颁布《本科医学教育标准——临床医学专业（试行）》，在前言中明确：医学毕业生的质量是衡量医学院校教育质量的最终标准。本科临床医学专业教育的目标是培养具备初步临床能力、终身学习能力和良好职业素质的医学毕业生。毕业生作为一名医学从业人员，必须有能力从事医疗卫生服务工作，必须能够在日新月异的医学进步环境中保持其医学业务水平的持续更新,这取决于医学生在校期间获得的教育培训和科学方法的掌握。对于毕业生应达到的基本要求从思想道德与职业素质目标、知识目标、技能目标三方面做了界定。

（二）中国医学教育标准——临床医学专业（2016）

2016年,相关部门完成了《中国本科医学教育标准——临床医学专业(2016版)》的修订工作。规定的第一部分内容是中国临床医学本科专业毕业生应达到的基本要求,分为四个领域:科学和学术、临床能力、健康与社会、职业素养。其中,前三个领域分别涉及具有良好的交流沟通能力,能够与患者、家属、医师和其他卫生专业人员等进行有效的交流,促进良好的医患关系,有保护并促进个体和人群健康的责任意识等要求。而第四部分对职业素养则做了详细的要求。

三、国际口腔医学教育标准

不同国家对口腔医师都有不同的要求和标准,对医学人文素养的要求也各不相同。

（一）美国

2008年,由美国牙科教育协会(American Dental Education Association)提出的《新任牙医胜任力要求》中指出,牙医核心胜任力指标包括六方面:批判性思维、专业性、沟通和人际交往技能、健康促进、实践管理和信息管理、患者关怀。强调口腔医师的行为必须符合专业要求和道德标准,并拥有有效的沟通和人际交往能力。此外,必须拥有评价和应用新兴技术、可持续发展的能力,拥有批判性思维,能有效解决当前和未来医疗保健问题。

（二）法国

《法国牙医伦理》对牙医的要求做了规定,共有六章计八十五条。六章内容如下:职责概述,对患者的义务,在社会医学中的职责,对同行的职责,执业条例,对其他医务人员义务。涵盖的内容包括了各个方面,比如对患者的尊重,患者的知情同意等,对诊疗行为、诊疗收费、诊疗宣传也进行了规定。特别值得一提的是:分别用了两个章节对同行和其他医务人员的义务进行了界定。在对同行的职责中,要求牙医之间必须保持良好的关系。如果医师之间存在专业异议,当事人必须在省委员会主席面前进行调解。牙医之间应该互相给予道义上的帮助,禁止诽谤、谴责同事或回应任何可能对其职业有害的言论。而对其他医务人员的义务的规定是:医师应尊重与其有工作关系的其他医务人员或辅助医疗人员,不能影响其独立的诊治活动。

（三）日本

2009年8月,由日本牙医师协会出台的牙医师伦理规定,对牙医进行了四个方面的规定:牙医自身的基本素养、尊重患者的牙科医疗、牙医的社会责任、牙医的伦理。在引言中提到:牙医不能仅将患者视为生病的躯体,还需要真诚地面对患者的精神世界,在作为一名医师之前,首先要做好作为一名社会人——"伦",而后利用所学的知识和技术向患者提供最有效治疗——"理"。不仅要关注"生命",更要终身持有敬畏患者的"生命"之心与其打交道。这便是牙医职业伦理的原点,也是医师的医道所在。这段话很好地阐述了医师人文关怀思想的精髓。

四、中国口腔医学教育标准

2007年,由中华口腔医学会口腔医学教育专业委员会、全国高等医学教育学会口腔医学教育分会、中华医学会医学教育学会口腔医学教育学组执笔拟定了《中国口腔医学本科教育标准(讨论稿)》。2018年由教育部高等学校教学指导委员会编著的《普通高等学校本科专业类教学质量国家标准》中,收录了该标准。

标准规定:毕业生的质量是衡量任何医学院校教育质量的最终标准。口腔医学毕业生作为未来的口腔医学从业人员,能否在日新月异的医学进步环境中保持其口腔医学业务水平的持续更新,取决于口腔医学毕业生在校期间是否掌握了科学的方法,是否获得了终身学习的能力。我国本科口腔医学专业毕业生应达到的基本要求包括四方面:思想道德与职业素质、知识目标、医学技能目标、口腔医学技能目标。在技能中把沟通能力、终身学习能力等也做了特别要求。

纵观国内外教育标准以及对口腔医师的要求,强调的方面各有侧重,但是都强调了对患者的尊重与关怀,承担的社会责任等。

第二节　医学生和医师的职业素养

医学生和医师的职业素养是医学职业的内在规范和要求,职业素养教育对提升医务人员岗位胜任力、促进构建和谐医患关系、提高医疗服务质量具有重要意义,应始终贯穿于医学生和医师成长教育的全过程。医学生职业素养包括职业精神、专业能力和职业道德修养等丰富的内涵。职业精神是医者的职业价值取向,即职业责任感与使命感,当现实与理想产生冲突、个人与社会存在矛盾、道德与利益使人彷徨时,坚定的职业理想信念将是医学生砥砺前行的明灯。专业能力既包括国家相关职业标准要求达到的知识和技术能力,如扎实的医学理论知识、广博的人文社科知识、辩证的临床思维能力和过硬的临床操作技能等,也涵盖知识结构的外在表现,如学习能力、创新能力等。职业道德修养要求医学生至少应具有救死扶伤的情怀、爱岗敬业的品格、尊师重道的品德、团结合作的态度及善于沟通的能力。

一、医者誓言:使命必达

(一)孙思邈大医精诚论

《大医精诚》出自唐代孙思邈著作《备急千金要方》的第一卷,是中国古代医学史上论述医德思想的重要文献,较为完整地阐述了精湛医术和高尚医德并重的思想。"精"是指要求医者要有精湛的医术,认为医道是"至精至微之事",切忌"求之于至粗至浅之思",学医之人"必须博极医源,精勤不倦,不得道听途说,而言医道已了",研习医学,务必精深。"诚"是指要求医者要有高尚的品德修养,"见彼苦恼,若己有之",感同身受,继而秉持"大慈恻隐之心""普救含灵之苦",同时不可"自逞俊快,邀射名誉""恃己所长,经略财物"。

孙思邈精诚合一、德术并重的医德思想精髓不仅在古代医学史中占有重要地位,而且具有深远的现实意义,与当代医学和人文精神交融的内涵相吻合。

(二)希波克拉底誓言

《希波克拉底誓言》创作于希腊伯里克利时代,是希波克拉底警诫人类的职业道德圣典,其也成为后人不同版本医学誓言的精神源泉和理论根源。

希波克拉底誓言向后人阐释了至少五条行医的准则,包括:①"凡授我艺者,敬之如父母"意指对知识传授者要秉持感恩之心,尊师重道;②"凡我所知,无论口授书传,俱传之吾与吾师之子及发誓遵守此约之生徒,此外不传与他人"意指应尽己之力维护医学事业神圣和高尚的传统;③"凡患结石者,我不施手术,此则有待于专家为之"意指行医应该量力而行,因人因病而宜;④"我之唯一目的,为病家谋幸福"意指秉承良心和尊严从医,竭尽全力维护人类的健康;⑤"我愿保守秘密"意指医者应尊重患者隐私权,严格保守秘密。

流传了两千多年的希波克拉底誓言捍卫着医者的尊严与荣耀,也时刻警示、鞭策和激励每一位医务人员坚守医学誓言,审视医者仁心,为人类健康事业而奉献。

(三)医学生誓言

1991年,国家教育委员会高等教育司下达《医学生誓言》,这是目前唯一由国家颁布实施的针对医学生的学医规范条文。《医学生誓言》汲取中西方传统医学教育精华,结合中国卫生事业与医学教育发展实际,反映医学这一神圣职业的职业准则和道德规范,是医学生学习和行医的标杆与指南。

"健康所系,性命相托。"《医学生誓言》开篇即旗帜鲜明地指明了医学的本质与重要意义,引导医学生努力将自身淬炼成一个人格健全、具有高尚道德的人,一个意志坚定、不懈奋斗的人,一个医术精湛、综合素质过硬的人,一个值得托付生命的人,坚定职业理想,献身医学事业。

从"博极医源、精勤不倦"的大医精诚论,到希波克拉底宣言,再到新时代的医学生誓言,神圣而庄严的承诺随时光流逝而前行,不同时代、不同国家、不同民族以不同的语言传承着相同的坚守,那就是医者对人类健康事业的责任心和使命感。

二、学与问：知识是学来的，更是问来的

（一）学

学，即学习，是指通过阅读、聆听、思考、探究、实践等多种途径，导向持久性能力或行为潜能改变的过程。学习的分类理论发展至今，涵盖了四种学习类型：累积学习、同化学习、顺应学习及转换学习。这四种类型在不同的环境下被激活，导向不同的学习结果和应用可能。

1. 累积学习 累积学习也可称为机械学习，一般指学习刺激与其他事物没有系统性的联系，通过强行记忆进行累积，其首要特征是刻板性。累积过程通常与一些旧式学习或运动技巧的最初熟悉阶段相联系，如死记硬背单词等。

2. 同化学习 同化学习指学习者将学习刺激加以改造适应、合并吸收，其特征表现为一种持续稳定的累进发展，在发展过程中学习成果被建构、整合和稳固下来。同化学习是日常生活诸多情境中实践的学习的普遍形式。累积学习和同化学习可以涵盖口腔医学教育体系中传统的知识和技能学习的主要部分。

3. 顺应学习 顺应学习是指学习刺激因某种不一致或其他不匹配的原因不能立即链接到现有的知识体系中，需进行整体或部分的重构。顺应意味着已有状态的一种质的飞跃，其特征表现为超越学习。顺应过程可以是快速和突然的，也可以是较为漫长的过程，学习者挣扎于某个困难或问题，逐步形成新的理解或方案。

4. 转换学习 转换学习是一种特殊状态下的学习类型，只有当一个人面对的情境或挑战超越了个人能处理的范畴，又无从回避，必须在克服困境向前迈进的情况下才可产生，通常会有大量的知识体系需要同时加以重构。

学无止境，医师是强调终身学习的职业，医学生学习成长是永恒的命题。最常见的学习方法是课堂知识学习，进一步是自学，即不断拓宽自我学习平台，努力提高自我学习能力，更深层次的则为他学，包括向别人学习和向环境学习。

（二）问

问，即提问，是指在追寻知识的过程中，学习者抛出问题任务并期望得到积极回应的一种学习行为。爱因斯坦说：要是没有独立思考和独立判断的有创造能力的个人，社会的向上发展就不可能想象。提问是求知的钥匙，提不出问题的学习是没有创造力的。

问题的提出往往比解决更重要，然而，提不出问题，或者提不出好问题，却是现今医学教育中必须面对的问题。了解和明晰质疑问题的一般途径，努力提高思辨能力，有助于医学生更好地质疑问题，并成为学习的主导。

质疑，即提问的切入角度，可包括以下几种：①矛盾提问。医学事物内部或事物间存在矛盾关系，可从矛盾对立面开展质疑，从而有利于拓宽思维的纵深度。②逆向思维。对于经典的基本概念及基本理论可尝试从逆向角度开展思考，对于特殊性问题可关注普遍性原理之外的特殊性存在，异常点可成为提问的关键。③刨根问底。凡事不满足于知其然，应努力探究其所以然。④比较分析。类比医学事物的异同，进行相似性联想和差异性分析。⑤在临床实践中质疑。善于在临床实践中存疑，探究疾病认知的新角度。

（三）学与问的统一

学指的是接受知识，问指的是追求知识。学起于思，思源于疑，学习知识的过程实际上是一个不断产生问题、提出问题并解决问题的过程。学与问相互影响，相互促进。

孔子云："学而不思则罔，思而不学则殆。"一味读书而不深入思考，就会因为难以理解书本深意而无法合理有效地利用知识，甚至陷入迷茫。反之，一味空想却不以踏实学习和钻研为基础，终究是沙上建塔，定将轰然倒塌，一无所得。只有在问中学，在学中问，学习才能灵活，学识才能广博，能力才能进一步提高。《论语·子夏》中子夏云："博学而笃志，切问而近思，仁在其中矣。"所谓"博学"是指应秉承广博涉猎的治学态度，不断拓展知识储备的广度和深度，与"笃志"相匹配。"笃志"意指见多识广，而后方能具备远大的志向。所谓"切问"是指应具有好问钻研的精神，与"近思"紧密联系，从实际出发提出问题并思考和解决问题。医学学习必须将博学与切问紧密联系，寻求学与问的有机统一。

三、理论与实践：两条腿走路才能走得好

（一）夯实理论基础

从哲学的角度出发，理论是人们把在实践中获得的认识和经验加以概括和总结，所形成的某一领域的知识体系。科学的理论是从客观实际中抽象出来，又在客观实际中得到证明，能正确反映客观事物本质及其规律的理论。

医学理论是指医疗行业所对应的岗位及岗位群所需要的脉络清楚、逻辑严密的知识体系，是全面阐释医学现象本身及现象间相互联系的本质性知识，包括基本原理、基本结构及基本技能等。医学理论具有抽象性、综合性和历史性等特征。

1. 抽象性 医学的研究对象为人群，理论学习难以直观呈现从研究对象身上获取的知识和经验，需加入更多传授者的释义和学习者的感悟。同时，理论本身较多以艰深晦涩的专业名词、专业符号来表达，难以具象化。

2. 综合性 医学是一门融合自然科学、社会科学和人文学科的特殊学科，高度分化又高度综合，疾病防治需要多学科通力协作、共同实现。医学理论呈现跨学科、跨系统的交叉渗透，医理结合、医工结合、中西医结合、基础与临床结合等多渠道融合为医学界所公认。

3. 历史性 医学理论源自于医者实践探索的总结和升华，产生于特定的历史阶段，具有特定的社会背景痕迹，为解决该时代的具体问题而存在。伴随环境变化和医学进步，医学原则、医学规范、医学评价、医学教育等理论内涵都应顺应时代，突出历史的进步性。

（二）实践检验真理

口腔医学是一门实践性很强的学科。刚接触临床的医学生多会感到迷茫、困惑和畏惧，动手操作时较容易出错，往往觉得课堂上学到的理论知识难以与实践有机结合。患者病情复杂多变，疾病因时因地而异，疾病特点及种类不断变化，理论知识不能代替医师的临床经验和实践积累，扎根临床，练就掌握观察病情并正确处理疾病的综合能力，是医学生和医师成长的关键。神农尝百草，扁鹊悬壶济世，医师并非一朝而成，所谓妙手回春、医术精湛，无不源于医师在实践中不断积累经验，整合创新，最终有所建树。

作为口腔医学生，应深刻认识到临床实践对于医学学习和医师成长的重要性。临床实践过程是医学学习生涯中的重要阶段和必不可少的经历，主要目的是将理论知识应用于临床实践，从而对具体疾病有更为透彻的认知与体会，同时也助力其完成从医学生到医师的转变。

（三）理论与实践的统一

医学理论和实践是相辅相成、缺一不可的。首先，医学理论必须与临床实践相结合。医学理论来源于实践，是临床实践的总结和升华，同时又反作用于实践，指导临床实践活动的有序开展，并在实践中得到检验和发展，两者间相互依存、相互影响。医学理论与临床实践紧密结合，才能有效转变为促进医药卫生进步，改善人类健康的不竭力量。

其次，医学理论与临床实践应做到正确结合。医学专著上的理论知识具有标准化的疾病表现，诊疗流程多为共性描述，而在临床实践中却千差万别，有生动的、丰富的个性特征，是共性和个性的统一。医学理论与临床实践结合的过程中，应对具体情况具体分析，将理论与实践有机结合，做到医学理论与临床实践的具体统一。此外，医学理论的产生具有阶段性和历史性，而临床上疾病和诊疗状况却随着时空推移不断更迭，临床实践应遵循医学变化的规律不断发展，同时医学理论也应伴随实践的发展而前行，与时俱进，做到医学理论和临床实践的历史统一。

四、创新：医学持续发展的不竭动力

（一）创新是医学持续发展的不竭动力

所谓创新，也就是在某个领域中有发现、发明或创造，或在现有领域向未知领域的扩展，创新为人类社会带来物质财富或精神财富。要实现创新，首先要做到理念或观念的创新，才能实现实践性的突破。只有不断创新，不断推陈出新，人类社会才能进步和发展。医学作为人类社会的一个重要学科领域，创新更是医学科技获得成功的力量源泉。

医学是人类在长期与疾病斗争的实践中产生和发展而成的。在其漫长发展过程中,大致经历了原始医学、古代经验医学、近代实验医学和现代医学的过程。每一个阶段都包含着创新,这是发展的必需动力之一。医学的发展就像一个人的成长过程,在合理的范围内冲破医学禁锢,挑战医学极限,在完成一次又一次的新陈代谢中实现成长。

(二)好奇心是创新的源泉

在众多成功者的感言或者传记中可以发现,好奇心是促使他们走向成功的主要动力。好奇心是人对于不了解的事物的心理状态,往往能促使其探究内涵、追寻根源,从而派生出新的认知。

爱因斯坦说过:没有好奇心就没有发明创造,好奇心是创新意识的萌芽。好奇心可以使人的观察力更加敏锐,更愿意开展独立思考,对事物的现象和本质进行探索,开展创造性的活动,是创新的源泉。英国外科学家、解剖学家约翰·亨特出于好奇心,对鹿角为什么是热的产生了兴趣,继而开始一系列的实验室研究,最终发现了血液的侧支循环及其扩张的可能性。好奇心是科学家们的大胆假设,是医者对于疾病原理和方法的大胆探索,是在医学实践中对诊疗的大胆尝试,是学医之人应该具备的基本素养。

(三)人文思考对创新的作用

创新是一种具有极强探索性的活动,那些在科技领域有所创新的人,并不是一味埋头于数据的测算与实验的探索,科学与人文以不同的角度探究世界、思考问题,两种思考融合时,往往就能激发创新。换言之,并非只有科学探索能导向创新,人文思考同样具有孵化创新的强大能量。爱因斯坦年轻时就深入钻研过古希腊哲学家以及近代哲学家笛卡尔、康德等人的著作,将这些人文哲学著作转化为人文思考,激发了他的科学灵感,这在其对人类做出伟大贡献的进程中具有不可或缺的作用。

人文思考关心人的发展、人的需要和人的生存境况改善与提高,是对事物发展合理性、价值及人类发展前途的理性探寻,人文思考赋予了创新价值导向。同时,人文思考也带给人创新实践中的精神动力。历史证明,创新探索之路是曲折蜿蜒、荆棘密布的,创新实践中的人文思考使探索者更趋于理性,更能以极大的热情与无畏的勇气投身对未知的探索。医学的人文思考主要表现在对人类身心健康的关注,以及在医学发展中坚持的人本主义,在医学创新中秉持的人性初心,在坚持追求医学上的生命价值导向。

五、尊师重道与承前启后:医学事业传承的保证

(一)尊师重道

尊师重道是中华民族的优良传统。尊师指的是尊重教育、尊重老师、重视人才,重道指的是尊重知识、尊重科学、尊重教育规律。"道之所存,师之所存",道是师的精神,师是道的载体,道的崇高铸就师的尊严,无师便无以明道,尊师重道是辩证统一,相互依存的。

韩愈云:"古之学者必有师。师者,所以传道授业解惑也。人非生而知之者,孰能无惑?惑而不从师,其为惑也,终不解矣。"老师是传授真理、教授知识、解答困惑、指引人生之人。任何人的成长发展都必须经由后天的知识汲取和人格塑造,方能实现从生物意义上的人向社会意义上的人的转变,这一切均离不开老师的传授、教诲和指导。《学记》云:"凡学之道,严师为难。师严然后道尊,道尊然后民知敬学。"可见尊敬老师在求学中的重要性。只有老师受到尊敬,真理学问才能受到尊敬,继而才能敬重学问,重视学习,刻苦钻研。

口腔医学生和医师的成长存在明显的师承关系。讲台上的授课教师、实践中的带教老师、临床上的医护前辈、身边的同道同窗乃至诊疗中的患者都可成为学医之师。在医学生和医师成长道路上,尊师重道是应有之风、应尽之义,决定了习医者谦虚好学的态度和对教师所传授知识的尊重,决定了习医者崇尚科学、追求真理、善德立身的品质,决定了习医者以实事求是的态度治学治医,不断创新,追寻医学事业发展的方向。

(二)承前启后

承前启后意指继承前人事业,为后人开辟道路。承前启后是医学传承和发展的不竭动力,是医学生和医师在实现人民健康事业的前行道路上所肩负的责任。

1. 承前启后的胸怀与品格　医学生和医师应深化自身承前启后的意识，努力培养承前启后的宽广胸怀和奉献品格，引导更多的医学后辈不断明晰前行方向、感悟医学历程、坚定医学理想、投身医学事业，激励他们将个人发展与人类健康事业紧密结合，更理解健康所系，性命相托的责任与使命。

2. 承前启后的内涵范畴　医学生和医师发挥承前启后的作用，一方面应不遗余力传播医学知识、技术与经验，同时更应传承医者百折不挠的意志、健全丰满的人格和团队合作的精神，即医学的文化、精神与品格。

3. 传帮带模式　医学的传帮带是指医学前辈对后辈在学习、工作、生活中对医学知识、技术技能、经验经历、精神品格等给予言传身教。传帮带不仅是一种方式方法，更营造了协同共进的良好氛围和风气，是医学行业人才培养中的有效途径。

六、医学中的合作：相互温暖的力量

（一）合作的概念

合作即个人与个人、群体与群体之间为达到共同目的相互配合进行的一种联合行动。要成功完成一项合作，需要具备以下几个基本条件：①一致的目标，拥有一致的清晰明确的目标是合作关系产生的基础；②合作者之间对合作本身应具有统一的认识和规范，即合作者应对共同目标、实现途径和具体步骤等有基本一致的认识，联合行动中合作者必须遵守共同认可的社会规范和群体规范；③合作关系形成的一定物质基础，即必要的物质条件是合作能顺利进行的前提，有了一定的物质基础，才能保证合作能够成功和继续。在医疗行为中，从一定角度和层面上考虑，医师与患者，以及医师与医师之间，存在着合作的关系。

（二）医患合作共赢

医患关系中最理想的状态是医师和患者合力协作，即患者能主动参与诊疗过程，通过双方在共同面对疾病和斗争的过程中建立合作关系，达到医疗活动的最终目的。其特点是医师和患者的主动性大致保持一致，任何医疗决定由医患双方协商产生，患者可在医师的指导下承担部分或全部治疗任务。

医患关系作为一种包含利益与冲突的人际关系，具备了相当大的合作意义，同时也存在明显的合作阻碍。影响医患合作关系建立的因素来自于医患双方及复杂的环境原因。患者因素主要包括患者的社会地位、经济基础、职业属性、文化背景、地域差异、家庭构成等。医师因素主要包括医患沟通中的语言表达、沟通时间、专业内容深度等。此外，还有社会因素、舆论因素及诊疗环境等环境因素的影响。

作为医师，不仅仅是医疗行为的实施者，更应该从社会心理的角度去理解患者，了解患者的需求，尊重患者，医患沟通中语言应简洁通俗，注意表达方式，多采用鼓励和安慰的话语，有效倾听，使更多的患者对医方的态度是理性和客观的，降低建立良好信任合作关系的难度。

七、人文素养：内化以人为本的终极关怀

人文素养是指人们在人文方面所具有的综合品质或达到的发展程度，是建立在对一定的人文知识基础上形成的学识和修养。首先，医学人文素养是医学的终极追求，高度重视和尊重人的尊严和价值，保护每一个患者追求延续生命和幸福生活的基本权利。对于医师来说，就是患者对于生命的寄托和希望。其次，医师的仁爱之心能使其感受到患者的苦楚、面对生命危险的恐惧和希望得到关爱同情的渴望，使其将患者作为整体来理解，而非仅仅关注疾病本身。再次，医护人员应学会有效和良好沟通，理解患者，用有效和通俗的语言与患者沟通专业知识，拉近医患距离，营造和谐融洽的氛围。

人文素养在口腔医学实践中举足轻重，特鲁多医师的墓志铭，学医之人都耳熟能详——有时去治愈，常常去帮助，总是去安慰。医学发展具有局限性，医疗技术在很多时候是无奈的，而给予患者精神上的理解、安慰和帮助是重要的。

提高医师的人文素养，是医学生和医师成长成才的必经之路。

1. 要着力提升医师的文化素质 美国哲学家培根说过：读史使人明智，读诗使人聪明，演算使人精密，哲理使人深刻，伦理使人有修养。总之，知识能塑造人的品格。一个合格的医师除了要掌握医学技术之外，更应广泛涉猎文学、历史、哲学等多领域来提升个人人文素养。

2. 要加强对医师道德品格的塑造 加强对医师道德品格的塑造即培育崇高的医德。加强职业道德和责任教育，引导医师始终坚守高尚的道德底线，秉持良好的道德标准，践行标准的医疗规程，建立和谐的医患关系，提升医师职业形象。

3. 要致力营造良好的医学人文环境 人文环境是提高人文素质的沃土，医学教育应尽最大努力为医学生和医师成长构建开放、和谐的人文环境，营造医学与人文相融的文化氛围，传承医学文化传统，弘扬医学精神内涵，强化医者理想信念和价值追求。

第三节 医学生和医师的职业生涯发展

一、职业生涯发展的概念和理论

（一）职业生涯的含义

舒伯（Super）于 1953 年在《美国心理学家》上发表文章，提出"生涯"的概念，将生涯定义为一个人一生所扮演的所有角色以及为之进行的所有准备的总和。生涯发展具有不可逆转性、阶段性和可规划性。职业生涯的定义有广义和狭义之分。广义的职业生涯是从职业能力的获得、职业兴趣的培养、选择职业、就业，直到最后完全退出职业劳动的完整的职业发展过程。狭义的职业生涯限定于直接从事职业的生命时光。

（二）职业规划基础理论

1. 舒伯的生涯发展阶段理论 舒伯把生涯的发展看成一个持续渐进的过程，由童年时代开始一直伴随个人的一生。用舒伯的话说生涯就是对自我的实现。而这个自我实现，即生涯发展的过程可以分为五个阶段，每个阶段都有其独特的职责和角色，以及不同的发展任务。前一阶段发展任务的完成情况会影响下一阶段的发展。个人面对及完成发展任务的准备程度则体现了个人的生涯成熟度。

第一阶段（成长阶段，0～14 岁）：这个阶段的发展任务是发展自我概念和对工作世界的正确态度，并了解工作的意义。

第二阶段（探索阶段，15～24 岁）：这个阶段的发展任务是使职业偏好逐渐具体化、特定化并实现职业偏好。

第三个阶段（建立阶段，25～44 岁）：这个阶段发展的任务是在适当的职业领域稳定下来，巩固地位，并力求晋升。这一时期通常是大部分人最具创造力的时期，是生涯发展的上升和高峰期。

第四个阶段（维持阶段，45～64 岁）：个人不断地付出努力来获得生涯的发展和成就，避免产生停滞感。这一阶段发展的任务是维持既有成就与地位，更新知识与技能并创新。

第五个阶段（退出阶段，65 岁以上）：由于生理及心理机能日渐衰退，个人已经有意退出工作岗位，并开始享受晚年生活，职业角色的比重逐渐减少。

这个横跨一生的历程就是舒伯所说的生活广度，而在发展历程的各个阶段个人所扮演的各种角色（如子女、学生、工作者等），舒伯将其命名为生活空间。二者交汇成为生涯彩虹图，生涯彩虹图非常直观地在同一张图上展现了个人生命的长度（发展阶段）、宽度（角色）和深度（个人对角色的投入程度），展现了生命的意义所在（图 14-1）。

舒伯的生涯发展论特别强调，必须深入了解每一个人的发展状况，包括其所处的生涯发展阶段及其面临的发展任务、工作角色的显著程度、工作观念、生涯成熟程度，以及自我概念等方面的内容，促进其更为积极而有意识地规划未来，做出行动改变。

2. 帕森斯的特质-因素理论 特质-因素理论是美国波士顿大学教授、职业指导专家弗兰克·帕森斯（Frank Parsons）在其 1909 年出版的《选择一个职业》中首次提出，是最早提出的职业辅导理论，也是用于职业选择与职业指导的经典理论之一。

学习笔记

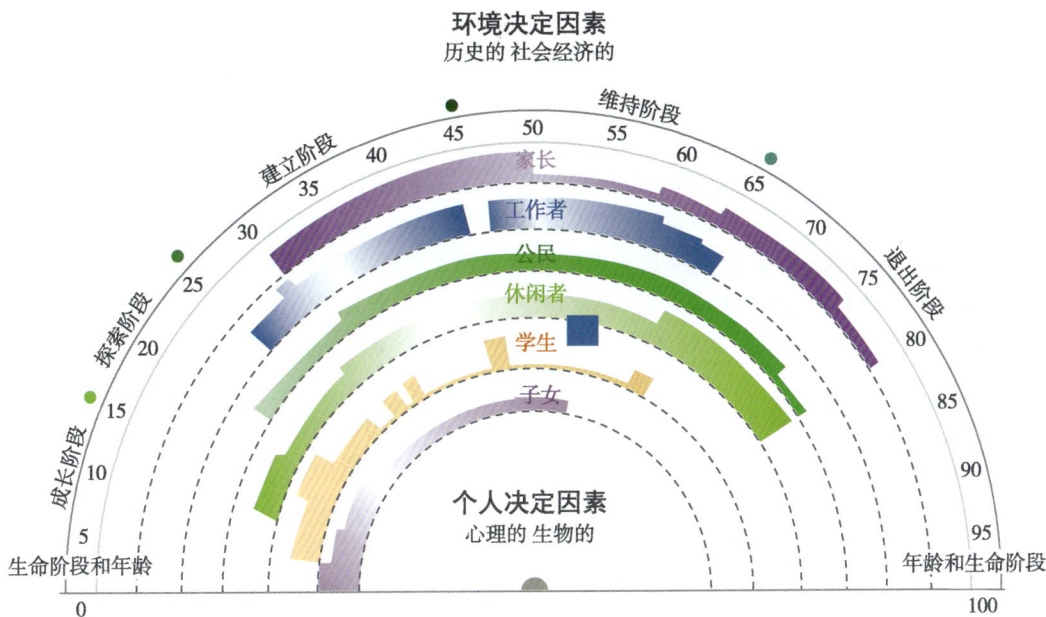

图 14-1　舒伯的生涯彩虹图示例

所谓特质是指个人的人格特征，包括能力倾向、兴趣、价值观和人格等，这些都可以通过心理测量工具加以评量。所谓因素是指在工作中要取得成功必须具备的条件或资格，可以通过对工作的分析而了解。特质 - 因素理论以个性心理学和差异心理学为基础，承认人的个性结构存在客观差异，强调心理因素在职业选择中的匹配作用，重视心理测量技术的运用和问题的诊断，认为职业选择就是使职业兴趣、职业能力与职业所需要的素质相匹配。

职业选择和职业指导过程分为三个步骤：

第一步，评价求职者的生理和心理特点（特性）。通过心理测量及其他测评手段，获得有关求职者的身体状况、能力倾向、兴趣爱好、气质与性格等方面的个人资料，并通过会谈、调查等方法获得有关求职者的家庭背景、学业成绩、工作经历等情况，并对这些资料进行评价。

第二步，分析职业对人的要求，并向求职者提供：①相关职业信息，包括职业的性质、工资待遇、工作条件及晋升的可能性；②求职的最低条件，诸如学历、所需的专业训练、身体素质、年龄、性格能力及其他心理特点的要求；③准备就业而设置的教育课程计划，提供这种训练的教育机构、学习年限、入学资格和费用等；④就业机会。

第三步，指导人 - 职匹配。指导人员在了解求职者的特性和职业的各项指标基础上，帮助求职者进行比较分析，以便选择一种适合其个人特点又有可能得到并能在职业上取得成功的职业。

特质 - 因素理论的核心是人与职业的匹配，强调个人所具有的特质与职业所需的素质与技能（因素）之间的协调和匹配。其理论前提是每个人都有不同的特点，并且可以客观而有效地进行测量。为了取得成功，不同职业需要配备不同特点的人员。个人特点与工作要求之间的配合越紧密，职业成功的可能性就越大。

对于口腔医师来说，要求其动手操作的能力很高，因此口腔医学生评估自己并根据口腔医师的要求提升自己，是成长成才的重要一步。一些雕刻训练、绣花、书法等练习都可以促进口腔医师的精细操作能力。

3. 霍兰德的人格类型理论　霍兰德的人格类型理论在生涯发展中很常用，在其六角模型上（图 14-2），任何两种类型之间的距离越近，其职业环境及人格特质的

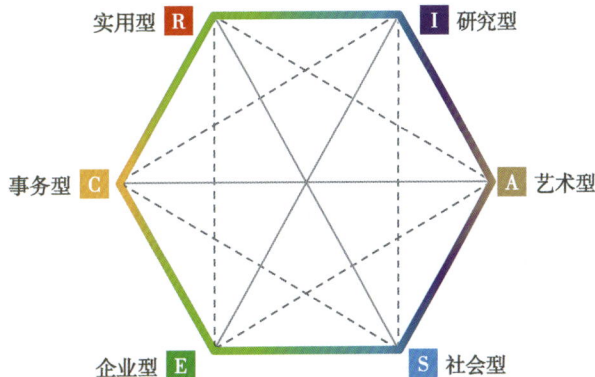

图 14-2　霍兰德的人格类型理论六角模型

相似程度就越高,或者说其一致性就越高。

（1）职业选择是人格的一种表现,某一类型的职业通常会吸引具有相同人格特质的人,这种人格特质反映在职业上就是职业兴趣。大多数人的职业兴趣可以归纳为六种类型:实用型（realistic type,简称 R）、研究型（investigative type,简称 I）、艺术型（artistic type,简称 A）、社会型（social type,简称 S）、企业型（enterprising type,简称 E）、事务型（conventional type,简称 C）。

（2）个人的职业兴趣往往是多方面的,因此通常用三个字母的代码来表示一个人的职业兴趣,这个代码就称为霍兰德代码,三个字母之间的顺序表示了不同类型兴趣强弱程度的不同。个人在六个类型上的得分高低,体现出个人的兴趣分化与否。若六个类型的得分之间有较大的差异,则代表个人的人格特质发展或对职业环境的偏好清晰;若六个类型的得分比较接近,则显示出个人的职业兴趣仍然不够明确。

（3）同一职业团体内的人有相似的人格特质,因此他们对情境和问题会有类似的反应,从而产生特定的职业氛围亦即职业环境。工作环境也可以分为六种类型,其名称及性质与人格类型的分类一致,具体职业通常也采用上述三个字母代码的方式来描述其工作性质和职业氛围。

个人人格类型和职业环境之间的适配,将增加个人的工作满意度、职业稳定性和职业成就感。六角模型对人格特质类型与职业环境之间的适配性进行评估,根据霍兰德的假设,适配性的高低可以用来预测个人的职业满意度、职业稳定性和职业成就。因此,霍兰德主张个人人格特质中占主导地位的类型为其在选择职业和工作环境上提供方向。

对于口腔医学生来说,了解自己的职业兴趣和职业人格类型,对于将来从事口腔医师职业很有启发,对于口腔医学分科的选择也是极其实用的工具。

4. 施恩的职业锚理论　职业锚理论产生于美国麻省理工大学斯隆商学院,由埃德•H•施恩教授提出。职业锚是在个人工作过程中,依循个人的需要、动机和价值观经过不断搜索所确定的职业定位。通俗地说,职业锚就是当一个人不得不进行选择的时候,无论如何都不会放弃的职业中的至关重要的东西或价值观。职业锚强调个人能力、动机和价值观三方面的相互作用与整合,是个人同工作环境互相作用的产物,会在实际工作中不断调整。每个人都有自己的职业锚,影响个人职业锚的因素有天资和能力、工作动机和需要、人生态度和价值观。施恩教授提出了职业锚理论的五种类型:

（1）技术（功能）型:技术（功能）型职业锚的人追求在技术（功能）领域的成长和技能的不断提高,以及应用这种技术（功能）的机会。其成长和获得成功看重的主要不是等级地位的大幅度提升,而是其专业地位的提高和技术领域的扩大。这类型的人对自己的认可来自自身的专业水平,喜欢面对来自专业领域的挑战,一般不喜欢从事一般性的管理工作。

（2）管理能力型:管理能力型的人追求并致力于工作晋升,有很强的升迁动机和价值观,以提升等级和收入作为衡量成功的标准。追求承担较高责任的管理职位,且责任越大越好,倾心于全面管理,独自负责一个部分,可以跨部门整合其他人的努力成果,具有较强的分析综合和人际沟通能力,对组织有很大的依赖性。

（3）自主（独立型）:自主（独立）型的人希望自由安排自己的工作方式、工作习惯、时间进度和生活方式,追求能施展个人职业能力的工作环境,最大限度地摆脱组织的限制和制约,追求在工作中享有自身的自由。在选择职业时,宁可放弃提升或工作拓展的机会,也不愿放弃自身的自由与独立。

（4）安全（稳定）型:持有安全（稳定）型职业锚的人,追求工作中的安全与稳定感,安全稳定的职业前途是这类人的驱动力和价值观。尽管有时可以达到一个高的职位,但并不关心具体的职位和工作内容,对组织有较强的依赖性。同时,个人职业生涯的发展往往容易受到限制。

（5）创业型:创业型的人有强烈的创造需求和欲望,希望用自己的能力创建属于自己的事业,或创建完全属于自己的产品,而且意志坚定,愿意冒险,并积极克服面临的困难。

职业锚在工作生命周期中,在组织的事业发展过程中,发挥着重要的功能和作用。对于口腔医学生来说,测试评估自己的职业价值观,对于未来的职业选择具有重要的帮助。一般而言,创业型职业锚的毕业生也更适合创业。

（三）口腔医学生的生涯规划

作为口腔医学生，要尽早开展口腔医学职业规划，进行职业生涯管理。职业生涯管理对职业生涯发展具有重要的推动作用。美国的成功学大师安东尼·罗宾斯曾经提出过一个成功的万能公式：成功＝明确目标＋详细计划＋马上行动＋检查修正＋坚持到底。从这个公式可以看出，想要成功先要确定目标和制订详细的计划。职业生涯管理可帮助口腔医学生选择一个最适合其发展的工作，然后确定目标，对整个职业生涯进行初步规划，最后付诸行动，积极开发与管理自己的职业生涯，并且经常对目标和计划进行检查、修正，最后坚持到底，获得职业生涯的成功。

二、职业生涯发展的个体评估

（一）性格与气质

1. 性格的概念 性格类型是指在一类人身上所共有的性格特征的独特结合，贯穿在一个人的态度和整个行为中，具有稳定倾向的心理特征。性格是在后天的社会环境中逐步形成的，是人的个性中的核心成分，受社会历史和道德规范的制约，与人的理想、信念、人生观等关系密切，代表着人的本质属性。

2. 职业性格 职业性格是一种特定的职业对从业者在其性格上的基本要求，每一种特定的职业都要求从业者具有适应工作性质的职业性格。良好的职业性格对从业者能力的提高和事业的发展起着极大的推动作用，比如对口腔医生等医务工作者来说，敏感、富于同情心、沉着、冷静等性格品质尤为重要。

人的性格类型与职业之间具有相关性，一方面，不同的性格类型适应不同的职业要求，另一方面，从事某种职业的人会按照职业的要求，不断巩固和调整原有的性格特征。虽然如此，但由于受多种因素影响，每个人的性格与职业之间并不存在严格的对应关系。不同性格类型的人在同一职业领域能够有各具特色的表现，同一性格的人在不同职业领域中也会有各自精彩的成就。

性格没有好坏之分，每一种性格都有潜能和潜在的盲点，最重要的是要学会认识和接纳真实的自己，认清自己的性格，有助于认清自己的优势和不足。同时，了解与性格相匹配的职业和环境，有助于找到最适合自己发展的职业和职业发展路径，从而扬长补短，取得职业生涯的成功。

3. 气质 气质是指个体不以活动目的和内容为转移的，典型的、稳定的心理活动的动力特性，是一个人心理活动在发生速度、灵活性、强度和指向性等方面特征的综合。气质一般可分为胆汁质、多血质、黏液质和抑郁质四种类型。

总的来说，要求迅速灵活作出反应的工作，多血质和胆汁质的人较为适应，而黏液质和抑郁质者则不太适合。反之，需要持久细心的工作，黏液质和抑郁质的人较为合适，而多血质和胆汁质的人较难适应。当然，以上并非绝对，而是帮助口腔医学生更多地了解自己，扬长避短。

（二）职业兴趣

1. 兴趣 兴趣是人们力求认识、掌握某种事物，并经常参与该种活动的心理倾向，其表现为一个人对某件事或某项活动的选择性态度和积极的情绪反应。一个人对某种事物感兴趣，就会产生对这种事物的倾向，并积极参与相关活动，表现出极大热情。

2. 职业兴趣 职业兴趣是一个人探究某种职业，或从事某种职业活动所表现出来的特殊个性倾向，其使个人对某种职业给予优先的注意，并具有向往的情感。职业兴趣的对象则指向某一职业，职业兴趣不是与生俱来的，会受到环境教育的影响，而且会受一定的社会历史条件制约，可以通过专业学习、社会实践等方式，培养自己的职业兴趣。口腔医学生在学习中不断挖掘培养自己的职业兴趣是职业成功的重要催化剂。

（三）职业能力

能力是调用知识、运用智力、借助技能，顺利完成某种实践活动的个性心理特征。职业能力则主要是指从业人员为胜任某一职业要求而必备的素质，是从事某种职业的多种能力的综合。职业能力能说明一个人在既定的职业方面是否能够胜任，也能说明一个人在该职业中取得成功的可能性。

当一个人的能力与工作的要求相匹配时，最容易发挥自己的潜能，并且可获得满足感，而这种满足感又能更好地刺激个人在工作中的积极性。相反,如果一个人去做力所不及的工作时,就会感到焦虑、不自信,甚至产生挫败感,就会严重影响正常的工作情绪。而当一个人的能力超出工作要求太多时,又容易感到工作的平淡乏味,缺乏挑战。因此,在选择职业时,同样要寻求个人能力与职业技能的"共振"。能力按照其获得的方式(先天具有与后天培养),可以分为能力倾向和技能两大类。能力倾向是指每个人都有的天赋,技能是经过学习和练习而培养形成的能力。口腔医学生的成长过程中,技能训练和能力成长是伴随整个职业生涯发展的。

(四)职业价值观

价值观是指个人对客观事物,包括人物、事及对自己的行为结果的意义、作用效果和重要性的总体评价。职业价值观是一种具有明确的目的性、自觉性和坚定性的职业选择的态度和行为,对一个人职业目标和择业动机起着决定性的作用。每种职业都有各自的特性,不同的人对职业意义的认识,对职业的好坏有不同的评价和取向,这就是职业价值观。职业价值观决定职业期望,影响对职业方向和职业目标的选择,决定就业后的工作态度和劳动绩效水平,从而决定职业发展情况。

三、医师的职业特征及学位

(一)医师的职业特征

1. 医学职业生涯的长期性 目前,医学分科越来越细,知识量大,由此形成医学教育课程多、课时量大、学制长等特点。并且,就业后成长的周期长,医务工作者除应掌握扎实的医学基础理论和系统的基本知识外,还需兼备丰富的专业医疗工作经验和熟练的医疗操作技术,才能解决复杂疑难的重大医疗技术问题并开展科研。由于医学实践性强,医务工作者的成长过程具有晚熟性,职业成就短期不明显,往往随着医务工作者的年龄、经验和资历的增长,职业成就才能逐渐有所体现。医学技术和知识更新快,需终身学习。科学技术的快速发展,也推动了医疗设备与技术的不断更新,医疗工作也逐渐向数字化、信息化转变,各个医学学科之间不断相互交叉、彼此渗透,以及边缘学科的不断兴起,使医务工作者的工作与以前相比发生了很大的变化。新时期,医务工作者不但应具有扎实的医学专业知识,良好的外语水平,而且还要有一定的人文社会科学知识,才能适应现代医学的生物 - 心理 - 社会模式。为了提高业务素质和职位竞争能力,医务工作者在工作之余,必须紧跟医学前沿,不断学习深造,进行继续医学教育,与时俱进地更新自身的知识结构,不断提高医疗技术水平和业务能力,才能提高综合能力。

2. 医学职业生涯的艰巨性 首先,医学职业生涯的专业性强。医学是一门专业性很强的学科,就是医学内部的不同学科,也有很大的不同,因而也注定了医师是一个具有较强专业理论基础和技术水平的职业。其次,医学职业生涯风险性大。虽然现代医学发展突飞猛进,但未攻克的难题仍然很多,加之存在个体差异,很多诊断与治疗方法都具有探索性,所以在治疗过程中难免有无法预料或不能防范的不良后果。再次,医务工作者的职业劳动具有复杂性且劳动强度高。

3. 医学职业生涯的人文性 医学是认识人类生命活动规律,保护和加强人类健康预防和治疗疾病的科学体系和知识活动。一方面,医学是一个科学系统,具有显著的科学性质;另一方面,医学的研究对象是人,关乎人的生命健康,直接影响社会的生活方式和质量,更是包容人类社会多种价值观的综合体。它渗透人文与科技、道德生活与商业运作、世俗关注与终极关怀的各个层面,表达着人性、知性、理性的深刻关系,它在本质上是人学,因此具有显著的人文科学性质。

(二)学位

1. M.D(doctor of medicine) M.D通常译为临床医学博士,属于专业学位,以北美地区为主,为医学学位。要求申请者在申请医学院时,需要拥有至少本科以上的学位。获得M.D可被视为全科医生。

2. Ph.D(doctor of philosophy) Ph.D即哲学博士,文、理、农、医科均可,是与专业学位博士相对的学术型博士,是高级学衔之一。

3. D.D.S(doctor of dental surgery)与D.M.D(doctor of dental medicine) 两者皆可被译为牙科临床博士,属于专业学位,以北美地区为主,为牙科学位。要求申请者在申请牙医学院时,需要拥有至少本科以上的学位。在西方的教育体系中，D.D.S 与 D.M.D 是同等的学位，取决于授予学位的学校，学生毕业后均被视为全科牙医。

4. B.D.S(bachelor of dental surgery)　B.D.S 通常译为牙科临床学士，属于专业学位，是大多数英联邦、欧洲国家授予的牙医学位。申请者无需本科学位，高中毕业即可申请，与国内口腔临床五年制相似。学生毕业后，同样被认为全科牙医。

5. M.D.S(master of dental surgery)　M.D.S 通常译为牙科临床硕士，属于专业学位，以北美地区为主。学生在获得 D.D.S 或 D.M.D 的基础上，如希望进一步在牙体牙髓、牙周、修复、正畸、口腔颌面外科等某一个领域有专长，可以向牙医学院申请 M.D.S。毕业后，学生被视为某一领域的专科医生。与之相对应的，还有英联邦国家的 D.Clin.Dent（doctor of clinical dentistry），同样也是需要有牙科学位后才能申请的专科教育学位。

目前在中国的研究生教育中，M.D. 多指专业学位博士，Ph.D. 多指科学学位博士。八年制口腔医学教育的毕业生被授予专业博士学位。

四、事业的追求

（一）就业

2013 年《国家卫生计生委等 7 部门关于建立住院医师规范化培训制度的指导意见》发布，各省市开始逐步推行住院医师规范化培训。住院医师规范化培训的招收对象为拟从事临床医疗工作的高等院校医学类专业（指临床医学类、口腔医学类、中医学类和中西医结合类）本科及以上学历毕业生，或已从事临床医疗工作并取得执业医师资格证书，需要接受培训的人员。"5 + 3"是住院医师规范化培训的主要模式，即完成 5 年医学类专业本科教育的毕业生，在培训基地接受 3 年住院医师规范化培训。培训内容包括医德医风、政策法规、临床实践技能、专业理论知识、人际沟通交流等，重点是提高临床诊疗能力。完成培训并且考核合格者颁发统一制式的《住院医师规范化培训合格证书》。取得《住院医师规范化培训合格证书》作为临床医学专业中级技术岗位聘用的条件之一。

（二）创业

近年来，国家相继出台许多优惠政策，为医学生就业与创业提供支持，主要的优惠政策有：税收优惠，小额担保贷款和贴息支持，免收有关行政事业性收费，享受培训补贴，免费创业服务，取消高校毕业生落户限制。随着社会进步和人民生活水平的提高，医疗服务的价值愈发凸显，社区服务、全科医师家庭护理、医疗保健、临终关怀等现代卫生服务体系，为医学生就业和创业提供了广阔舞台，与生命健康相关的预防保健、咨询、经营、推销、审核等医学服务岗位，能够容纳更多的医学生就业和创业。在口腔医疗市场中，民营口腔诊所尤为普遍，这也为口腔医学生将来的职业发展提供了更多可能。

准备经营一间口腔诊所的时候，必须对涉及口腔诊所开业的所有问题进行计划和安排。在筹建口腔诊所的过程中，都会面临选择地址、基础工程、设备购置与安装调试乃至社会环境等诸多复杂的问题。因此，必须要有卓越的临床技术及优质的服务标准，再配合恰当及周详的开业计划，为成功做好充分的准备。口腔诊所开业计划一般可分为以下步骤：

1. **基本目标的设定**　基本目标的设定是对于开业长期战略目标的拟定，包括经营方针、经营形态、开业时期、营业目标、口腔诊所规模等的设定。

2. **前提条件的整理**　具体的开业计划案提出之前，有关的基本前提条件应加以整理和确认。口腔诊所开业计划所需要的数据基础，都有赖于开业口岸口腔医疗服务市场调查的实施和执行。

3. **具体内容的立案**　一个口腔诊所，只有制订了明确的开业计划，才能够稳步前进，且必须配合经营面与建设面的相关部分进行具体的叙述，内容应包括：基本的营业计划、组织人员计划、附属设施计划、土地建筑物取得计划、装修计划等。

4. **投资方案的设想**　对各个计划内容必须使用资金的评估、收入与支出的预算，资金运用方案等进行分析，并拟定年度收支计划及资金计划。在精心制作口腔诊所蓝图时，口腔医师必须考虑到口腔诊所目前与将来的经济状况，决定当前的需求。

5. 实施组织的设定　为了开业计划的顺利进行,设定筹备人员的组成,并制订组织及责任分担内容。

6. 实施计划的调整　依据各个计划的内容及进度,为了相互间的配合与联系以及效果的发挥,制订实施进度表。

7. 效果的评估检核　这是整个立案过程,配合投资的内容,在做投资意向决定时十分重要的步骤,其检核的内容重点可以包括:①整个立案内容可行性的检核,尤其是收益性应予以特别注意;②投资对口腔诊所经营可能产生的效果与影响的检核;③对于口腔诊所开业实施或乃至开业以后,若遭遇损失对口腔诊所可能发生的影响的检核。

开设和经营口腔诊所是一项长期而复杂的工作,是否有战略性的考虑和规划,对口腔诊所的持续稳定发展起非常重要的作用,口腔诊所开业计划自始至终贯穿于口腔诊所的生命周期。

口腔诊所开业须遵循两大原则:符合国家方针政策的原则,对国家和个人有利的原则。在这个牙科治疗可供广泛选择的时代,对于实现给患者一个最佳的,并且能让患者维持终身的口腔健康状态的口腔诊所开业观念是极为必要的,需要具备整体观念、发展观念、时效观念、竞争观念、质量观念、服务观念、效益观念、道德观念、法制观念。

随着我国大学教育的普及,面对严峻的就业形势,先就业后开业正在成为当今口腔医师新的就业观和开业观。口腔医学职业是长线专业,刚刚走出校门的口腔医师对即将从事的口腔医疗工作还很陌生,对自身价值的认识也较模糊,一般推荐先就业,在积累了一定的口腔医疗工作经验和投资财力,思想更成熟,成为主治医师后,再考虑开业。

(三)职业与事业

职业指个人所从事的作为主要生活来源的工作。事业指从事的具有一定目标、规模和系统的对社会发展有影响的活动。职业是人生发展历程中不可或缺的重要组成部分。在现实生活中,一个人选择一种职业后,也许会终生从事,也许在一生中变换几种职业。人生价值在很大程度上是通过职业生涯来实现的。当一项职业成为实现其人生价值的手段,职业即可以称为事业。

职业与事业名称的不同,根本上是人生价值追求层次的不同。医学是一门健康所系、性命相托的重要学科,作为口腔医学生,更要充分认识自己,客观分析环境,科学地树立目标,正确选择,克服职业生涯中的险阻,避免人生陷阱,不仅把所从事的口腔医学当作职业,更是要当作事业来追求,投身健康中国的建设,推动国民健康与卫生事业的发展。

(张丽莉　唐　华　张　妍　郭莹莹)

参考文献

1. 胡涵锦,顾鸣敏. 医学人文教程. 上海:上海交通大学出版社,2007.
2. 姚志彬. 让人文照亮医学. 广州:花城出版社,2017.
3. 王一方. 医学人文十五讲. 北京:北京大学出版社,2006 .
4. 闻玉梅,彭裕文. 医学与人文交响曲. 上海:复旦大学出版社,2017.
5. 孙增坤. 召回医学之魂——何裕民教授医学人文杂谈. 上海:上海科学技术出版社,2014.
6. 姚黎英,孙荫众. 大医精诚——医德与医学人文教育. 北京:中国文史出版社,2016.
7. 克努兹·伊列雷斯. 我们如何学习:全视角学习理论. 孙玫璐,译. 北京:教育科学出版社,2010.
8. 刘哲然. 从经验医学、循证医学到精准医学的演变及评价. 医学与哲学:B,2017(10):81-84.
9. 武宏志. 批判性思维. 北京:高等教育出版社,2016 .
10. 李刚. 口腔诊所开业准备. 北京:人民卫生出版社,2007.
11. 黄炜. 医学生职业道德与职业生涯规划. 北京:中国中医药出版社,2016.
12. 张兴儒,石晓兰. 医学人文与临床实践. 北京:科学出版社,2014.
13. 唐闻捷,王占岳. 医学生职业生涯规划与发展. 浙江:浙江大学出版社,2013.
14. 赵鹏飞,翟成蹊,周艳. 医学生职业生涯发展与规划. 北京:科学出版社,2016.
15. ANN C G, ELISA K. Health Professions Education: A Bridge to Quality. Washington D.C: National Academy of Sciences, 2003.

第十五章　口腔医学与社会工作

第一节　社会工作简介

社会工作是应用社会科学的重要组成部分，它是一个以"助人"为目的的专业。社会工作定义是建立社会工作者职业群体身份认同的关键。国际社会工作者联盟（international federation of social workers，IFSW）与国际社会工作学校联合会（international association of schools of social work，IASSW）于 2014 年 7 月在墨尔本联合通过社会工作的国际定义：社会工作是以实践为基础的职业，是促进社会改革和发展，提高社会凝聚力，赋权并解放人类的一门学科。社会工作的核心原则是社会正义、人权、集体责任和尊重多样性。基于社会工作、社会科学、人文和本土知识的理论，社会工作以联系个人和组织去面对人生的挑战和促进人类的福祉。

上述定义阐释了社会工作专业的核心任务、原则、知识和实务，促使各分支领域内的社会工作者凝心聚力，加强社会工作的专业化和职业化建设。社会工作分支领域包括儿童社会工作、青少年社会工作、老年社会工作、妇女社会工作、残疾人社会工作、家庭社会工作、医务社会工作、学校社会工作、企业社会工作、矫正社会工作、社会救助社会工作等。

一、医务社会工作含义

医务社会工作是社会工作中重要的分支领域。随着经济社会及医学实践的发展，人们对健康的认识不断深化，医务社会工作内涵也得到全面发展。狭义上的医务社会工作是指在医疗机构中围绕医疗过程开展的社会工作，包括协助患者及家属解决与疾病相关的社会心理问题，协调医患关系，发掘与提供患者所需的社会资源等。广义上的医务社会工作将内容扩展至对疾病的预防、对健康的促进与保护等健康照顾领域。医务社会工作者是遵循医务社会工作价值准则，运用医务社会工作专业方法从事职业性社会服务的人员。

当前国际医疗团队越来越强调多学科综合治疗，医师、护士、康复师、营养师、心理咨询师与医务社会工作者等来自不同专业背景，运用不同的专业知识和技术，联合为患者进行疾病诊疗与辅导，使其尽快恢复生理、心理、社会功能。医务社会工作的目的在于协助患者及家属处理与疾病有关的社会、心理、经济、家庭等问题，使其能够顺利接受治疗，提升治疗效果，促进患者的康复。

医务社会工作的发展具有重要的现实意义。它是顺应医学模式转型的需要，是减轻医疗机构诊疗压力的需要，是提升医疗服务质量的需要，是促进生命关怀的需要，是构建和谐医患关系的需要。

二、医务社会工作的缘起与发展

（一）国外医务社会工作的发展历史

16 世纪，英国开始出现"施赈者"（almoner），在医院里开展救孤济贫工作，成为医务社会工作的雏形。现代意义上的医务社会工作起源于 19 世纪末 20 世纪初的西方国家。1895 年，英国伦敦皇家自由医院（royal free hospital）聘用专职"施赈者"，采用个案工作方法向贫困患者提供适当的救济。1905 年，美国麻省总医院（massachusetts general hospital，MGH）在 Richard Cabot 医师倡议下聘用首位社会工作者，并建立首个社会工作部，为患者提供社会服务。自此美国医务社会工作快速发展。1913年，美国有100家医院配备了社会工作者。1918年，美国医院社会工作者协会（american association of hospital social workers，AAHSW）成立。20世纪40年代，社会工作者服务场所扩展至医院之外，进入家庭、社区，医院社会工作（hospital social work）逐渐向医务社会工作（medical social work）演变。1977年，恩格尔（GL. Engel）提出生物-心理-社会医学模式，医学实践开始由生物医学模式向现代医学模式转型，医务社会工作进入健康照顾处境下的社会工作阶段（health care social work）。

（二）我国医务社会工作发展历程

1921年，北平协和医院在蒲爱德（Ida Pruitt）女士带领下成立了社会服务部，开创了中国医务社会工作的先河，在社会服务部鼎盛时期，各科门诊、病房都派有1～2名社工，全院共有社工30名左右。20世纪30年代，济南、南京、重庆、上海等地医院陆续建立社会服务部。1949—1978年，中国大陆中断了医务社会工作的发展。而同时期，港台地区的医务社会工作发展迅速。1949年，台北医院首先成立台湾地区的医院社会服务部。1982年，香港地区政府医院的医务社会工作被纳入社会福利署管理范围，医务社会工作得到大力发展。1990年，台湾地区卫生署颁布医院评鉴标准，明确规定设立社会工作部是必备条件。

2000年，上海东方医院成立社会工作部，标志着新时期大陆医务社会工作的开端。此后北京、上海等地医院陆续成立社会工作部。2009年，中共中央国务院发布《关于深化医药卫生体制改革的意见》，提出开展医务社会工作，首次把发展医务社会工作上升为国家战略。2010年，中国医院协会医院社会工作暨志愿服务工作委员会成立，标志着我国医务社会工作与志愿服务事业步入规范化发展的新阶段。2019年，上海市口腔医学会医务社会工作与志愿服务工作专委会成立，填补了上海乃至全国口腔医学领域医务社会工作专业组织发展的空白。此后通过政府顶层设计和地方先试先行，医务社会工作的服务模式、人才培养、教育教学等方面取得了长足进步，有力推动了医疗领域社会工作的全面发展。

三、医务社会工作价值与伦理

社会工作价值是构成社会工作专业的必要条件之一，是社会工作专业实践的灵魂，是社会工作者的精神动力，它确立了社会工作专业本身的专业特质，对社会工作者职责与行为规范给出了指引。

医务社会工作价值除了包含社会工作基本价值外，还包括特殊价值、对服务对象个人价值的重视。基本价值强调个人的尊严与价值、服务对象潜能发展、服务对象自我决定、资源的充分运用、社会正义。特殊价值包括整体医疗的权利、使用现有医疗资源、生活品质的要求、照顾与适应的研究、强调社会健康。对服务对象个人价值的重视包括服务对象意愿的表达、服务对象需要与目标、对其他人的保护与考虑。

社会工作专业伦理是社会工作价值的具体化。作为医疗团队中的一员，医务社会工作者既要遵守社会工作专业的伦理要求，也要遵守医务工作的基本原则，所以医务社会工作者需要以患者的最大利益为行为准则，尊重和接纳患者，注重个别化，保护患者的隐私，发展其能力，积极钻研，不断提升专业能力，协助患者增进身心健康，提高社会功能。

四、医务社会工作的理论基础

社会工作专业是一门以助人实践为核心的学科，它吸收并融合了其他学科的诸多理论。医务社会工作是社会工作的特殊领域，采纳了众多的科学理论及研究，包括但不限于医学心理学、医学社会学、医学人类学、精神医学、社会医学等。医务社会工作中常用的理论有社会支持理论、生态系统理论、增强权能理论、优势视角、精神分析取向的社会工作理论等。

社会支持理论强调社会工作者为服务对象链接社会支持资源的能力，如信息支持、情感支持、家庭支持、经济及制度支持等。生态系统理论强调"人在情境中"的观点，将服务对象的问题放在其所处的系统中，并将服务对象与其所生活的环境作为一个整体来看待，通过改变系统来实现个人需要的满足。增强权能理论在社会工作实务中表现为社会工作者要帮助服务对象发掘其内在权能，并且推动社会改革，消除造成个体丧失权能的环境障碍，该过程也被简称为"增能、赋权"。优势视角采取了一个与病理观点不同的视角来看待服务对象，它认为每个人都有自己解决问题的优势与资源，并且具有在困境中生存下来的复原能力，社会工作者运用优势视角协助服务对象重新发现自己具有的优势，并发展运用资源的能力，运用自己的优势走出困境。精神分析取向的社会工作理论认为个人的问题源于内在的精神冲突，这些冲突与早期经验有关，并且潜藏于潜意识中，理性无法察觉潜意识的经验，因此精神分析治疗的目标在于揭示内在冲突的根源，使个人获得自我了解，并能洞察和顿悟。医务社会工作者结合具体问题运用对应的社会工作理论开展实务工作。

五、医务社会工作的内容与方法

（一）医务社会工作内容

医务社会工作职责范围与服务内容的清晰明确，有利于医务社会工作者与医护人员的专业合作交流。根据服务干预的时点，医务社会工作包括预防医学领域的社会工作、临床医学领域的社会工作、康复医学领域的社会工作。根据医疗服务机构的性质，医务社会工作包括医院社会工作、公共卫生社会工作、精神健康社会工作。医务社会工作者的一般工作职责包括：

1. 主动发现、筛选和处理转介的个案；协助患者和家属利用医院服务并提供咨询；评估患者社会及心理状况并及时干预；协助医务人员开展健康教育。

2. 协助制订患者入院和出院计划，配合医务人员对诊疗提出建议；配合开展双向转诊；参与医疗机构的发展规划和管理过程；积极预防医患纠纷。

3. 为患者寻求广泛的社会支持；整合社区资源，与家庭医生制相结合开展社区工作；组织管理医院志愿者。

4. 对医务人员进行心理疏导与支持，减轻其心理压力。

（二）医务社会工作方法

根据不同的服务情境与问题，医务社会工作方法包括个案工作、小组工作、社区工作、社会工作行政等。

1. 医务个案工作　医务个案工作是指医务社会工作者运用专业知识和技巧，以个别辅导的方式，对患者及其家庭进行直接干预，帮助其解决与疾病相关的心理、社会问题，协助其恢复社会功能的过程。

医务个案工作流程包括接案、预估、计划、介入、评估、结案等六个阶段。在接案阶段，医务社会工作者对患者进行高风险筛查，与服务对象建立专业关系。常见的接案方式有医生或护理人员转介、社会工作者查房发现、患者或家属主动求助等。在预估阶段，医务社会工作者收集资料（包括患者心理情绪状态、经济状况、家庭及社会支持等），澄清服务对象的问题与需求。在计划阶段，医务社会工作者制定服务目标及工作计划。在介入阶段，医务社会工作者通过情绪支持、信息支持、协调关系等推进专业服务。在评估阶段，医务社会工作者运用相关问卷、量表等工具评估服务成效。在结案阶段，医务社会工作者预先告知患者结案的时间，巩固患者的改变和进步，探讨结案后的跟进服务。

2. 医务小组工作　医务小组工作是以人际间的依存与互动关系为基础，通过增强小组动力解决组员问题，促进组员成长的社会工作方法。因医疗场域的特殊性，面向住院期间患者及家属的小组服务需要考虑到住院时长、配合医疗工作等因素。

医务小组工作流程包括准备阶段、开始阶段、中期转折阶段、后期成熟阶段、结束阶段。在准备阶段，医务社会工作者根据服务对象需求确定小组工作目标，制定小组工作计划，并招募合适组员。在开始阶段，医务社会工作者协助组员相互认识，制定小组规范，澄清组员的期待。在中期转折阶段，医务社会工作者促进组员之间的分享交流，协调和处理小组冲突，保持组员对整体目标的意识。在后期成熟阶段，医务社会工作者维持小组的良性互动，协助组员把认知转变为行动。在结束阶段，医务社会工作者带领组员回顾小组过程，肯定组员的改变与成长，处理组员的离别情绪，协助组员保持小组经验。根据小组性质与目的，目前医疗领域开展的小组类型包括任务中心小组、支持性小组、教育小组、治疗小组、自我管理小组等。

3. 医务社区工作 社区是实施健康促进工作的主要领域。医务社区工作的目标是满足社区居民的卫生保健需求，提升社区居民的健康水平。医务社会工作者通过社区工作方法，把社区居民和相关医疗服务资源连接起来，对医疗卫生资源进行开发利用、协调和整合。医务社区工作过程包括进入并了解社区、评估居民健康需求、制定实施工作计划、服务评估与总结。

4. 社会工作行政 与前三种方法相比，社会工作行政是一种间接社会工作方法。社会工作行政程序主要包括方案设计、人力组织、效能发挥、资金运作、评估总结等方面。医疗领域的社会工作行政体现在健康政策的倡导、社会资源的运用（如医疗慈善救助）、医院志愿服务管理等。

第二节 口腔医学领域中的社会工作

医务社会工作从社会心理层面来评估并处理服务对象的问题，目前已运用在内科、外科、妇产科、儿科等诸多临床医学领域。口腔医学作为医学学科之一，患者发病部位主要在口腔及颌面部。除了生理不适外，口腔疾病患者还容易出现饮食、言语及社交等方面的困扰，从而影响其正常生活及社会功能，需要包括医生、护士、医务社会工作者等专业人员在内的医疗团队给予干预和支持。

本节结合服务干预的时点，从口腔预防保健、口腔疾病治疗、口腔疾病康复三个方面介绍口腔医学领域的社会工作实务内容，以及医务社会工作者和口腔医生在其中发挥的角色与作用。

一、口腔预防保健与社会工作

（一）大众对口腔预防保健的需求

在现代社会，人们对于健康的认识不再局限于是否有疾病或处于疾病状态，健康观念随着医学科学的发展和人类防治疾病经验而变化着。人民群众日益增长的健康需求对卫生领域提出更高要求，国家重视全面提高居民的健康素质水平，推进健康中国建设，把以治病为中心转变为以人民健康为中心，预防控制重大疾病。然而当前大众存在许多不利于健康的因素，如不健康的饮食习惯、卫生习惯、吸烟、饮酒以及压力等，这些不仅是心脑血管疾病、糖尿病等慢性病的危险因素，也是口腔疾病的危险因素，需要口腔医学相关专业人士一起通过采取控制和改变这些共同危险因素的方法，促进人们的口腔健康和全身健康。

目前口腔预防保健工作采取的形式多样，如口腔健康讲座、义诊咨询、借助大众传媒及新媒体传播口腔保健信息等。若要取得良好的社会效益，口腔预防保健工作单纯依靠口腔医师的努力是远远不够的，它需要多部门的参与和支持。其中对大众健康需要及服务效果的系统评估、社区居民健康自我管理推进、口腔健康倡导等方面需要社会工作专业服务的介入。

（二）口腔预防保健领域的社会工作实务

美国社会工作者协会（NASW）指出，在健康照顾领域服务的社会工作者有责任保护居民远离健康危害，对于高危行为进行早期干预，对个人和群体开展健康教育。口腔预防保健领域的社会工作实务内容包括：

1. 评估居民的口腔健康服务需要 医务社会工作者可以通过问卷调查、座谈会、个别访谈等方式，了解居民掌握口腔健康知识的情况，探查居民的生活方式、行为习惯和居民能够利用的口腔保健资源，从而掌握社区居民对口腔预防保健的需求。社区居民不应只是被动地、一无所知地接受专业人员灌输的知识，而是根据自己的需要接受指导，从而采取更积极主动参与的态度。基于个人需要的参与型健康教育，可以最大程度地促进社区人群的参与。

2. 参与口腔健康促进计划的制定和实施 根据需求分析，医务社会工作者与口腔医生等跨专业团队研究、制定并实施口腔健康促进计划。社会工作者为口腔医生提供更为准确的社区信息，从而使健康促进计划更加贴合社区的实际情况。

3. 协助开展口腔预防保健工作 社会工作者协助口腔医师针对不同人群，采用不同的方式进行口腔健康教育，如面向儿童，将口腔卫生保健知识融入绘画、音乐、游戏中，编排刷牙操、开展口腔知识小竞赛等方式，引导其树立口腔健康意识，关心自身、家庭和社区的健康问题。在开展过程中也可以联合其他社会人士的参与,如联合社区干部、社区志愿者等对社区实施广泛、有针对性的宣教。

4. 研究相关问题,进行社会倡导　医务社会工作者对影响居民口腔健康的相关问题进行研究,关注居民口腔健康意识、口腔健康行为、口腔健康状况及口腔卫生方针政策的变化,向社会大众、有关部门发出倡导,创建健康生活环境。

医务社会工作者在口腔预防保健工作中对居民的健康需要及健康促进的实际效果进行系统评估,协助口腔医师设计健康促进计划,推动居民健康自我管理,培育建立健康自我管理小组,发掘口腔保健的推广者,向大众传播健康理念,使更多人关注自身口腔健康状况,养成科学健康的生活方式。

(三)医务社会工作者的角色

1. 评估者　医务社会工作者在口腔健康促进服务开展前评估服务对象的需求,并在服务开展过程中关注健康需求的变化,以便准确把握服务对象在口腔预防保健方面的关切点。同时在服务开展时进行过程评估与结果评估,如服务对象的参与度、口腔健康状况的变化等,多维度了解口腔健康促进实施的有效性,及时对服务加以完善。

2. 服务计划者　医务社会工作者协助口腔医师将口腔健康促进服务项目化,使得服务设计紧贴民众需求、明确服务目标、动员和组合社会资源、具备完善的评估系统,从而形成体现精细化特征的口腔健康促进项目。

3. 管理者　体现在口腔健康促进服务开展过程中各项流程的协调、参与人员的组织管理、各环节的把控等方面,使服务开展更加规范化、系统化。

4. 研究者　医务社会工作者在个人、家庭和群体的生活方式上倡导积极的口腔健康行为,使用流行病学方法研究社会因素和口腔健康问题发生率之间的关系,并在宏观层面进行社会倡导,推动相关政策的制定。

(四)口腔医师的角色

1. 口腔预防保健的重要参与者　口腔医师运用自身专业知识积极探讨适合国情的口腔健康教育方法,为社会大众介绍口腔预防保健知识,提供专业信息支持,改变大众对疾病的错误认知。

2. 口腔预防保健社会工作服务的支持者　口腔预防保健工作的开展需要跨专业团队的共同努力。医务社会工作者在开展口腔健康需求评估、制定口腔健康促进计划、服务效果评估等工作方面需要口腔医生的协助与支持。

案例1:

某基金会面向群体开展口腔癌预防宣教活动,目的在于让群体了解烟、槟榔等对口腔健康的危害,增加群体对于烟、槟榔的拒绝意愿。该活动的设计方法是让群体将经过泡水、泡牛奶后改变了味道和形态的蛋糕作为早餐,体验口腔癌患者为了生存而需要始终进食软流质食物,了解口腔癌患者进食上的不便之处。社会工作者在该案例中,从前期群体是否对有害物质存在正确认知的调查入手,设计项目内容并实施,最终从群体的拒绝意愿等不同指标,评估活动成效并加以推广。在实施过程中口腔医师作为专业信息的提供者,配合群体味觉体验加以口腔保健方法的正确引导,从而提升群体口腔健康水平。

二、口腔疾病治疗与社会工作

(一)口腔疾病患者心理社会需求

在就医过程中,患者面对陌生的医院环境及诊疗过程,容易产生焦虑、抑郁等情绪变化。口腔疾病是影响我国居民健康的常见病、多发病。部分口腔疾病患者存在"牙科焦虑症"(dental anxiety),在诊疗过程中产生紧张、焦虑、害怕的情绪,甚至在行为表现上出现敏感度增加、耐受性减弱、逃避或推迟治疗和检查等现象,从而影响正常诊疗工作。口腔疾病患者的心理社会需求主要体现在:

1. 疾病认知和医疗适应的需求　患病后,许多患者会有意识地去了解一些疾病知识,但是获取科学医疗知识的途径仍不通畅,甚至部分错误的信息还会误导患者,对疾病产生错误认知,导致焦虑情绪。另外在治疗过程中,患者及家属也需要与医疗团队、治疗方案的制定和实施不断磨合适应,以达到最好的治疗效果。

2. 心理和情绪困扰 疾病给患者带来的不仅是生理上的痛苦,也容易导致抑郁、焦虑等心理情绪困扰,影响其疾病治疗和生活质量。患者家属因长期照护容易产生身体疲惫、心理压力等问题。

3. 社会功能减弱 因患者自身生理、心理及外界接纳度的影响,疾病的发生会影响患者身体活动、日常工作学习、社会交往能力等。患者的社会活动频率与患病前相比明显降低,导致患者社会适应能力变弱,出现人际敏感、不愿与外人接触的现象。对于患者家属而言,长期照护会影响其正常社会交往活动,对患者家属的身心健康带来负面影响。

4. 家庭支持的需要 家庭是患者治疗、康复的重要支持力量,包括经济支持、家庭照顾、家庭教育等多个方面。一般来说当家庭因疾病等突发事件影响而出现问题时,家庭会自行调动各种资源来恢复平衡,但当家庭资源缺乏时便需要专业人员的干预协调与资源链接,例如家庭经济状况较差、家属缺乏照顾技巧等。

(二)口腔疾病治疗领域的社会工作实务

针对口腔疾病患者及其家庭需求,医务社会工作者采用个案工作、小组工作等方法从协助医疗适应、调整疾病认知、心理情绪支持、完善家庭支持与社会支持系统、协助制定入院及出院计划等方面提供服务。

1. 协助医疗适应,调整疾病认知 医务社会工作者协助患者增进对病情及治疗的了解和适应,对其疾病认知偏差进行调整,鼓励患者及家属主动向医护人员了解医疗困惑,并接受病情,配合治疗计划,提高患者的治疗依从性。对儿童患者而言,医务社会工作者还可以采用适合其生理、心理发展阶段的方法,如游戏治疗、艺术治疗等,促进患儿情绪表达,帮助其缓解对医疗场域和治疗过程的恐惧感。

2. 心理情绪支持 医务社会工作者运用量表、访谈等方法评估患者心理情绪状况,采用倾听、同理、引导宣泄等方式舒缓其焦虑、不安、沮丧的情绪,提供心理情绪支持。

3. 完善家庭支持与社会支持系统 医务社会工作者通过家庭会议等方式促进家庭成员沟通,协助患者家庭联系社会救助资源及医疗报销信息,促进病友及家属之间的互助交流,特别是康复病友家庭对治疗阶段家庭的经验和信心支持。

4. 协助制订治疗方案及出院计划 医务社会工作者运用评估工具筛查需要跟进的患者,为医师制订治疗方案提供参考性意见,特别是患者心理社会层面的评估信息。另外,为部分需要长期康复、缺乏家庭支持、病情较复杂的患者制定出院计划。针对患者需要,联络出院后的支持系统,确保患者的服务需要和相关系统能够联结起来,最后形成包括患者基本情况、出院后服务需要、支持系统及联系方式、患者及家属角色、评估办法等在内的完整出院计划。

(三)医务社会工作者的角色

1. 服务提供者 主要体现在医务社会工作者运用自身专业知识与方法为患者及其家庭提供心理社会评估、危机干预、短期心理咨询、哀伤辅导等直接服务。

2. 支持者 面对患者及其家庭的服务需求,医务社会工作者需要充分发掘患者及其家庭自身解决问题的优势和潜能,与患者及其家庭一同面对及解决问题,增强患者及其家庭抗病的信心,改善不良境遇。

3. 资源链接者 为了有效帮助患者及其家庭解决问题,社会工作者需要联络有关政府部门、社会组织和广大社会成员等,向他们筹集患者及其家庭所需的医疗、经济、信息等资源。筹集资源后,社会工作者将它们传递到服务对象手中,也使得社会资源被充分利用。

4. 协助者 协助者主要体现在根据心理社会评估,协助医生制定更加精细化、个性化的治疗方案,处理患者及其家庭面临的心理社会问题,促进临床工作的顺利开展。

(四)口腔医师的角色

1. 诊断治疗及医疗信息提供者 在口腔疾病治疗阶段,口腔医师承担了主要的临床任务。对于社会工作者而言,口腔医师应该接纳并信任社会工作者作为跨学科团队中的一员,为社会工作者提供患者必要的医疗信息,以帮助社会工作者更准确地分析评估患者心理、社会需求。

2. 治疗方案制定的意见征询者 1949年,美国临床研究的医院政策明确规定,医师制定研究

学习笔记

计划时一定要咨询患者的社会工作者。患者的社会心理需求是疾病治疗过程中的重要部分，其家庭关系、经济状况等也是医师在制订治疗方案时需要考虑的一部分，这时需要适当征询社会工作者的意见。

3. 社会工作服务的转介者 临床医护人员在查房、治疗等过程中发现有心理社会需求的患者及家属，可以转介给医务社会工作者进行评估和干预，通过跨学科团队的相互配合提升治疗效率。

案例2：

服务对象A，女，42岁，身材纤瘦，其自身患有腭裂，言语模糊，外表与常人无异，未曾做过腭裂手术。其儿子为腭裂患儿，5岁，隐性腭裂二次手术术前，腭咽闭合不全。患儿同时患中耳炎，听力较弱，日常生活借助助听器。服务对象自述患儿性格开朗，爱说话，但社会工作者观察发现其性格比较内向，害怕医师，不愿与陌生人交流。服务对象向社会工作者表达其内心痛苦，厌烦当下处境，有过带着孩子一起死的想法。

针对上述案例反映的问题，医务社会工作者以个案工作方法进行了一系列的干预，首先对服务对象进行社会心理评估，发现其对孩子存有较多自责、内疚情绪及自卑心理，家庭关系比较稳定；明确服务对象需求，从心理情绪需求、信息需求、经济需求方面制定干预计划，为其提供支持力量；过程中采用引导宣泄、榜样学习、一般化、倾听与陪伴、资源链接等干预方法，挖掘其自身潜能及环境资源；最后对服务成效进行评估，发现服务对象身心状况良好，遂结案。医护人员在该案例中为社会工作者提供患儿手术信息及分析术后恢复状况等相关医疗信息，促进社会工作者与服务对象建立专业关系及开展社会工作服务。

针对唇腭裂患儿照顾者共同存在的心理社会需求，医务社会工作者可运用小组工作方法帮助其舒缓压力，发现自我应对方法，提供家庭教育支持，完善社会支持系统。因医院场域的特殊性（如住院时长较短、床位周转率较快等），单次小组（single group）的活动居多。对于出院后的患者及家属，也可以考虑多次小组设计。小组成员除了唇腭裂患儿照顾者、社会工作者、医护人员之外，还可以邀请康复病友及照顾者的加入。以唇腭裂患儿照顾者支持小组为例，小组活动时长一般为60～90分钟，社会工作者通过查房时发现潜在组员或由医护人员向社会工作者推荐组员。小组过程中除了常规的开场介绍（社会工作者澄清小组目的及规范）、相互认识（组员分别介绍各自基本情况）、放松训练（运用肢体放松技巧引导组员身体放松）、总结分享（每位组员分享参与小组的感受、收获及建议）外，小组还包括，社会工作者鼓励照顾者分享在照护患者过程中面临的困境、压力及应对经验，挖掘组员自身潜能并强化，同时邀请康复病友及家属，给予组员抗病信心与支持。在支持性小组中，强调组员之间的互助交流，寻找小组中的积极因素（经验分享与互助力量），同时给予外界支持（康复病友家庭及专业医疗团队的建议）。在小组服务效果评估方面，包括过程评估与结果评估。过程评估是在小组进行过程中通过观察组员的情绪变化、小组动力过程等进行。结果评估是社会工作者运用问卷、量表等定量方法和访谈、跟进观察等定性方法进行。医护人员作为小组工作开展过程中的一份子，为组员在医疗及照护问题方面答疑解惑，提供信息支持。

三、口腔疾病康复与社会工作

（一）康复期患者心理社会需求

康复医学致力于使机体功能尽可能恢复到较好状态，使患者在生理、心理、社会功能上得到复健。康复期患者在心理社会层面存在以下需求：

1. 心理层面 部分出院后回归社区的患者因担心复发的风险、并发症以及治疗后形象的改变、沉重的经济负担等，仍然承受着心理上的痛苦，存在焦虑、抑郁等情绪，常常感到羞耻感与无用感。

2. 社会层面 部分康复期患者存在学业、工作中断，择偶、社交等困难；患者仍有较强烈的健康信息需求，例如需要获知其所在地区支持性机构的有关信息、促使疾病好转的指导等内容；康复期患者对社会及家庭支持的需要较高，经济负担较重，渴望得到照顾与支持，需要建立自身与医务人员及病友的沟通网络。

（二）口腔疾病康复领域的社会工作

针对康复期的口腔疾病患者及其家庭，医务社会工作者运用多种介入策略，一方面协助患者提升疾病自我管理能力，协助家属学习照顾患者的技巧和方法，增强患者及其家庭对环境的适应能力，另一方面链接社区及医疗资源，增加社会和物理环境对患者及其家庭需要的回应能力。具体内容包括：

1. 评估康复期患者的需要 社会工作者参与康复医疗团队的工作，通过评估康复期患者的心理社会功能，协助医护人员制定更符合患者实际情况的康复治疗方案，加强对患者及其家属的康复指导。

2. 配合身体康复，做好患者的心理工作 患者的焦虑、抑郁等情绪将会影响患者生活质量和体力活动状况，社会工作者需要改善康复期患者的非理性情绪，帮助其树立对疾病的正确认识。同样对于家属而言，因长期照护工作而产生的负面情绪需要宣泄和支持。

3. 完善患者家庭支持网络 首先为患者及其家属提供康复信息支持，通过组织康复病友家庭之间的互助交流，分享康复及照顾经验，增强康复信心。其次为患者家庭联系医疗报销渠道及经济救助资源，减轻贫困家庭适当的经济负担。

4. 参与社区康复计划的制订和实施 社区康复计划的目的是充分利用社区资源，动员社区力量，帮助患者恢复身心健康及社会功能，最大程度地使患者重返社会，提高他们的生活质量。社会工作者陪伴患者开展社会适应性训练，构建患者社会支持网络，增强患者的社会参与和社区融入。

5. 倡导全社会尊重关爱患者 社会工作者致力于增加社会和物理环境对患者需要的回应能力，倡导社会大众对患者群体的关注与支持，推动相关政策的制定。

（三）医务社会工作者的角色

医务社会工作者在患者康复阶段发挥多种角色，包括服务提供者、资源链接者、评估者和倡导者。

1. 服务提供者 社会工作者针对存在心理压力及焦虑、抑郁等情绪的患者，提供心理辅导、意见咨询和家庭支持，帮助患者发掘自身优势，培养患者疾病自我管理能力和环境适应能力，重新建立其积极乐观的生活态度。

2. 资源链接者 社会工作者为康复期患者及家属提供健康、政策及法律等信息，链接社区、医疗、经济救助等相关资源，完善患者的社会支持系统。

3. 评估者 社会工作者运用专业工具评估患者心理及社会功能康复情况，跟进患者的环境（如学校、工作及社区）适应能力，关注社区康复计划的实施。

4. 倡导者 社会工作者与医护人员共同开展疾病知识普及，让社会更多人士关注并了解患者群体及其所面临的困境，另外通过社会工作研究，进行社会政策倡导，为患者创建平等、和谐的社会环境。

（四）口腔医师的角色

1. 口腔疾病康复的重要参与者 医护人员运用专业知识为患者及其家属提供康复指导，通过出院后的跟进和联系，增强患者的康复信心，促进患者重新融入社会生活。

2. 康复社会工作服务的支持者 医护人员作为社会工作者的重要支持力量，共同制定患者康复计划，开展疾病防治宣传工作，倡导更加包容的社会环境。

案例3：

某组织针对口腔颌面部肿瘤患者术后饮食困难，继而造成体重下降、营养不良等问题，开展营养食谱康复项目。设计目的在于协助术后康复患者顺利进食以摄取足够的营养，提供康复信息支持，改善患者营养状况。医务社会工作者在该案例中，链接患者家庭、营养师、中医医师、口腔医师等提供菜谱及烹饪经验，共同完成营养食谱及料理教学影片，提供给口腔颌面部肿瘤患者家庭。营养食谱类型包括点心类、饮品类、粥面类等。同时，医务社会工作者致力于在康复病友及家属中发掘与培养领袖，形成服务对象自发传递康复信息的模式，使服务内容辐射影响到更多患者。口腔医师在该案例中作为支持者，运用专业知识与技巧，针对患者营养需求提供相关意见。

第三节　医务社会工作与医院志愿者管理

志愿者（volunteer）是基于社会责任，在不计任何物质报酬的情况下，贡献自己的时间、知识、技能和体力的人。在我国香港地区，"志愿者"又称为"义工"，在我国台湾地区则称为"志工"。社会大众容易将志愿者与社会工作者的概念混淆，两者均为社会服务的重要人力资源。

一、社会工作者与志愿者的关系

社会工作者与志愿者是促进社会进步和民生改善的重要力量。从两者的区别来看，志愿者无需专业背景，人人都可以从事，提供无偿服务。而社会工作者是一种职业，具有从业资格证书，经过一定专业训练和教育培养，为有需要的个人、家庭、社区等提供专业社会工作服务。

从两者的联系来看，志愿者是社会工作者开展服务时可以利用的一个重要资源，两者之间是相互依赖、相互促进的关系。志愿者为社会工作者提供广泛的社会基础和强大的人力支撑，协助其拓展服务空间，延伸服务范围，扩大服务影响。社会工作者促进志愿者服务的专业化、持续化发展，其服务理念、理论方法、服务技巧等专业知识能有效提高志愿者的服务水平。

当前医务社会工作者与医院志愿者的联动服务模式逐渐取得实效，即以医务社会工作者为主导、以医院志愿者为主体开展医院志愿服务活动。在医院志愿者管理工作中，医务社会工作者负责志愿者招募与注册、志愿服务培训、服务记录、常规志愿服务岗位安排、特色志愿服务项目设计与开展、志愿服务激励与评估等事项。

二、医院志愿者的国内外发展

受基督教博爱思想和人道主义价值观的影响，医院志愿者服务在西方国家起步较早，至今已有一百多年的历史，有着广泛的社会基础，同时政府制定了较为完备的法律制度，保障志愿者权益，促进志愿服务事业的发展。我国香港地区早期的志愿服务即起源于社会爱心人士为医院贫困患者提供赠药服务，在政府和民间组织的推动下，香港地区医院志愿服务覆盖率非常高。而台湾地区于2001年颁布《志愿服务法》，为医院志愿服务的开展提供了制度保障。

在我国大陆，志愿服务工作是由"学雷锋"活动发展而来的。2009年，原卫生部等八个部门共同启动了"志愿服务在医院"活动，要求各地卫生系统立足国内志愿服务实践，吸收借鉴世界各国开展志愿服务的经验，注重加强组织建设和制度建设，创新工作思路和工作方式，积极探索适合我国国情的"志愿者医院服务"模式。2017年，国务院办公厅发布《关于建立现代医院管理制度的指导意见》，提出全面开展便民惠民服务，加强社工、志愿者服务，说明志愿者管理成为现代医院管理工作中的重要一环。2017年，李克强总理签署国务院令，公布《志愿服务条例》，推动了我国医院志愿服务工作制度化、规范化、常态化发展。该条例对志愿服务、志愿者以及志愿服务组织作出明确的界定，对志愿服务从基本运行到保障制度作出清晰的规定，并指出国家要鼓励有关单位、组织为促进志愿服务事业提供便利条件。

医院志愿者作为患者、家属乃至社区居民的重要社会支持资源，不仅是患者和家属的陪伴者、照顾者、协调者和资源提供者，也成为医护人员、社会工作者等医院工作人员的重要协助者和支持者，在促进医院文化建设、构建和谐医患关系以及完善现代健康照顾体系中发挥着重要作用。

三、医院志愿者的招募与注册

医院志愿者主要包括两类：一类是医务人员志愿者，他们面向社会开展社区健康教育等志愿服务工作；另一类是社会志愿者，他们走进医院面向患者及家属开展就医辅助、心理支持等志愿服务工作。

目前医院志愿者招募条件尚未形成统一标准，但是基本条件大致相同。

1. 年龄在18周岁以上、65周岁以下（特殊条件可适当放宽年龄），如未满18周岁的高中生志愿者、超过65周岁的老年志愿者，需开展与其年龄、技能、体力和智力状况相适应的志愿服务工作。

2．具备从事志愿服务相应的身体素质、基本知识和能力，并具备相应的民事行为能力。

3．具有良好的道德品质和奉献精神，有服务社会公益事业的意愿，不追求物质报酬或其他任何私利。

4．遵守国家法律法规和医院的相关规定。

符合招募条件的志愿者向志愿服务组织（如开展志愿服务工作的医疗机构、社会服务机构）提出申请。申请通过后，志愿者可以将其身份信息、服务技能、服务时间、联系方式等个人基本信息，通过国务院民政部门指定的志愿服务信息系统（中国志愿服务网）自行注册，也可以通过志愿服务组织进行注册。志愿者提供的个人基本信息应当真实、准确、完整。

志愿服务组织安排志愿者参与志愿服务活动，根据实际情况记录志愿者个人基本信息、志愿服务情况、培训情况、表彰奖励情况、评价情况等信息，按照统一的信息数据标准录入全国志愿服务信息系统，实现数据互联互通。志愿者可以在全国志愿服务信息系统自行打印志愿服务记录证明，也可以由志愿服务组织出具相关证明。

四、医院志愿者的权利与义务

医院志愿者在开展志愿服务时，其志愿服务行为应当受到保护，同时也需要遵守相关约定。

（一）医院志愿者权利

1．根据自己的意愿、时间、能力等条件，与医院协商，参加医院志愿服务活动。

2．获得医院志愿服务活动相关的信息和培训。

3．获得医院志愿服务活动相关的必要条件或保障。

4．请求医院帮助解决在医院志愿服务活动中遇到的问题。

5．对医院志愿服务工作提出意见和建议。

6．获得医院志愿服务证明。

7．可申请取消注册志愿者身份。

8．相关法律法规规定的其他权利。

（二）医院志愿者义务

1．遵守国家法律法规及医院的相关规定。

2．履行医院志愿服务承诺或协议约定的义务，提供真实、准确、完整的注册信息，如有信息变更及时联系更改。

3．自觉维护医院和医院志愿者的形象和声誉。

4．自觉维护服务对象的合法权益，对在医院志愿服务期间获知的个人信息，给予保密。

5．拒绝以医院志愿者身份从事任何以营利为目的或违背社会公德的活动，拒绝向服务对象收取报酬。

6．避免将私人电话或地址等过多私人信息告知服务对象。

7．不能继续从事医院志愿服务活动时，及时告知医院。

8．相关法律法规规定的其他义务。

五、医院志愿服务的内容

随着医院志愿服务的发展，各医疗机构根据患者及家属需求，结合自身特色，在门诊、急诊、病房乃至社区开展了不同形式的志愿服务工作，主要包含以下几类：

1．导医服务 引导患者及家属到达就诊区域，协助维持就医秩序，耐心解答患者及家属提出的问题，舒缓患者及家属焦虑情绪，协助患者及家属使用门诊自助服务机，为老弱、行动不便及对医院环境陌生的患者及家属提供力所能及的帮助等。

2．病房探访 与患者及家属沟通交流，提供阅读报纸杂志等服务。如面向唇腭裂患儿家庭，通过学业辅导、读故事书、游戏等方式陪伴患儿，帮助患儿勇敢面对手术，接纳自我，建立对生活的信心。如面向口腔颌面部肿瘤患者家庭，分享康复经验，发掘潜在康复病友志愿者，鼓励病友家庭之间就住院、术后照料等方面进行交流，营造良好的病房氛围。

3. **文化关怀**　运用艺术元素（如音乐会、情景剧）慰藉患者及家属心灵，优化医院人文环境。另外协助管理图书角，开展书刊借阅、回收及整理等，与医务人员共同搭建温馨的就医环境。

4. **健康教育**　医务人员志愿者和医学生志愿者前往社区、学校、企业等开展医学知识讲座、医疗咨询等健康教育活动，倡导健康生活方式。

5. **其他**　如进行医院满意度测评，调查了解医院患者及家属的就医反馈，改善服务质量；协助组织病友俱乐部活动，促进患者及家属之间的互助、分享、交流；开展志愿者自我管理，激发志愿者的参与及能动性等。

六、医院志愿服务的项目设计

志愿服务项目（volunteer service project）区别于志愿服务活动，它由一系列独特的、复杂的并互相关联的志愿服务活动组成，这些活动具有统一、明确的目标或目的，必须在特定的时间、预算、资源限定内，依据规范完成。志愿服务项目是志愿服务从临时活动型到长效机制型转变的重要标志。志愿服务项目具有一定的生命周期，从发现需求、设计方案、招募团队、团队培训、项目实施到评估总结。

1. **发现需求**　医院志愿服务的受众群体包括前来医院就诊的患者及家属、医务人员、社会大众。针对不同的受众群体，采用调查方法（如问卷调查法、访谈法、观察法），评估服务需求。在了解服务需求的基础上，才能够"对症下药"，设计开展志愿服务项目。

2. **设计方案**　根据需求分析，设计志愿服务项目，需要考虑五个基本元素：

（1）项目目标：项目达到的预期结果。

（2）项目任务：项目如何开展。

（3）时间线：项目周期多长。

（4）项目成本：项目实施需要哪些资源。

（5）项目所有者：项目完成需要哪些人。

3. **招募团队**　志愿服务项目团队包括两个层面：

（1）项目策划与统筹团队：一般为医院社会工作部、团委等志愿者管理部门。

（2）项目执行团队：执行主体为志愿者团队。

在招募志愿者时需要重点考虑两个方面：第一，志愿者能力与专业水平，是否契合项目要求；第二，志愿者的动机分析，只有热爱志愿服务，乐于奉献，不以志愿服务作为名利追求的人才能获得志愿者资格。

4. **团队培训**　在志愿者招募完成后，需要针对志愿者开展项目所需的能力培训，主要包括志愿服务基本知识培训（如志愿服务基本理念、医院志愿服务规范等）、医疗卫生知识培训、人际沟通和心理调适等。

5. **项目实施**　根据项目方案设计开展医院志愿服务项目，并做好文字、图片、视频等相关记录。如果在项目实施过程中存在项目方案需要调整的情况，应根据实际情况且不影响项目目标的落实。

6. **评估总结**　志愿者团队投入服务后，为了保证服务项目持续性，贯穿全程的督导与激励不可或缺。运用过程评估与结果评估方法监测志愿服务项目的执行与完成情况，在志愿服务项目结束后进行项目总结，整理归档相关材料。

案例4：

某医院运用问卷调查法和访谈法对医务人员压力来源及减压需求进行调研，发现家庭成员对医务人员身份的理解与支持有着重要意义。通过引导医务职工子女以志愿者身份体验父母工作环境，增进对父母职业的理解，促进对医务人员的家庭支持，医院设计医务职工子女志愿服务体验营项目。项目任务包括志愿服务培训与团队建设、医院门诊与病房志愿服务体验、团队分享、记录成长日记、家庭作业等，项目周期持续五天。在志愿服务体验营中，团队主要成员包括社会工作者、职工子女志愿者、大学生志愿者、观察评估员、项目督导者，其中社会工作者负责制定体验营方案，开展大学生志愿者培训，带领所有组员完成体验营任务；职工子女志愿者体验父母工作环境,开展力所能及的志愿服务工作;大学生志愿者协助社会工作者带领职工子女志愿者,以身作则并主动关心职工子女志愿者;观察评估员负责对体验营开展过程与参与人员表现进行观察评估;项目督导者负责对社会工作者与大学生志愿者进行每天的督导交流。项目评估方式包括焦点小组、文本记录、观察法等,其中焦点小组为每天服务结束后利用40分钟时间进行团体分享,文本记录为每天职工子女志愿者填写的成长日记。

(杜　勤　孙振军　薛　莲　梁　爽)

参考文献

1. 顾长明. 口腔预防医学. 北京:人民卫生出版社,2003.

2. 刘继同. 医务社会工作导论. 北京:高等教育出版社,2008.

3. 孟馥,王彤. 医务社会工作与医院志愿者服务实用指南. 上海:文汇出版社,2011.

4. 民政部社会工作司. 社会工作与志愿服务关系研究. 北京:中国社会出版社,2011.

5. 秦燕. 医务社会工作. 2版. 台北:巨流图书公司,2010.

6. 赵怀娟,宋宇宏,杨正霞. 医务社会工作. 北京:北京大学医学出版社,2015.

7. GARY R, HELEN R. Advancing Social Work Practice in the Health Care Field: Emerging Issues and New Perspectives. New York: Haworth Press, 1983.

8. LOIS A, FORT C. 医疗社会工作:保健的视角. 2版. 刘梦,王献蜜,译. 北京:中国人民大学出版社,2011.

近20年来，医学得到了长足的发展和进步，医学模式实现了由生物医学模式向生物 - 心理 - 社会医学模式的转变。医学与人文有密切关系，目前的问题是人们仅重视医学的科学性，而忽略其人文本质，在近医学、疏健康的路上渐行渐远。怎样才能让人文回归健康？应该注意到一系列新的理念正在渗透到医学领域，如大健康概念、精准医学、舒适化治疗、数字化医疗、人工智能等，这些新的理念有助于医学与人文的融合，同时对广大医务人员和医学生也形成了新的挑战。

第一节　大健康时代

一、什么是大健康

大健康是根据时代发展、社会需求与疾病谱的改变，提出的一种全局性理念。它涉及对人的衣食住行、生老病死全方位的关注，对影响健康的危险因素和误区的指导，是在对生命全过程维护的思想指导下形成的。大健康追求的不仅是个体的无疾病状态，还包括人的精神、心理、生理、社会、环境和道德方面的健康状态；它提倡的不仅有科学的健康生活，而且还有正确的健康消费，涉及各类与健康相关的信息、产品和服务。

大健康概念是以预防为主，实现医学模式的根本转变，以公共政策、科技进步、健康产品等为切入点，努力解决与人类疾病和健康相关的公共卫生问题。

医学模式涉及人类健康与疾病特点，在不同的社会经济发展时期及医学发展的不同阶段，认识和解决医学问题有不同的思考，为现代医学开拓了广阔空间，给予了更多内涵。强调患者 - 社会 - 技术与服务的和谐统一。

大健康的核心是对人的健康管理，科学地排除或减少健康危险因素，达到保护和促进健康的目的。

随着生活条件与环境的改善，人类寿命在不断延长，21世纪人们最关心的问题是健康。人们不仅要活着，不断创造财富，发展经济，而且要健康地活着。若是每天处于亚健康状态，这种状况是不理想的。18世纪法国博物学家布封（Buffon）指出，人的寿命应该是生长期的5～7倍，也就是说人类自然寿命就会有100～175岁。目前人类不能实现这一目标，关键是缺乏科学饮食，科学保健，携带慢性病，不重视亚健康状态，没有大健康观念所致。2017年柳叶刀（Lancet）杂志发表文章对195个国家1 100余万人的死亡原因进行了分析，指出其中1 000万人死于心血管疾病，91.3万人死于癌症，33.9万人死于Ⅱ型糖尿病，而这些人如果养成良好的健康习惯，则寿命会更长。

在不同时期，人们对健康和疾病的认知有所不同，19世纪末至20世纪初，人们开始了解因环境造成的疾病，科学的进步使人们逐渐认识到环境污染对身体健康的不良影响，有关感染与免疫的概念开始普及，因此认识到种痘免疫、消毒灭菌对健康的重大意义。19世纪至20世纪初，磺胺、抗生素的应用对治疗感染性疾病具有良好效果，这是一个以抗菌药物维护健康为主导的时期。19世纪后期至20世纪，由于医疗设备的改进，新技术的应用，医疗技术水平的提高，医生用外科手术拯救了无数生命，这是医学技术迅速发展的时期。然而这一切皆是针对个体进行的治疗，是在患者有病的前提下采取的措施，并没有强调预防。因此，人们不得不转变过去的健康模式，将重点转移至预防领域。

目前我国处于建设小康社会阶段，但同时受到一些慢性疾病的挑战，必须建立大健康的全民保健观念，让人民过上更加美好的生活。

历史经验证明，为了治疗复杂疾病，会有一些新设备的投入、新技术的引入，医疗成本会越来越高，个人负担逐渐加重，难以维持。而从大健康角度出发，从全局的角度进行综合防治，有利于慢性病发病率下降，重大公共卫生事件减少，有利于慢性疾病的治疗，费用会相对减少。

因此，只有从大健康概念出发，开展疾病的预防，大力推介和强调保健工作，才是我们的努力方向。

二、大健康内涵

生命健康需要个人全程参与，预防疾病的发生比积极治疗更为重要。人类生命进程中，始终存在着一些威胁人类健康的因素，如高血脂、高血糖、血管斑块等，造成人体的亚健康状态。

目前我国人民健康状况不容乐观，尤其以肥胖、三高等慢性病相关体征为甚。据柳叶刀(Lancet)杂志2016年报告，2014年全球每年死亡人数为5 820万人，其中慢性病占60%。死于慢性病的患者比例如此之高，这样巨大的潜在危险在威胁着我们，如何走出困境，这就需要大健康理念的建立，维护广大群众的身心健康。

为此，人们需要树立大健康理念，卫生领导部门需要注意建设大健康管理模式，如分项目管理或分区管理。同时要发展大健康产业，在大健康概念的指导下，使大健康产业得到迅速发展。

低成本高效率的医疗健康体系将深刻影响世界各国大健康产业的格局，经济全球化、人口老龄化、亚健康状态、环境与气候变化的影响，为大健康产业创造了发展空间。科学技术的发展、数字化的应用为大健康产业的发展奠定了良好基础，增添了强劲动力。

在一些发达国家，健康产业已成为国民经济增长的强大动力，健康产业在国民经济中的比值已超过15%，与此相比，我国的健康产业仅占GDP的4%～5%。根据一些发达国家的经验，当人均GDP达到5 000美元时，健康产业便会得到长足发展。目前我国人均GDP已接近9 000美元，说明我国已具备良好的经济基础，大健康产业应该是蓄势待发。

发展大健康产业已成为各国的当务之急。2010年美国的健康产业已达2.6万亿美元，而中国同年只有2 933亿美元，中国人口是美国人口的4倍多，所以我国健康产业发展潜力巨大。过去50年来，世界经济增速中8%～10%应归功于大健康产业。健康产业增速大大超过世界各国GDP增加速度，据经济学家预测到2020年前，美国健康产业将达到美国经济总量的25%。

健康管理立法始于20世纪70年代，美国于1973年通过《健康维护促进法案》，此后，英、德、日等国也相继制定了管理办法或《健康促进法》。大量的营养师，疗养机构介入百姓日常生活，这些工作的目的十分明确，就是尽可能维护百姓健康，而不是单纯为了治病。

现代大健康产业是建立在卫生经济学、健康经济学和生命工程学基础之上的产业，可分为疾病医疗产业，健康促进产业和生命养护产业。疾病医疗产业需要发展服务机构、药品器械、药品为主体的医疗卫生产业。而健康促进产业和生命养护产业，以健康保护、健康促进、运动健身、健康文化传播定位，包括保健食品、健康器械、生命文化教育、养生养老、安老护理、中医养生等业务，达到健全体魄，提高生命质量和生命养护的目的。

大健康产业的发展趋势必将推动相关产业的发展，如农业、环保、食品、轻工、家电、旅游等各行各业的配套发展，同时也提出了一些新的要求。这些产业逐步向健康产业渗透融合，可实现传统产业的结构调整和更新升级，给这些产业注入新的内涵。

随着大健康产业的发展，金融和保险行业很快便会介入，为大健康产业提供经费支持，使大健康产业具有更强大的生命力。

三、大健康与口腔医学

大健康的核心思想是预防为主，许多口腔疾病的预防和治疗可以纳入大健康的范畴。龋病和牙周病是人类高发的口腔疾病，可能会影响进食，进而影响消化，造成生活质量下降。而这两种疾病都是可以预防的，比如龋病，通过先进仪器设备，实现早期诊断，早期预防，早期处理，其中一部分患者可以不通过手术途径实现痊愈。

与龋病相比较，牙周病是一种危害性更高的口腔疾病，轻者牙龈充血肿胀，易出血，重者牙松动、脱落，最后可以造成全牙列缺失。更严重的是牙周病患者由于牙龈出血、溢脓，口中常有异味，影响社交，对心理造成伤害。虽然如此，但是只要加强口腔保健，经常规律性洁牙，消除牙菌斑，多数人的牙周炎也是可以预防的。目前在一些发达国家，牙病已经纳入保险范畴，保险公司会定期通知投保者参与口腔保健项目，享受口腔保健措施，防止口腔疾病的发生。

重要的是，最近加州大学旧金山分校的 Stephen Dominy 博士领导的团队发现，引起牙周炎的细菌——牙龈卟啉菌，能够导致老年痴呆，说明口腔疾病与全身疾病密切相关。

四、大健康与突发性公共卫生事件

突发性公共卫生事件（emergent events of public health）是指突然发生，造成或可能造成对社会公众健康有严重损害的传染病疫情、群体性不明原因疾病、重大食物或职业中毒以及其他严重影响公众健康的事件。在当今全球化趋势的情况下，突发性公共卫生事件往往影响巨大、扩散迅速，有可能发展成洲际性甚至全球性的灾难。如 21 世纪以来发生的严重急性呼吸综合征，中东呼吸综合征，埃博拉出血热，以及新型冠状病毒肺炎等，已经成为大健康范畴值得深入思考的问题。是一个面对大健康的巨大挑战。

2019 年底发生的新型冠状病毒肺炎是典型的突发公共卫生事件，对世界各国政府以及卫生行政部门、各级医疗机构构成了严峻的考验。应该看到，中国面对疫情来袭，通过高效协调，顶层设计，迅速调动起各方力量，掀起抗击疫情的全民阻击战。医护人员甘冒风险，驰援灾区，充分展现了救死扶伤，医者仁心的高贵品质。全体人民高度配合疫情防控，居家隔离，杜绝传播。热心人士捐款捐物，志愿者无私奉献。政府部门集中力量抢建定点医院、方舱医院，使患者得到及时救治。中国政府及时公开数版疫情信息和诊疗方案，无偿提供国际援助。无论是在重症病房，方舱医院，还是隔离点，医患之间相互信任，相互鼓励，良好互动。在应对新型冠状病毒肺炎疫情这一突发性公共卫生事件的过程中，处处可以看到大健康所涉及的方方面面和人文关怀的精神。

第二节　精　准　医　学

一、什么是精准医学

精准医学（precision medicine）是一种将个人基因、环境与生活习惯差异考虑在内的疾病预防与处置的新型医学方法。精准医学以个体化医疗为基础，随着基因组测序技术快速进步以及生物信息与大数据科学的交叉应用而发展，是新的医学概念与医疗模式。

精准医学是相对于传统医学而言的。传统医学是在一般人群中寻求普适性规律，形成经验性知识以指导临床实践。但经验的局限性和不确定性，不仅难以保证不同个体的诊疗安全和有效性，而且容易造成社会医疗卫生成本的增加和医疗资源的浪费。众所周知，除了同卵双生者拥有几乎完全相同的基因之外，世界上每一个个体都有着与其他人不同的一套基因，这种基因的差异导致个体间生物学特征的不同，从而造成罹患同一类疾病者之间的个体差异性。而现代主流医学的诊疗手段，主要建立在解剖学、细胞病理学及影像学检查的基础上。对于患相同疾病的不同患者，通过上述传统诊断方法简单地划分成疾病的子类型，给予同类型的罹患者群以标准剂量的相同药物，并未考虑药物的效果及副作用对不同个体的影响，从而形成了当前的不精准临床用药现状。在临床治疗方案的决策中，采用这种群体医学模式化的思维方式，给一群人使用同一个治疗方案，传统医疗"一刀切"的治疗，导致较高的用药无效率。而对于某位患病个体，常在第一线治疗方案无效后，再试用第二线方案，失败后再用第三线方案。这种多线诊疗方案，既延误治疗时机，又浪费医疗资源。

而精准医学通过运用诸多现代科技手段，如以人类基因组序列为代表的大规模生物样本数据库、蛋白质组学、代谢组学、基因组学、细胞检验、移动医疗、云计算、大数据处理等先进技术，对于大样本人群与特定疾病类型进行生物标记物的分析与鉴定、验证与应用，从而精确寻找到疾病的原因和治疗的靶点，并对一种疾病的不同状态和过程进行精确分类，为临床疾病的亚型群体和特定个体提供达到分子水平的诊断和治疗。精准医学在本质上是一种个性化医疗，以个人健康的个性化信息为基础，实现对于特定患者进行个体化精准治疗的目的，从而提高疾病诊治与预防的效益。因此，精准医学比传统医学具有更高的确定性、预见性和可控性。

精准医学这一概念的提出尚不足十年，具有广阔的发展前景。2011年美国科学院等机构发出"迈向精准医学"的倡议，并提出运用基因组学成果促进整合生物医学信息学和临床信息学的发展，从而迈向精准医学时代。这是人类首次提出精准医学概念。2015年，美国政府提出"精准医学计划"，希望精准医学可以引领一个医学新时代，世界各国开始密切关注和投入行动。我国政府也提出了适合国情的精准医疗计划，将精准医学设立为国家重大科技专项，这对实现我国医疗改革目标、打造"健康中国"具有重要战略意义。

二、精准医学的目标

（一）短期目标

精准医学的短期目标主要是诊治癌症。

随着全球老龄化社会的到来，癌症发病率呈逐年上升趋势。据世界卫生组织2018年发布的数据，全球每年因癌症死亡人数880万，每年新发1400万，预计2030年这个数字将达到2100万。精准医学有望实现的短期目标就是在癌症的诊断、治疗方面实现新的突破。

靶向药物是精准医疗的重要手段，目前已经取得了阶段性成功。靶向治疗包括生物性靶向治疗，化学性靶向治疗，物理性靶向治疗。靶向药物治疗是基于肿瘤患者的基因测序，以肿瘤细胞中特定分子为靶点，通过阻断或影响其功能，从而特异性抑制肿瘤侵袭或转移的治疗手段。在癌症的精准化治疗过程中，肿瘤细胞可能随着时间的推移，而发生基因水平上的改变，比如肿瘤中酶的相关性突变增加，或者瘤内基因拷贝数、异位和突变累积导致瘤内异质性发生。这些基因突变后的肿瘤细胞已不同于之前基因检测样本的基因信息，因此可能出现耐药现象，即对正在进行治疗的药物发生药效改变的现象。因此，在接受一段时间的靶向治疗以后，应用新的标本定期复检，借助基因组测序和信息分析，显示疾病在基因水平上的进展，解释肿瘤药物抗性发生的原因，调整治疗方案，在原来的靶向药产生耐药性后，寻找和使用新的靶向药物，以克服耐药现象。

尽管精准医学已经成为肿瘤治疗的一个重要趋势，更具个性化特点，但是其在现阶段仍不能完全取代肿瘤学中预防、诊断、筛查和治疗的有效方法，目前对于预防肿瘤复发也不尽如人意，相信随着精准医学的发展，在将来会得到改善。

（二）长期目标

精准医学的长期目标是对人类健康和疾病的认知，提供充分的理论基础与知识储备。

精准医学作为新时代的医学概念，是建立在基因科学、生物信息学与大数据科学等最新成就基础之上的。因此，精准医学的发展，必将鼓励学者们去继续创新和发明，并应用于生命科学信息领域的探查、测量和数据分析，包括分子、基因、细胞、临床、行为、生理和环境参数等方面。例如，目前的血液计数可能在未来被各种不同类型的免疫细胞普查所取代；移动医疗设备，如可穿戴式智能设备可实时监控病情，并向医护人员提供血糖、血压和心律等远程动态监测数据；基因型检测可能会揭示特定的基因变异，从而为某些疾病的诊断和治疗提供依据，如采集高血压患者口腔黏膜脱落细胞作出基因型检测，以精确调整治疗药物；粪便检测可识别导致肥胖的肠道微生物、诊断肠道炎症性疾病等。另外，血液样本中也可检测出早期恶性肿瘤或复发肿瘤细胞的DNA。这些医学前沿领域的研究将推动人类对疾病起因、发病机制、预防和治疗的认识，为精准医学奠定广泛而深厚的基础。

三、口腔精准治疗的思考

以牙齿为代表的口腔器官除了有咀嚼、发音的功能外，兼具美学功能，因此口腔疾病的诊疗技术要求高度的精细化和个性化,这一点非常契合精准医学的理念。目前包括口腔肿瘤、口腔种植、正畸、牙体牙髓病等诸多领域都开始向精准方向发展。

1. **口腔种植**　CT三维影像、口腔光学扫描和种植导板等技术的出现,使得种植体可以按照预定的方向、植入预定的深度,避开重要的解剖结构如上颌窦、下牙槽神经管等。实现了种植手术的微创、精准和安全性。

2. **正畸设计**　借助于数字化技术,对正畸前后颌面部结构的改变进行预测、研究、设计。使托槽放置、牙位调整均可做到精准设计、准确快速安放。

3. **口腔颌面外科治疗**　从简单的阻生牙拔除到颌面外科肿瘤切除、颌骨重建等都可通过3D打印技术,精准设计手术范围、切口,组织切除和修复重建。口腔癌是头颈部常见的恶性肿瘤,多为鳞状细胞癌。口腔癌的治疗生存率为50%~60%,但若是Ⅰ期患者,则治疗生存率可达80%以上。通过精准医学的基因测序手段有望做到早发现、早诊断、早治疗。

4. **牙体牙髓治疗**　微创牙科手术采用数字化技术可以实现严谨的开髓范围设计,既能使手术路径流畅,也能保留更多牙体组织。根尖手术也可通过导板设计,精准定位,微创切除少量组织,实现病灶的清除。

5. **精准修复**　应用数字化技术、影像技术、3D打印等技术制作的修复体咬合关系准确度高,佩戴舒适度好。数字化比色技术能够大大提高美学效果。

第三节　舒适化、舒缓及微创治疗

在生物-心理-社会医学模式的基础上,随着基因技术和健康理念的发展和转变,医学模式正在向4P医学模式(4P medical model),即预防性(preventive)、预测性(predictive)、个体性(personlized)和参与性(participatory)转变。说明人在医学中的地位越来越重要,在治疗过程中更要体现人文关怀。当患者到医院就诊或治疗时,常会感觉焦虑,包括对疼痛的恐惧、对治疗后果的预期等。这些情绪将会对诊疗医师带来挑战。目前已有大量技术可以缓解口腔科患者的焦虑感。但仅仅这样还不够,患者希望在彻底消除不适和疼痛感觉的同时,在就诊过程中还要同时享受生理和心理上的双重舒适,让治疗过程成为一种享受。为达到此目的,有必要开展各种缓解患者痛苦的治疗方法。

一、舒适化治疗

舒适化治疗要求环境温馨舒适、医护态度友好、医疗设备先进、服务便捷等。关于镇静镇痛可有以下3种手段:笑气-氧气吸入镇静,口服或静脉药物镇静,全麻下镇静。

(一)笑气-氧气吸入镇静

笑气的镇静作用应用于口腔科已经有150年历史,是目前公认的安全、有效的镇痛镇静模式。停止使用后在几分钟内便可清醒。笑气-氧气具有良好的抗焦虑效果,配合局部麻醉的使用,镇痛效果更佳。

(二)口服药物镇静

除笑气外,口服药物镇静也是一种较为有效的镇静方式,口服水合氯醛或苯二氮䓬类药物有一定的镇静效果,但起效慢,恢复时间长。临床上常用的口服镇静药还有咪达唑仑等。

(三)全麻下手术

由于各种原因,如患者有智力障碍、全身系统性疾病、低龄不合作患儿等可以采用全麻下手术治疗。利用全麻技术,诱导意识丧失,在全麻下进行口腔治疗,不失为一种有效的技术手段。

全麻口腔手术必须在有资质的麻醉医师监控下进行,前提是患者没有呼吸道感染。术后需经过麻醉医师观察后方能离开。

全麻下口腔手术,有插管手术和不插管的喉罩手术。前者比较安全,能保持呼吸道通畅。后者不需插管,虽然方便,但对口腔医师要求较高,手术野比较局限,操作不太方便,还要随时观察患者的状况,避免不良事故发生。

二、舒缓治疗

舒缓治疗又称姑息治疗（palliative care），是肿瘤防治体系的重要环节之一。

姑息治疗是将以疾病为导向的模式转为以患者为导向的模式，关注人而不仅仅是关注疾病。姑息治疗有利于节省资源，有利于公共卫生资源的合理使用。同时，姑息治疗有利于缓解医患关系，十分注重与患者及家属的沟通。

对于早期的癌症患者，从治疗开始就要将抗癌治疗与姑息治疗相结合，在治疗癌症的同时消除治疗中的不良反应，对症支持治疗，保障生活质量。当抗癌治疗不再起作用时，再以姑息治疗为主，重在缓解各类症状，减轻痛苦，改善生活质量。

对于临终患者，应进行临终关怀，尽量让患者在无痛苦的条件下度过最后时光。

对治疗过程中出现的各种症状和体征，如疼痛、厌食、恶心、呕吐、吞咽困难等，要及时处理。同时还要注重心理疏导，缓解患者情绪，让患者在患癌全过程中的不适减至最少。

舒缓治疗多属于与病共存的治疗。

三、微创治疗

微创治疗技术的理念是在最小创伤的前提下完成治疗过程。

在口腔治疗中，微创治疗首先在外科领域开展，此后引入口腔医学范畴，最早是在龋病治疗中实施，其根本原则是在治疗过程中尽量保留牙体组织和结构。1992 年 Dawson 和 Makinson 首先将微创治疗的概念引入口腔科治疗，1995 年 IADR 召开了微创牙科 MID（minimal invasive dentistry）专题会议，推动了微创牙科学的发展。

（一）龋病的早期诊断

1. 传统的龋病诊断 通过视觉观察牙的色、形、质改变。肉眼检查时应通过视觉观察其色泽，如牙釉质表面是否有白垩色斑块，窝沟有无浅褐色或深褐色着色；牙面是否存在破损；有无龋洞形成，是否有充填物存在等。

2. 龋病的早期发现和诊断 和其他疾病的治疗一样，微创治疗的基础和前提是早期诊断、早期发现病变。目前已有一些先进的方法可以做到早期诊断。

（1）X 线检查：有利于发现邻面龋、继发龋和隐匿性龋。

（2）光纤透照（fiboroptic transillamination，FOFT）：是使用带有光纤的手机或直接用光纤透照用以发现较早期的邻面龋，这种检查方法比肉眼检查敏感度高。

（3）电阻抗法（electronic caries monitor，ECM）：是对龋病的早期检查方法。与健康牙相比，龋损部位具有渗水结构，其电阻降低，因此可反映出不同数据。该法不仅能检测是否有龋病损害存在，而且可实现定量检测。

（4）荧光法：以荧光法（fluorescence-based method）检测龋齿的仪器为定量光导荧光仪（quantitative lightinduced fluorescence，QLF），通过电脑软件可进行定量分析。其优点是可以定量检测早期龋损，准确性高，可区分静止龋和进展龋。

（二）龋病的早期治疗

对于早期龋病损害，根据其损害程度，轻者可采用再矿化法，不需要手术治疗；而较晚期的龋洞，也可采用比较保守的窝洞制备技术，在尽量减少侵入性手术的前提下实现完美的充填。

1. 早期龋病的治疗 目前认为，因牙釉质脱矿而发生的龋病是可逆过程。在龋病早期，一直存在脱矿与再矿化的平衡。通过再矿化而不是手术方法可以使早期龋病治愈。

2. 渗透树脂技术 利用光固化树脂，通过毛细作用力使其渗入早期缺损的牙釉质，进入到表层下病损的微小孔道。堵塞微孔的树脂在龋损内部形成屏障，替代已脱矿的硬组织，从而使变松软的牙釉质得以增强。

3. 窝沟封闭剂 牙𬌗面点隙沟裂是龋病最好发的部位，使用窝沟封闭剂对牙𬌗面窝沟进行封闭，形成阻断微生物入侵的物理屏障，隔绝致龋环境，能有效阻止龋病的发生。

（三）龋病的微创治疗

1. 微创去龋 采用无损伤性或非侵入性方法去除龋坏组织。目前多采用气动法（air slurry polisher 或称 air brasion），利用高速粒子流撞击牙体组织，达到切割龋损组织的目的。

2. 化学 - 机械方法 这种预备方法是首先使用化学药物溶解龋损组织，然后以手用器械去除龋坏组织。

3. 激光预备 多种激光已经用于窝洞预备，其中以 Er：YAG 和 Er：YSGG 最有效。

4. ART 技术 即无创伤性修复治疗技术（atraumatic restorative treatment，ART），由 Frencken 首先提出，包括使用封闭和修复两种手段控制龋病发展。

5. 龋洞的微创充填 若龋洞已形成，仅需除去软龋以及菲薄的无基牙釉质，清理窝洞，对洞底虽已变色但较硬的牙本质仍可保留，促其再矿化。

（四）牙髓病的微创治疗

为了保持更多的牙体结构，可以微创开髓，严格按照根管口的分布设计并制作入口，保留更多牙体组织。还可以在 CBCT 引导下，按根管分布情况分别制作入口，这样更能实现精准治疗，保留更多牙体组织。

（五）其他领域

实际上在口腔各专业领域均可采用微创技术，如口腔种植、口腔修复、口腔颌面外科等，在数字化技术支持下，导板引导下都可以完成微创治疗。

第四节 医学技术的进步

近年来，科学技术发展迅速，很多科研成果很快便转化至医学领域，促进了医学的发展和创新，简述如下。

一、数字化口腔医学

数字化口腔医学是指采用数字化口腔设备诊断和治疗口腔疾病，使诊治更加精准，目前这项技术已经用于口腔修复、口腔种植、X 线影像、口腔美学修复、口腔颌面外科手术、阻生牙三维定位及牙体牙髓治疗等。数字化技术已经在下述领域开始应用。

（一）X 线影像

口腔疾病的诊断多以影像结果作为参考。从技术角度看，CBCT 技术等排在第一位，占 44%，全口片，咬𬌗片也有参考价值。CBCT 成像技术的三维重建为模型外科提供了有效的手术设计依据，为复杂解剖位置的智齿拔除，颌面部肿瘤切除精确定位，清晰地呈现重要解剖部位如下牙槽神经管，上颌牙与上颌窦的关系。为创伤整形、种植体植入、制作钛合金支架等提供重要参考。

（二）显微镜与内镜

口腔显微镜的使用给口腔科治疗带来极大的方便。口腔显微镜使手术视野豁然开朗，根管口清晰可见，为口腔科医师的根管治疗等手术的成功提供了保证。内镜的出现更是如虎添翼，内镜集中了传统光学、现代电子、精密机械、软件等手段为一体，用软管引导，操作非常方便。口腔根管内镜可使根管内解剖状况一览无余。用于颞下颌关节的关节镜可以观察其内部结构变化，可以发现 X 线检查不能发现的损害，还可在内镜引导下同时进行手术治疗。唾液腺内镜在诊断唾液腺及其导管的疾病方面具有重要参考价值。

（三）数字化印模技术

通过直接扫描技术将拟制作修复体的部位扫描，可以在椅旁或传到义齿加工厂制作，同时还可通过扫描获取牙齿的颜色和牙龈色泽信息。目前已基本可以替代取印模的程序，然后通过 CAD/CAM 制作义齿。

CAD/CAM 技术是数字化技术在口腔应用的典范，真正实现了医师的远程医疗。对于牙齿的色彩差异，通过数字化技术可使其与天然牙相似性大为提高，由定性比色到定量比色，更加贴近自然。

（四）导航技术

数字化口腔导航系统又称口腔种植定位器，以CT扫描技术为基础，获得颌骨结构的断层与重组图像，在计算机辅助下重建三维模型。数字化口腔导航系统依靠CT结果进行高精度影像数据重建，可以测量和观察各种数据，如缺牙宽度、长度、颌骨密度、角度等综合信息。便于选择合适的种植体，精确识别有关解剖结构。因此，数字化口腔导航系统是在智能计算机辅助下，科学设计方案，精准操作种植过程，使种植体精准就位的过程。由于精准的设计，使其成功率大为提高。该技术的优势为精准、安全、微创、可视操作，骨整合时间短，值得在临床上广泛推广、使用。

数字化口腔导航系统也适用于颌面外科手术，首先利用数字化扫描技术获得术前影像信息，经处理后重建患者的三维模型影像，再通过软件进行手术设计。模拟手术过程，手术过程中追踪器械定位位置，医师可通过显示屏适时观察手术路径和手术区域各种参数，精确利用手术方案，减少创伤和术后并发症。

在牙体牙髓治疗中，为实现微创效果，也可借助CBCT技术，建立开髓通道，在最少破坏牙体组织的前提下，完成根管治疗。

（五）3D打印

3D打印是一种全新的制造技术，改变了传统的制造模式。它与传统的模具如全锻压、冲压、铸造等传统成型工艺不同，它是一种"增量"成形技术，不需刀具和模具，免除了传统工艺加工的繁锁过程。3D打印加计算机辅助设计模型或通过逆向工程重建的模型，采用离散材料逐层累加形式制作。其原材料可以是粉末，丝状材料烧结及熔化成型，也可以是液态树脂光固化成型，或者是液体喷雾，固体薄版材料粘接等。目前已用于假肢、牙体模型制作、个体化托槽制作、隐性义齿、研制新型颌骨修复体等。

通过3D打印，可以真实地模拟种植体放置位置，动态显示牙槽骨与修复体的关系，确定种植体设计方案。可以真实模拟种植手术的全过程，导航系统可以追踪并检测打孔的中心位置点、角度与深度，监控钻针钻入过程，精准导航。若发生误差时，软件可以提示。设置有一些识别点，使手术误差小于0.3mm。在颌面外科的颌骨重建和口腔修复手术中均可运用3D打印。

（六）虚拟仿真

虚拟仿真（virtual simulation）是由计算机技术发展而来的一种新的技术。它通过一种虚拟系统模仿另一个真实系统。目前虚拟仿真技术已经自成体系，它是继数学推理、科学实验后，认识客观规律的又一种方法。

利用这种技术设计的仿真模型系统已经用于口腔科临床教学。典型的代表是高保真数字化虚拟牙医培训系统（simodont）。这实际上是一种触觉机器人。学生操作时不需要准备牙模型，开动设备后，虽然环境中并没有牙存在，但是使用者完全可以感受到在牙上操作的感觉，有助于同学训练，完成治疗。

另一类用于教学的虚拟患者，其外形几近真人，它是基于语音处理，融合多元人工技术、语料库、云计算等制作而成。这类虚拟患者可以和医师进行对话，可以张口对其进行治疗，为学生的临床前学习提供极大的方便。

二、人工智能的应用

人工智能（artificial intelligence，AI）是通过模拟人类的方式，记录、积累和再现人类知识及应用状况，或是用人工方法制作的类人智能，研究、开发用于模拟、延伸和拓展人的智能和理论。人工智能应用（applications of artificial intelligence）的范围很广，包括：医药、诊断、金融贸易、机器人控制、科学发现和玩具。多种人工智能应用已深入到各种工业的基础。类人智能实际上是具有发现和觉察功能的计算机，是计算机科学的一个分支，也是能以人类智能方式作出反应的智能机器人。它可以识别语音，识别图像，建立专家系统等。它是企图了解智能的实质并对相关现象进行模拟化处理的计算机。

人工智能技术的发展迅速，成绩卓著。与原子能科技、空间科技一起被誉为20世纪三大科学技术突破。人工智能技术在医学诊断、机器人手术等方面已进入临床。

（一）医学诊断

人工智能可以整合已有的海量信息，如患者基因组所有的遗传信息、血液检查、各种图像信息，建立大的数据库，并与医学论文的成果相对照，将人工智能用于诊断和治疗之中。

在医学影像诊断方面存在着误诊率高的问题，通常是凭临床医师经验进行影像学诊断，误差很大。目前经过对数万张图片识别的基础上，积累了大量影像数据和诊断数据。影像辅助诊断的技术原理主要分为两部分：图像识别和深度学习。首先计算机将对搜集到的图像进行预处理、分割、匹配判断，提取一系列的资料，随后进行深度学习，从患者病历库以及其他医疗数据库搜索数据，最终提供诊断建议。计算机帮助解析医学图像，从计算机 X 线断层图像发现疾病，典型应用是发现肿块。其诊断准确率高于临床医师。

人工智能可以将人类医学研究的成果充分利用，实现其价值的最大化。通过模拟医生的思维和诊断推理，提升人工智能水平。这些理论和技术是千百万人智慧的集中体现，所以，人类的医学水平越高，人工智能的有效性就会越高。

（二）医疗机器人

医用机器人是指用于医院、诊所的医疗或辅助医疗的机器人，是一种智能型服务机器人，它能独自编制操作计划，可识别周围情况及自身，包括机器人的意识和自我意识，从事医疗或辅助医疗等工作。目前医疗机器人包括以下几种：

1. 用于医疗诊断的机器人 通过 CT 和 MRI 及医学网络重建颅内组织与病灶的三维图像，进行诊断及手术规划。

2. 能够承担手术或医疗保健功能的机器人 手术机器人是集多项高科技手段为一体的综合体，目前在临床上已较广泛使用。利用机器人手术时，医师双手不接触患者，由外科工具机械臂实施医师的操作，包括切口、止血、缝合等，医师仅需在手术监控台上观察和指导手术。

机器人手术出血很少，住院时间短，在口腔医学领域目前已开展种植手术、微创根管手术。但病例报告尚不够充分。

3. 能够读取人体神经信号的可穿戴型机器人（wearable robotic exoskeleton） 人体外骨骼可穿戴机器人是一类通过精密机械装置协助人体完成动作的装置。这种装置将人的外骨骼仿生技术和信息控制技术结合，涉及生物运动学、人工智能等跨学科知识，精准地实现运动意识判断。其功能涉及信息科学、能源提供、材料科学等诸多影响因素。目前这种机器人已运用于康复医学、主动型假肢等领域，此外，还有用于护理、为残疾人服务的机器人，用于教学的机器人等。

4. 口腔科手术机器人 目前已经开发出做口腔科手术的机器人，中国人民解放军空军医科大学联合北京航空航天大学研制的牙种植机器人已经完成世界首例种植手术，逐步过渡到商业化，可以在临床推广。此前美国俄亥俄州立大学有报告使用机器人做根管治疗的探索，在这一领域内学者们正以极大的热情进行开拓性研究。

三、干细胞与再生医学

（一）干细胞

干细胞是一类具有自我修复能力的多潜能细胞，其特征是可以自我复制更新，无限分化。根据其发育阶段，可将其分为胚胎干细胞和成体干细胞。依据其分化发育潜能又可分为全能干细胞，多能干细胞和单能干细胞。

在一般细胞分化过程中，由于细胞的高度分化而失去再分化能力，最终衰老死亡。机体在发育过程中，为了弥补这一不足，保留了一部分未分化的原始细胞，即干细胞。骨骼和脐带血是干细胞的主要来源。

20 世纪 60 年代初期开始有干细胞研究。当时对干细胞研究寄予厚望，希望 10 余年内解决器官再造，全身重大疾病如脊髓损伤的修复等重大科学问题。现在已经过去了 50 余年，理想并未变为现实，但是这并不意味着干细胞再生医学研究没有取得进展。

干细胞可恢复因重大疾病而损伤的细胞，这是干细胞最大的优势。通过自体采集的组织细胞，经实验室分离，培养后将增殖的干细胞注回体内，通过多功能活化细胞的自我靶向动能，准确到达相应的受损细胞和组织,达到修复衰老、病变细胞的目的,重建功能正常的组织和器官。

近年来,干细胞研究和临床应用取得迅速进展,虽然多数仍处于临床试验阶段,但已经在神经类疾病、自身免疫性疾病、眼科类、心血管疾病等多方面取得重要性突破。

(二)再生医学

再生医学是研究组织受到创伤或缺损后如何促其再生和恢复功能的学科。目的是利用生物学手段,促进机体的修复与再生,或构建组织与器官以维持、修复、再生或改善损伤器官与组织的功能。

近年来有关再生医学的内涵也在不断扩大,包括组织工程、细胞和细胞因子治疗、基因治疗、微生态治疗等。组织工程可视为再生医学的分支学科,其要素为细胞、支架和细胞因子。目前机体损伤和疾病后对受损器官和组织的修复与重建,仍然是生物学和临床医学面临的重大难题。现在的组织器官修复仍然停留在瘢痕愈合的解剖修复层面上,距再生出一个有功能的受损器官尚有很大差距。

再生医学的发展为人类带来巨大希望,一些难以解决的疑难疾病如心血管疾病、自身免疫性疾病、糖尿病、恶性肿瘤、阿尔茨海默病等。对于先天性遗传缺陷和组织损伤治疗都带来了新的希望。随着工程概念的扩展,凡是能引导组织再生的各种方法和技术均可列入组织工程范畴。所以组织工程与再生医学并没有严格区分。目前有许多学者进行牙再生的研究,并已经获得了一些进展。人造牙根的研究在动物实验中已经获得成功,该项研究仍是热点。

基因治疗也是再生医学的基础,通过基因工程技术,将治疗基因整合到干细胞,再将干细胞移植于患者体内,由于细胞能自我复制更新,这样就能在体内持久地发挥作用。干细胞及其衍生技术的临床应用,可以再造人体正常甚至年轻的组织器官,替代病变或衰老的器官,从而恢复正常功能。

目前已有不少学者开展牙髓再生的探索,中国人民解放军空军军医大学利用乳牙干细胞自组装的细胞聚合体技术,用脱落乳牙干细胞成功实现了全牙髓组织的功能性再生。

四、遗传性疾病与基因修饰

遗传性疾病指由于细胞内遗传物质改变所致之疾病,通常为先天性,但也可后天产生。带有遗传信息的 DNA 或 RNA 序列,称遗传基因,是控制遗传性状的基本遗传单位。DNA 存在于细胞核和线粒体内,它由脱氧核糖和核苷酸组成,携带有遗传信息。RNA 由核糖核苷酸组成,存在于细胞质和细胞核中,参与细胞内遗传信息的表达。

遗传性疾病分为单基因病、多基因病和染色体病三大类。单基因病是由父亲或母亲的一对染色体上基因异常所引起的遗传病,如近视、多指症、结肠息肉等。染色体病则是由于染色体数目异常或排列位置异常等原因所致。由于染色体病的基因数目较多,故症状较严重,累及多器官、多系统的畸变或功能改变。

遗传性疾病可通过基因疗法或者基因修饰进行治疗。基因疗法是从基因水平上或染色体水平上纠正已发生的缺陷,首先要从为数众多的基因中找出缺陷基因,同时制备相应的正常基因,将正常基因转入细胞内替代缺陷基因,并能进行正常表达。基因修饰从理论上讲可以治疗某些遗传病,基因修饰主要是利用生物化学方法修改 DNA 序列,将目的基因片段导入宿主细胞内,或将特定基因片段从基因组中敲除,达到改变患者宿主细胞基因型或使原有基因型得到加强的目的。

需要特别指出的是:目前基因修饰尚处于实验研究阶段。特别是生殖基因修饰,因涉及伦理问题,尚无法应用于临床。

口腔遗传性疾病包括唇腭裂、遗传性牙釉质发育不全、遗传性牙本质发育不全、先天性缺牙、遗传性乳光牙等,但是目前仅在遗传性乳光牙本质的基因定位克隆,贺 - 赵缺陷症以及对 van Der Woude 综合征的基因定位研究等方面取得了一定成果。

(樊明文　彭志翔)

参考文献

1. 丁柏铨,胡治华. 人文社会科学基础. 2 版. 北京:首都师范大学出版社,2014.
2. 童广运,丁太魁. 人文社会科学概论. 北京:北京师范大学出版社,2015.

3. 樊明文,李宗族,许庆安. 口腔诊断学. 北京:人民卫生出版社,2018.

4. 徐欣,郑欣,郑黎薇,等. 口腔精准医学:现状与挑战. 华西口腔医学杂志,2015,33(3):315-321.

5. 龚非力. 医学免疫学. 2版. 北京:科学出版社,2004.

6. 黄洪章,王成. 大数据时代口腔癌精准诊疗的思考. 口腔疾病防治,2017,25(5):273-281.

7. 徐欣,何金枝,周学东. 口腔微生物组在口腔精准医疗中的运用. 国际口腔医学杂志,2017,44(6):619-627.

8. 马姝祺,周秦. 口腔微生物组学与口腔个体化医疗研究进展. 临床口腔医学杂志,2016,32(10):633-635.

9. 黄永清. 中国人群非综合征型唇腭裂易感基因的研究进展. 中华口腔医学杂志,2017,52(4):223.

10. 王松灵. 干细胞在口腔组织再生中大有可为. 中华口腔医学杂志,2017,52(10).

11. 杨晓梅,杨维,卢小玲. T细胞肿瘤免疫治疗的研究进展. 微生物学免疫学进展,46(3),72-76,2018.

12. BAUMAN T E, COHEN E, ADELSTEIN D J, et al. Immunotherapy of head and neck cancer: Emerging clinical trials from a national cancer institut head and neck cancer steering commitee planning meeting. Cancer, 2017 123(7): 1259-1271.

13. KARK R, MAN S M, KANNEQANTI T D. If lammasomes and cancer. Cancer Immunology Research, 2017, 5(2): 94-99.

14. ZHOU C, LIU D, LI J, et al. Chemotherapy plus dendritic cells co-cultured with cytokine-induced killer cells versus chemotherapy alone to treat advanced non-small-cell lung cancer: A meta analysis. Oncotarget, 2016, 7: 86500-86510.

学习笔记